实用护理学规范与实践

主编◎孙 玲 等

吉林科学技术出版社

图书在版编目（ＣＩＰ）数据

实用护理学规范与实践 / 孙玲等主编. — 长春：
吉林科学技术出版社，2023.3
ISBN 978-7-5744-0349-9

Ⅰ．①实… Ⅱ．①孙… Ⅲ．①护理学 Ⅳ．①R47

中国国家版本馆CIP数据核字(2023)第068320号

实用护理学规范与实践
SHIYONG HULIXUE GUIFAN YU SHIJIAN

主　　编　孙　玲　陈冬梅　孙倩倩　公　雪　汤伟娜　薛　帅
出 版 人　宛　霞
责任编辑　史明忠
封面设计　山东道克图文快印有限公司
制　　版　山东道克图文快印有限公司
幅面尺寸　185mm×260mm
开　　本　16
字　　数　456千字
印　　张　19.5
印　　数　1-1500册
版　　次　2023年3月第1版
印　　次　2023年3月第1次印刷

出　　版　吉林科学技术出版社
发　　行　吉林科学技术出版社
地　　址　长春市南关区福祉大路5788号出版大厦A座
邮　　编　130118
发行部电话/传真　0431-81629529　81629530　81629531
　　　　　　　　　81629532　81629533　81629534
储运部电话　0431-86059116
编辑部电话　0431-81629510
印　　刷　廊坊市印艺阁数字科技有限公司

书　　号　ISBN 978-7-5744-0349-9
定　　价　155.00元

《实用护理学规范与实践》
编委会

主　编

孙　玲　临沂市人民医院

陈冬梅　潍坊市人民医院

孙倩倩　潍坊市人民医院

公　雪　潍坊市人民医院

汤伟娜　潍坊市人民医院

薛　帅　潍坊市人民医院

副主编

孙珊珊　滨州医学院附属医院

王飞飞　滨州医学院附属医院

王海芸　潍坊市人民医院

卜晓倩　潍坊市人民医院

孙明圆　潍坊市人民医院

张天琦　潍坊市人民医院

张丽敏　潍坊市人民医院

徐　堃　潍坊市人民医院

秦芳草　潍坊市人民医院

李孟童　潍坊市人民医院

朱升杰　潍坊市人民医院

孔　敏　潍坊市人民医院

韩　淼　潍坊市人民医院

赵长虹　潍坊市人民医院

前　言

　　护理工作在我国医疗卫生事业的发展中发挥着重要的作用,广大护理工作者在协助临床诊疗、救治生命、促进康复、减轻疼痛及增进医患和谐方面负担着大量工作。随着现代医学科学技术的快速发展,新的诊疗技术的不断更新,护士在临床中的护理技术也在不断地提高。为了将优质护理服务及最新的护理技术运用到临床中,快速减轻患者的痛苦,提高护士技能。我们特地组织编写了《实用护理学规范与实践》一书。

　　本书从临床护理的实际出发,主要分为消化疾病的护理、内分泌疾病的护理、常见急症的急救护理等内容。本书按照疾病的概念或概述、病因与发病机制、临床表现、辅助检查、治疗要点和护理措施的体例进行编写,主要介绍了常见疾病的诊断要点和护理知识,汇集了常见病的护理流程、临床护理方法和措施等,其中重点突出了基础护理学方面的相关内容。本书侧重介绍了疾病的护理措施,尤其是对病人的健康指导方面,以帮助护士理解和掌握该部分内容。内容丰富,实用性强。

　　本书在编写过程中得到了各编者所在单位及科室的领导、同仁的鼎力支持,在此表示衷心感谢!由于编者知识水平所限,书中存在片面及疏漏之处恐在所难免,恳请各位专家及同行批评指出,以期在再版时予以纠正。

编　者

目　　录

第一章　护理理论 …………………………………………………… （1）

第一节　系统化整体理论 …………………………………………… （1）

第二节　人类基本需要层次论 ……………………………………… （3）

第三节　应激与适应理论 …………………………………………… （9）

第二章　护理程序 …………………………………………………… （13）

第一节　概述 ………………………………………………………… （13）

第二节　护理评估 …………………………………………………… （14）

第三节　护理诊断 …………………………………………………… （18）

第四节　护理计划 …………………………………………………… （24）

第五节　护理实施 …………………………………………………… （28）

第六节　护理评价 …………………………………………………… （30）

第三章　护患关系与沟通 …………………………………………… （32）

第一节　角色 ………………………………………………………… （32）

第二节　护士角色 …………………………………………………… （33）

第三节　患者角色 …………………………………………………… （36）

第四节　护患关系 …………………………………………………… （38）

第五节　护患沟通 …………………………………………………… （39）

第四章　基础铺床护理 ……………………………………………… （43）

第一节　备用床和暂空床 …………………………………………… （43）

第二节　麻醉床 ……………………………………………………… （44）

第三节　卧有病人床 ………………………………………………… （45）

第五章　舒适与安全护理 …………………………………………… （48）

第一节　概述 ………………………………………………………… （48）

第二节　患者的疼痛护理与舒适 …………………………………… （50）

第三节　患者的安全 ………………………………………………… （57）

第六章　消毒与隔离 ………………………………………………… （62）

第一节　常用消毒灭菌方法 ………………………………………… （62）

第二节　无菌操作基本技术 ………………………………………… （66）

第三节　隔离技术 …………………………………………………… （69）

第七章　病人的清洁卫生护理 ……………………………………………… (74)

第一节　口腔护理 …………………………………………………………… (74)

第二节　皮肤护理 …………………………………………………………… (75)

第三节　头发护理 …………………………………………………………… (81)

第八章　消化疾病的护理 …………………………………………………… (85)

第一节　反流性食管炎 ……………………………………………………… (85)

第二节　慢性胃炎 …………………………………………………………… (88)

第三节　消化性溃疡 ………………………………………………………… (91)

第四节　肝硬化 ……………………………………………………………… (102)

第五节　急性胰腺炎 ………………………………………………………… (108)

第六节　慢性胰腺炎 ………………………………………………………… (116)

第七节　溃疡性结肠炎 ……………………………………………………… (118)

第八节　原发性肝癌 ………………………………………………………… (120)

第九节　胃癌 ………………………………………………………………… (126)

第十节　胰腺癌 ……………………………………………………………… (129)

第九章　内分泌疾病的护理 ………………………………………………… (134)

第一节　单纯性甲状腺肿 …………………………………………………… (134)

第二节　甲状腺功能亢进症 ………………………………………………… (136)

第三节　甲状腺功能减退症 ………………………………………………… (145)

第四节　库欣综合征 ………………………………………………………… (149)

第五节　糖尿病 ……………………………………………………………… (154)

第六节　痛风 ………………………………………………………………… (168)

第七节　骨质疏松症 ………………………………………………………… (172)

第八节　尿崩症 ……………………………………………………………… (175)

第九节　皮质醇增多症 ……………………………………………………… (179)

第十节　高脂血症 …………………………………………………………… (182)

第十一节　肥胖症 …………………………………………………………… (184)

第十章　血液疾病的护理 …………………………………………………… (189)

第一节　缺铁性贫血 ………………………………………………………… (189)

第二节　巨幼细胞性贫血 …………………………………………………… (191)

第三节　再生障碍性贫血 …………………………………………………… (192)

第四节　溶血性贫血 ………………………………………………………… (194)

第五节　血友病 ……………………………………………………………… (195)

第六节　弥散性血管内凝血 ………………………………………………… (197)

第七节　急性白血病 ………………………………………………………… (198)

第八节　慢性粒细胞白血病 ………………………………………………… (201)

第九节　过敏性紫癜 ……………………………………………… (202)

第十节　慢性白血病 ……………………………………………… (207)

第十一节　淋巴瘤 ………………………………………………… (210)

第十二节　多发性骨髓瘤 ………………………………………… (215)

第十一章　心内疾病护理 …………………………………… (220)

第一节　原发性高血压 …………………………………………… (220)

第二节　心绞痛 …………………………………………………… (229)

第三节　急性心肌梗死 …………………………………………… (242)

第四节　高血压急症 ……………………………………………… (256)

第十二章　常见急症的急救护理 …………………………… (264)

第一节　意识障碍 ………………………………………………… (264)

第二节　发热 ……………………………………………………… (266)

第三节　呼吸困难 ………………………………………………… (268)

第四节　休克 ……………………………………………………… (269)

第五节　胸痛 ……………………………………………………… (277)

第六节　腹痛 ……………………………………………………… (279)

第七节　急性中毒 ………………………………………………… (281)

第八节　多发性创伤 ……………………………………………… (282)

第九节　中暑 ……………………………………………………… (284)

第十节　淹溺 ……………………………………………………… (288)

第十一节　电击伤 ………………………………………………… (292)

第十二节　烧伤 …………………………………………………… (295)

参考文献 ……………………………………………………… (300)

第一章 护理理论

第一节 系统化整体理论

一、系统理论的产生

系统,作为一种思想,早在古代就已萌芽,但作为科学术语使用,还是在现代。系统论的观点起源于 20 世纪 20 年代,由美籍奥地利理论生物学家路·贝塔朗菲提出,1932—1934 年,他先后发表了《理论生物学》和《现代发展理论》,提出用数学和模型来研究生物学的方法和机体系统论概念,可视为系统论的萌芽。1937 年,贝塔朗菲第一次提出一般系统论的概念。1954 年,以贝塔朗菲为首的科学家们创办了"一般系统论学会"。1968 年,贝塔朗菲发表了《一般系统论——基础、发展与应用》。系统论主要解释了事物整体及其组成部分间的关系以及这些组成部分在整体中的相互作用,其理论框架被广泛应用到许多科学领域,如物理、工程、管理及护理等,并日益发挥重大而深远的影响。

二、系统的基本概念

(一)系统的概念

系统是由相互联系、相互依赖、相互制约、相互作用的事物和过程组成的,是具有整体功能和综合行为的统一体。各种系统,尽管它的要素有多有少,具体构成千差万别,但总有两部分组成:一部分是要素的集合;另一部分是各要素间相互关系的集合。

(二)系统的基本属性

系统是多种多样的,但都具有共同的属性。

1.整体性

组成系统的每个部分都具有各自独特的功能,但这些组成部分不具有或不能代表系统总体的特性。系统整体并不是由各组成部分简单罗列和相加构成的,各部分必须相互作用、相互融合才能构成系统整体。因此,系统整体的功能大于并且不同于各组成部分的总和。

2.相关性

系统的各个要素之间都是相互联系、相互制约,若任何要素的性质或行为发生变化,都会影响其他要素,甚至影响系统整体的性质或行为。如人是一个系统,作为一个有机体,由生理、心理、社会文化等各部分组成,其整体生理功能又由血液循环、呼吸、消化、泌尿、神经肌肉和内分泌等不同系统和组织器官组成。当一个人神经系统受到干扰,就会影响消化系统、心血管系统的功能。

3.层次性

对于一个系统来说,它既是由某些要素组成,同时,它自身又是组成更大系统的一个要素。系统的层次间存在着支配与服从的关系。高层次支配低层次,决定系统的性质,低层次往往是基础结构。

4.动态性

系统是随时间的变化而变化的。系统进行活动,必须通过内部各要素的相互作用,能量、信息、物质的转换,内部结构的不断调整以达到最佳功能状态。此外,系统为适应环境,维持自身的生存与发展,需要与环境进行物质、能量、信息的交流。

5.预决性

系统具有自组织、自调节能力,可通过反馈适应环境,保持系统稳态,这样就呈现某种预决性。预决性程度标志系统组织水平高低。

三、系统的分类

自然界或人类社会可存在千差万别的各种系统,可从不同角度对它们进行分类。分类方法如下。

(一)按组成系统的要素性质分类

系统可分成自然系统与人造系统。自然系统如生态系统、人体系统等;人造系统如机械系统、计算机软件系统等。自然系统与人造系统的结合,称复合系统,如医疗系统、教育系统。

(二)按组成系统的内容分类

系统可分为物质系统与概念系统。物质系统如动物、仪器等;概念系统如科学理论系统、计算机程序软件等。多数情况下,实物系统与概念系统是相互结合、密不可分的。

(三)按系统与环境的关系分类

系统可分为开放系统与封闭系统。封闭系统是指与环境间不发生相互作用的系统,即与环境没有物质、信息或能量的交换,事实上绝对的封闭系统是不存在的。与封闭系统相反,开放系统是指通过与环境间的持续相互作用,不断进行物质、能量和信息交流的系统,如生命系统、医院系统等。在开放系统中,按系统有无反馈可分为开环系统与闭环系统。没有反馈的系统称开环系统,有反馈的系统称闭环系统。

(四)按系统运动的属性分类

系统可分为动态系统与静态系统。动态系统如生物系统、生态系统;静态系统如一个建筑群、基因分析图谱等。

四、系统理论的基本原则及在护理实践中的应用

(一)整体性原则

整体性原则是系统理论最基本的原则,也是系统理论的核心。

1.从整体出发,认识、研究和处理问题

护理人员在处理患者健康问题时,要以整体为基本出发点,深入了解、把握整体,找出解决问题的有效方法。

2.注重整体与部分、部分与部分之间的相互关系

从整体着眼,从部分入手,把护理工作的重点放在系统要素的各种联系关系上。如医院的护理系统从护理部到病区助理护士,任何一个要素薄弱,都会影响医院护理的整体效应。

3.注重整体与环境的关系

整体性原则要求护理人员在护理患者时,要考虑系统对环境的适应性,通过调整人体系统

内部结构,使其适应周围环境,或是改变周围环境,使其适应系统发展的需要。

(二)优化原则

系统的优化原则是通过系统的组织和调节活动,达到系统在一定环境下的最佳状态,发挥最好功能。

1.局部效应应服从整体效应

系统的优化是与系统整体性紧密联系的,当系统的整体效应与局部效应不一致时,局部效应须服从整体效应。护理人员在实施计划护理中,都要善于抓主要矛盾,追求整体效应,实现护理质量、效率的最优化。

2.坚持多极优化

优化应贯穿系统运动全过程。护理人员在护理患者时,为追求最佳护理活动效果,在确定患者健康问题、确定护理目标、制订护理措施、实施护理计划、建立评价标准等方面都要进行优化抉择。

3.优化的绝对性与相对性相结合

优化本身的"优"是绝对的,但优化的程度是相对的。护理人员在工作中选择优化方案时,应从实际出发、科学分析、择优而从,如工作中常会遇到一些牵涉多方面的复杂病情的患者或复杂研究问题,往往会出现这方面问题解决较好,而那方面问题却未能很好解决,且难找到完善的方案。这就要在相互矛盾的需求之中,选择一个各方面都较满意的相对优化方案。

(三)模型化原则

预先设计一个与真实系统相似的模型,通过对模型的研究来描述和掌握真实系统的特征和规律的方法称模型化。在模型化过程中须遵循的原则称模型化原则。在护理研究领域中应用的模型有多种,如形态上可分为具体模型与抽象模型。从性质上可分为结构模型与功能模型。在设计模型进行护理研究时,必须遵循模型化原则。模型化原则有以下3个方面。

1.相似性原则

模型必须与原型相似,这样建立的模型才能真正反映原型的某些属性、特征和运动规律。

2.简化原则

模型既应真实,又应是原型的简化,如无简化性,模型就失去它存在的意义。

3.客观性原则

任何模型总是真实系统某一方面的属性、特征、规律性的模仿,因此建模时,要以原型作为检验模型的真实性客观依据。

第二节 人类基本需要层次论

一、需要概述

每个人都有一些基本的需要,包括生理的、心理的和社会的,这些需要的满足使人类得以生存和繁衍发展。

（一）需要的概念

需要是人脑对生理与社会要求的反应。人类的基本需要具有共性，在不同年代、不同地区或不同人群，为了自身与社会的生存与发展，必须对一定的事物产生需求，如食物、睡眠、情爱、交往等，这些需求反映在个体的头脑中，就形成了他的需要。当个体的需要得到满足时，就处于一种平衡状态，这种平衡状态有助于个体保持健康。反之，当个体的需要得不到满足时，个体则可能陷入紧张、焦虑、愤怒等负性情绪中，严重者可导致疾病的发生。

（二）需要的特征

1.需要的对象性

人的任何需要都是指向一定对象的，这种对象既可以是物质性的，也可以是精神性的。无论是物质性的还是精神性的需要，都要有一定的外部物质条件才可获得满足。

2.需要的发展性

需要是个体生存发展的必要条件，如婴儿期的主要需要是生理需要，少年期则产生了被尊重的需要。

3.需要的无限性

需要不会因暂时满足而终止，当某些需要满足后，还可产生新的需要，新的需要就会促使人们去从事新的满足需要的活动。

4.需要的社会历史制约性

人的各种需要的产生及满足均可受到所处环境条件与社会发展水平的制约。

5.需要的独特性

人与人之间的需要既有相同，也有不同，其需要的独特性是由个体的遗传因素、环境因素所决定。在临床工作中，护理人员应细心观察患者需要的独特性，及时给予合理的满足。

（三）需要的分类

常见的分类有两种。

1.按需要的起源分类

需要可分生理性需要与社会化需要。生理性需要如饮食、排泄等；社会性需要如劳动、娱乐、交往等。生理性需要主要作用是维持机体代谢平衡；社会性需要的主要作用是维持个体心理与精神的平衡。

2.按需要的对象分类

需要可分物质需要与精神需要。物质需要如衣、食、住、行等；精神需要如认识的需要、交往的需要等。物质需要既包括生理性需要，也包括社会性需要；精神需要是指个体对精神文化方面的要求。

（四）需要的作用

需要是个体从事活动的基本动力，是个体行为积极性的源泉。根据需要的作用。护理人员在护理患者时，既要满足患者的基本需要，又要激发患者依靠自己的力量恢复健康的需要。

二、需要层次理论

许多哲学家和心理学家试图将人的需要这一概念发展成理论，并用以解释人的行为。心理学家亚伯拉罕·马斯洛于1943年提出了人类基本需要层次论，这一理论已被广泛应用于心理学、社会学和护理学等许多学科领域。

(一)需要层次论的主要内容

马斯洛将人类的基本需要分为 5 个层次,并按照先后次序,由低向高依次排列,包括生理的需要、安全的需要、爱与归属的需要、尊敬的需要和自我实现的需要。

1.生理的需要

生理的需要是人类最基本的需要,包括食物、空气、水、温度(衣服和住所)、排泄、休息和避免疼痛。

2.安全的需要

人需要一个安全、有秩序、可预知、有组织的世界,以使其感到有所依靠,不被意外的、危险的事情所困扰,即包括安全、保障、受到保护以及没有焦虑和恐惧。

3.爱与归属的需要

人渴望归属于某一群体并参与群体的活动和交往,希望在群体或家庭中有一个适当的位置,并与他人有深厚的情感,即包括爱他人、被爱和有所归属,免受遗弃、拒绝、举目无亲等痛苦。

4.尊敬的需要

尊敬的需要是个体对自己的尊严和价值的追求,包括自尊和被尊两方面。尊敬需要的满足可使人感到自己有价值、有能力、有力量和必不可少,使人产生自信心。

5.自我实现的需要

自我实现的需要是指一个人要充分发挥自己才能与潜力的要求,是力求实现自己可能之事的要求。

马斯洛在晚年时,又把人的需要概括为 3 大层次:基本需要、心理需要和自我实现需要。

(二)各需要层次之间的关系

马斯洛不仅将人的需要按照不同层次进行了划分,而且十分强调各层次之间的关系。他指出如下几点。

(1)必须首先满足较低层次的需要,然后再考虑满足较高层次的需要。生理需求是最低层次的,也是最重要的,人在最基本的生理需要满足后,才得以维持生命。

(2)通常一个层次的需要被满足后,更高一层的需要才会出现,并逐渐明显和强烈。例如,人的生理需要得到满足后,会争取满足安全的需要;同样,在安全的需要满足之后,才会提出爱和更高层次的需要。但是,有些人在追求满足不同层次的需要时会出现重叠,甚至颠倒。例如,有的科研工作者为探求科学真理(自我实现),不顾试验场所可能存在危害生命的因素(安全的需要);有的运动员为夺冠军,为祖国争光(自我实现),不考虑自己可能会受伤甚至致残(生理和安全的需要),也要勇往直前。

(3)维持生存所必需的低层次需要是要求立即和持续予以满足的,如氧气;越高层次的需要越可被较长久的延后,如性的需要、尊敬的需要等。但是,这些可被暂时延缓或在不同时期有所变化的需要是始终存在的,不可被忽视。

(4)人们满足较低层次需要的活动基本相同,如对氧的需要,都是通过呼吸运动来满足。而越是高层次的需要越为人类所特有,人们采用的满足方式越具有差异性,如满足自我实现需要时,作家从事写作、科学家作研究、运动员参加竞赛等。同时,低层次需要比高层次需要更易确认、更易观测、更有限度,如人只吃有限的食物,而友爱、尊重和自我实现需要的满足则是无限的。

(5)随着需要层次向高层次移动,各种需要满足的意义对每个人来说越具有差异性。这是由个人的愿望、社会文化背景以及身心发展水平所决定的。例如,有的人对有一个稳定的职业、受他人尊敬的职位就很满意了,而有的人还要继续学习,获得更高的学位,不断改革和创新。

(6)各需要层次之间可相互影响。例如,有些较高层次需要并非生存所必需,但它能促进生理机能更旺盛,使人的健康状态更佳、生活质量更高,如果不被满足,会引起焦虑、恐惧、抑郁等情绪,导致疾病发生,甚至危及生命。

(7)人的需要满足程度与健康成正比。当所有的需要被满足后,就可达到最佳的健康状态。反之,基本需要的满足遭受破坏,会导致疾病。人若生活在高层次需要被满足的基础上,就意味着有更好的食欲和睡眠、更少的疾病、更好的心理健康和更长的寿命。

(三)需要层次论对护理的意义

需要层次论为护理学提供了理论框架,它是护理程序的理论基础,可指导护理实践有效进行。①帮助护理人员识别患者未满足的需要的性质,以及对患者所造成的影响。②帮助护理人员根据需要层次和优势需要,确定需要优先解决的健康问题。③帮助护理人员观察、判断患者未感觉到或未意识到的需要,给予满足,以达到预防疾病的目的。④帮助护理人员对患者的需要进行科学指导,合理调整需要间关系,消除焦虑与压力。

三、影响需要满足的因素

当人的需要大部分被满足时,人就能处于一种相对平衡的健康状态。反之,会造成机体环境的失衡,导致疾病的发生。因此,了解可能引起人的需要满足的障碍因素十分必要。

(一)生理的障碍

包括生病、疲劳、疼痛、躯体活动有障碍等,如因腹泻而影响水、电解质的平衡以及食物摄入的需要。

(二)心理的障碍

人处于焦虑、恐惧、愤怒、兴奋或抑郁等状态时会影响基本需要的满足,如引起食欲改变、失眠、精力不集中等。

(三)认知的障碍和知识缺乏

人要满足自身的基本需要是要具备相关知识的,如营养知识、体育锻炼知识、安全知识等。人的认知水平较低时会影响对有关信息的接受、理解和应用。

(四)能力障碍

一个人具备多方面能力,如交往能力、动手能力、创造能力等。当个体某方面能力较差,就会导致相应的需要难以满足。

(五)性格障碍

一个人性格与他的需要产生与满足有密切关系。

（六）环境的障碍

如空气污染、光线不足、通风不良、温度不适宜、噪音等都会影响某些需要的满足。

（七）社会的障碍

缺乏有效的沟通技巧、社交能力差、人际关系紧张、与亲人分离等会导致缺乏归属感和爱，也可影响其他需要的满足。

（八）物质的障碍

需要的满足需要一定的物质条件，当物质条件不具备时，以这些条件为支撑的需要就无法满足。如生理需要的满足需要食物、水；自我实现的需要的满足需要书籍、实验设备等。

（九）文化的障碍

如地域习俗的影响、信仰、观念的不同、教育的差别等，都会影响某些需要的满足。

四、患者的基本需要

一个人在健康状态下能够由自己来满足各类需要，但在患病时，情况就发生了变化，许多需要不能自行满足。这就需要护理人员作为一种外在的支持力量，帮助患者满足需要。

（一）生理的需要

1.氧气

缺氧、呼吸道阻塞、呼吸道感染等。

2.水

脱水、水肿、电解质紊乱、酸碱失衡。

3.营养

肥胖、消瘦、各种营养缺乏、不同疾病（如糖尿病、肾脏疾病）的特殊饮食需要。

4.体温

过高、过低、失调。

5.排泄

便秘、腹泻、大小便失禁等。

6.休息和睡眠

疲劳、各种睡眠形态紊乱。

7.避免疼痛

各种类型的疼痛。

（二）刺激的需要

患者在患病的急性期，对刺激的需要往往不很明显，当处于恢复期时，此需要的满足日趋重要。如长期卧床的患者，如果他心理上刺激的需要、生活上活动的需要不满足，那就意味着其心理上、生理上都在退化。因此，卧床患者需要翻身、肢体活动，以减轻或避免皮肤受损、肌肉萎缩等。

长期单调的生活不但引起体力衰退、情绪低落，智力也会受到影响。故应注意环境的美化，安排适当的社交和娱乐活动。长期住院的患者更应注意满足刺激的需要，如布置优美、具有健康教育性的住院环境，病友之间的交流和娱乐等。

(三)安全的需要

患病时由于环境的变化、舒适感的改变,安全感会明显降低,如担心自己的健康没有保障;寂寞和无助感;怕被人遗忘和得不到良好的治疗和护理;对各种检查和治疗产生恐惧和疑虑;对医护人员的技术不信任;担心经济负担问题等。具体护理内容包括以下两点。

1.避免身体伤害

应注意防止发生意外,如地板过滑、床位过高或没有护栏、病室内噪音、院内交叉感染等均会对患者造成伤害。

2.避免心理威胁

应进行入院介绍和健康教育,增强患者自信心和安全感,使患者对医护人员产生信任感和可信赖感,促进治疗和康复。

(四)爱与归属的需要

患病住院期间,由于与亲人的分离和生活方式的变化,这种需要的满足受到影响,就变得更加强烈,患者常常希望得到亲人、朋友和周围人的亲切关怀、理解和支持。护理人员要通过细微、全面的护理,与患者建立良好的护患关系,允许家属探视,鼓励亲人参与护理患者的活动,帮助患者之间建立友谊。

(五)自尊与被尊敬的需要

在爱和所属的需要被满足后,患者也会感到被尊重和被重视,因而这两种需要是相关的。患病会影响自尊需要的满足,患者会觉得因生病而失去自身价值或成为他人的负担,护理人员在与患者交往中,始终保持尊重的态度、礼貌的举止。

注意帮助患者感到自己是重要的、是被他人接受的,如礼貌地称呼患者的名字,而不是床号;初次与患者见面时,护士应介绍自己的名字;重视、听取患者的意见;让患者做力所能及的事,使患者感到自身的价值。

在进行护理操作时,应注意尊重患者的隐私,减少暴露;为患者保密;理解和尊重患者的个人习惯、价值观、宗教信仰等,不要把护士自己的观念强加给患者,以增加其自尊和被尊感。

(六)自我实现的需要

个体在患病期间最受影响而且最难满足的需要是自我实现的需要。特别是有严重的能力丧失时,如失明、耳聋、失语、瘫痪、截肢等对人的打击更大。但是,疾病也会对某些人的成长起到促进作用,从而对自我实现有所帮助。此需要的满足因人而异,护理的功能是切实保证低层次需要的满足,使患者意识到自己有能力、有潜力,并加强学习,为自我实现创造条件。

五、满足患者需要的方式

护理人员满足患者需要的方式有3种。

(一)直接满足患者的需要

对于暂时或永久丧失自我满足某方面需要能力的患者,护理人员应采取有效措施来满足患者的基本需要,以减轻痛苦,维持生存。

(二)协助患者满足需要

对于具有或恢复一定自我满足需要能力的患者,护理人员应有针对性地给予必要的帮助和支持,提高患者自护能力,促进早日康复。

（三）间接满足患者的需要

可通过卫生宣教、健康咨询等多种形式为护理对象提供卫生保健知识，避免健康问题的发生或恶化。

第三节　应激与适应理论

一、应激及其相关内容

（一）应激

应激，又称压力或紧张，是指内、外环境中的刺激物作用于个体而使个体产生的一种身心紧张状态。应激可降低个体的抵抗力、判断力和决策力，例如面对突如其来的意外事件或长期处于应激状态，可影响个体的健康甚至致病；但应激也可促使个体积极寻找应对方法、解决问题，如面临高考时紧张复习、护士护理患者时遇到疑难问题设法查阅资料、请教他人等。人在生活中随时会受到各种刺激物的影响，因此应激贯穿于人的一生。

（二）应激原

应激原又称压力原或紧张原，任何对个体内环境的平衡造成威胁的因素都称为应激原。应激原可引起应激反应，但并非所有的应激原对人体均产生同样程度的反应。常见的应激原分为以下 3 类。

1.一般性的应激原

（1）生物性：各种细菌、病毒、寄生虫等。

（2）物理性：温度、空气、声、光、电、外力、放射线等。

（3）化学性：酸、碱、化学药品等。

2.生理病理性的应激原

（1）正常的生理功能变化：如月经期、妊娠期、更年期，或基本需要没有得到满足；如饮食、性欲、活动等。

（2）病理性变化：各种疾病引起的改变，如缺氧、疼痛、电解质紊乱、乏力等，以及手术、外伤等。

3.心理和社会性的应激原

（1）一般性社会因素：如生离死别、搬迁、旅行、人际关系纠葛及角色改变；如结婚、生育、毕业等。

（2）灾难性社会因素：如地震、水灾、战争、社会动荡等。

（3）心理因素：如应付考试、参加竞赛、理想自我与现实自我冲突等。

（三）应激反应

应激反应是对应激原的反应，可分为两大类。

1.生理反应

应激状态下身体主要器官系统产生的反应包括心率加快、血压增高、呼吸深快、恶心、呕吐、腹泻、尿频、血糖增加、伤口愈合延迟等。

2.心理反应

如焦虑,抑郁,使用否认、压抑等心理防卫机制等。

一般来说,生理和心理反应经常是同时出现的,因为身心是持续互相作用的。应激状态下出现的应激反应常具有以下规律:①一个应激原可引起多种应激反应的出现,如当贵重物品被窃后,个体可能出现心悸、头晕,同时感觉愤怒、绝望,此时,头脑混乱无法做出正确决定。②多种应激原可引起同一种应激反应。③对极端的应激原如灾难性事件,大部分人都会以类似的方式反应。

二、有关应激学说

汉斯·塞尔耶是加拿大的生理学家和内分泌学家,也是最早研究应激的学者之一。早在1950年,塞尔耶在《应激》一书中就阐述了他的应激学说。他的一般理论对全世界的应激研究产生了影响。他认为应激是身体对任何需要做出的非特异性反应,例如,不论个人是处于精神紧张、外伤、感染、冷热、X线侵害等何种情况下,身体都要发生反应,而这些反应是非特异性的。

塞尔耶还认为,当个体面对威胁时,无论是什么性质的威胁,体内都会产生相同的反应群,他称之为全身适应综合征(GAS),并提出这些症状都是通过神经内分泌途径产生的。

全身适应综合征解释了为什么不同的应激原可以产生相同的应激反应,尤其是生理应激的反应。此外,塞尔耶还提出了局部适应综合征(LAS)的概念,即机体对应激原产生的局部反应,这些反应常发生在某一器官或区域,如局部的炎症、血小板聚集、组织修复等。

无论GAS还是LAS,塞尔耶认为都可以分为3个独立的阶段。

(一)警报反应期

这是应激原作用于身体的直接反应。应激原作用于人体,导致抵抗力下降,如果应激原过强,可致抵抗力进一步下降而引起死亡。但绝大多数情况下,机体开始防御,如激活体内复杂的神经内分泌系统功能,使抵抗水平上升,并常常高于机体正常抵抗水平。

(二)抵抗期

若应激原仍然存在,机体将保持高于正常的抵抗水平与应激原抗衡。此时机体也处于对应激适应的阶段。当机体成功地适应了应激之后,GAS将在此期结束,机体的抵抗力也将在原有的水平上有所提高。相反则由此期进入衰竭期。

(三)衰竭期

发生在应激原强烈或长期存在时,机体所有的适应性资源和能力被耗失殆尽,抵抗水平下降。表现为体重减轻,肾上腺增大,随后衰竭,淋巴结增大,淋巴系统功能紊乱,激素分泌先增加后衰竭。这时若没有外部力量如治疗、护理的帮助,机体将产生疾病甚至死亡。

由此可见,为防止应激原作用于机体产生衰竭期的后果,运用内部或外部力量及时去除应激原、调整应激原的作用强度,保护和提高机体的抵抗水平是非常重要的。

塞尔耶认为,不仅GAS分为以上3期,LAS也具有这样3期的特点,只是当LAS的衰竭期发生时,GAS的反应将开始被激活和唤起。

三、适应与应对

(一)适应

适应是指应激原作用于机体后,机体为保持内环境的平衡而做出改变的过程。适应是生物体区别于非生物体的特征之一,而人类的适应又比其他生物更为复杂。适应是生物体调整自己以适应环境的能力,或促使生物体更能适于生存的一个过程。适应性是生命的最卓越特性,是保持内环境平衡和对抗应激的基础。

(二)应对

应对即个体对抗应激原的手段。它具有两方面的功能:一个是改变个体行为或环境条件来对抗应激原,另一个是通过应对调节自身的情绪情感来维持内环境的稳定。

(三)适应的层次

人的适应层次不同于其他生物体,除生理层次的适应外,还有心理、社会文化、知识技术层次的适应。

1.生理层次

生理适应是指发生在体内的代偿性变化。如一个从事脑力劳动的人进行跑步锻炼,开始会感到肌肉酸痛、心跳加快,但坚持一段时间后,这些感觉就会逐渐消失,这是由于体内的器官慢慢地增加了强度和功效,适应了跑步对身体所增加的需求。

2.心理层次

心理适应是指当人们经受心理应激时,如何调整自己的态度去认识情况和处理情况。如癌症患者平静接受自己的病情,并积极配合治疗。

3.社会文化层次

社会适应是调整个人的行为,使之与各种不同群体,如家庭、专业集体、社会集团等信念、习俗及规范相协调。如遵守家规、校规、院规。

4.知识技术层次

知识技术是指对日常生活或工作中涉及的知识及使用的设备、技术的适应。例如,电脑时代年轻人应学会使用电脑,护士能够掌握使用先进监护设备、护理技术的方法等。

(四)适应的特性

所有的适应机制,无论是生理的、心理的、文化的或技术的,都有共同特性。

(1)所有的适应机制都是为了维持最佳的身心状态,即内环境的平衡和稳定。

(2)适应是一种全身性的反应过程,可同时包括生理、心理、社会文化、技术等各个层次。如护生在病房实习时,不仅要有充足的体力和心理上的准备,还应掌握足够的专业知识和操作技能,遵守医院、病房的规章制度,并与医师、护士、患者和其他同学做好沟通工作。

(3)适应是有一定限度的,这个限度是由个体的遗传因素:身体条件、才智及情绪的稳定性决定的。如人对冷热不可能无限制地耐受。

(4)适应与时间有关,应激原来得越突然,个体越难以适应;相反,时间越充分,个体越有可能调动更多的应对资源抵抗应激原,适应得就越好。如急性失血时,易发生休克,而慢性失血则可以适应,一般不发生休克。

(5)适应能力有个体差异,这与个人的性格、素质、经历、防卫机能的使用有关。比较灵活和有经验的人,能及时对应激原做出反应,也会应用多种防卫机制,因而比较容易适应环境而生存。

(6)适应机能本身也具有应激性。如许多药物在帮助个体对付原有疾病时,药物产生的不良反应又成为新的应激原给个体带来危害。

(五)应对方式

面对应激原个体所使用的应对方式、策略或技巧是多种多样的。常用的应对方式如下。

1.去除应激原

避免机体与应激原的接触,如避免食用引起变态反应的食物,远离过热、过吵及不良气味的地方等。

2.增加对应激的抵抗力

适当的营养、运动、休息、睡眠、戒烟、酒,接受免疫接种,定期做疾病筛查等,以便更有效地抵抗应激原。

3.运用心理防卫机能

心理上的防卫能力决定于过去的经验、所受的教育、社会支持系统、智力水平、生活方式、经济状况以及出现焦虑的倾向等。此外坚强度也应作为对抗应激原的一种人格特征。因为一个坚强而刻苦耐劳的人相信:人生是有意义的;人可以影响环境;变化是一种挑战。这种人在任何困境下都能知难而进,尽快适应。人的一生都在学习新的应对方法,以对抗和征服应激原。

4.采用缓解紧张的方法

包括:①身体运动,可使注意力从担心的事情上分散开来而减轻焦虑;②按摩;③松弛术;④幽默等技术。

5.寻求支持系统的帮助

一个人的支持系统是由那些能给予他物质上或精神上帮助的人组成的,常包括其家人、朋友、同事、邻居等,此外,曾有过与其相似经历并很好应对过的人,也是支持系统中的重要成员。当个体处于应激状态时,非常需要有人与他一起分担困难和忧愁,共同讨论解决问题的良策。支持系统在对应激的抵抗中起到了强有力的缓冲剂的作用。

6.寻求专业性帮助

包括医师、护士、理疗师、心理医师等专业人员的帮助。人一旦患有身心疾病,就必须及时寻找医护人员的帮助。由医护人员提供针对性的治疗和护理,如药物治疗、心理治疗、物理疗法等,并给予必要的健康咨询和教育来提高患者的应对能力,以利于疾病的痊愈。

四、应激与适应在护理中的应用

应激原作用于个体,使其处于应激状态时,个体会选择和采取一系列的应对方法对应激进行适应。若适应成功则机体达到内环境的平衡;适应失败,会导致机体产生疾病。为帮助患者提高应对能力,维持身心平衡,护理人员应协助住院患者减轻应激反应,措施如下:①评估患者所受应激的程度、持续时间、过去个体应激的经验等。②分析患者的具体情况,协助患者找出应激原。③安排适宜的住院环境。减少不良环境因素对患者的影响。④协助患者适应实际的健康状况,应对可能出现的心理问题。⑤协助患者建立良好的人际关系,并与家属合作减轻患者的陌生、孤独感。

第二章 护理程序

第一节 概 述

护理程序是一种系统而科学地安排护理活动的工作方法，目的是确认和解决护理对象对现存或潜在健康问题的反应。是指在护理服务活动中，通过一系列有目的、有计划、有步骤的行动，为护理对象提供生理、心理、社会、文化及发展的整体护理。

一、护理程序的特征

护理程序作为护理人员照顾护理对象的独特工作方法，具有以下几个方面的特征。

(一)个体性

根据患者的具体情况和需求设计护理活动，满足不同患者的需求。

(二)目标性

以识别及解决护理对象的健康问题，以及对健康问题的反应为特定目标，全面计划及组织护理活动。

(三)系统性

以系统论为理论框架，指导护理工作的各个步骤系统而有序地进行，每一项护理活动都是系统中的一个环节，保证了护理活动的连续性。

(四)连续性

不限于某特定时间，而是随着护理对象反应的变化随时进行。

(五)科学性

综合了现代护理学的理论观点和其他学科的相关理论，如控制论、需要论等学说为理论基础。

(六)互动性

在整个过程中，护理人员与护理对象、同事、医师及其他人员密切合作，以全面满足服务对象的需要。

(七)普遍性

护理程序适合在任何场所、为任何护理服务对象安排护理活动。

二、护理程序的理论基础

护理程序在现代护理理论基础上产生，通过一系列目标明确的护理活动为服务对象的健康服务，可作为框架运用到面向个体、家庭和社区的护理工作中。相关的理论基础主要包括系统论、需要层次论、生长发展理论、应激适应理论、沟通理论等。

三、护理程序的步骤

护理程序由评估、诊断、计划、实施和评价5个步骤组成，这5个步骤之间相互联系，互为影响。

(一)护理评估

护理评估是护理程序的第 1 步,收集护理对象生理、心理、社会方面的健康资料,并进行整理分析,以发现和确认服务对象的健康问题。

(二)护理诊断

在评估基础上确定护理诊断,以描述护理对象的健康问题。

(三)护理计划

对如何解决护理诊断涉及的健康问题做出决策,包括排列护理诊断顺序、确定预期目标、制订护理措施和书写护理计划。

(四)护理实施

即按照护理计划执行护理措施的活动。

(五)护理评价

即将护理对象对护理的反应与预期目标进行比较,根据预期目标达到与否,评定护理计划实施后的效果。必要时,应重新评估服务对象的健康状况,引入护理程序的下一个循环。

第二节　护理评估

护理评估是有目的、有计划、有步骤地收集有关护理对象生理、心理、社会文化和经济等方面的资料,对此进行整理与分析,以判断服务对象的健康问题,为护理活动提供可靠的依据。具体包括收集资料、整理资料和分析资料三部分。

一、收集资料

(一)资料的来源

1.直接来源

护理对象本人,是第一资料来源也是主要来源。

2.间接来源

(1)护理对象的重要关系人,也就是社会支持性群体,包括亲属、关系亲密的朋友、同事等。

(2)医疗活动资料,如既往实验室报告、出院小结等健康记录。

(3)其他医护人员,放射医师、化验师、药剂师、营养师、康复师等。

(4)护理学及其他相关学科的文献等。

(二)资料的内容

在收集资料的过程中,各个医院均有自己设计的收集资料表,无论依据何种框架,基本内容主要包括一般资料、生活状况/自理程度、健康检查及心理-社会状况等。

1.一般资料

包括患者姓名、性别、出生日期、出生地、职业、民族、婚姻、文化程度、住址等。

2.现在的健康状况

包括主诉、现病史、入院方式、医疗诊断及目前用药情况。目前的饮食、睡眠、排泄、活动、健康管理等日常生活形态。

3.既往健康状况

包括既往史、创伤史、手术史、家族史、有无过敏史、有无传染病。既往的日常生活形态、烟酒嗜好、女性还包括月经史和婚育史。

4.护理体检

包括体温、脉搏、呼吸、血压、身高、体重、生命体征、各系统的生理功能及有无疼痛、眩晕、麻木、瘙痒等,有无感觉(视觉、听觉、嗅觉、味觉、触觉)异常,有无思维活动、记忆能力、认知感受等障碍。

5.实验室及其他辅助检查结果

包括最近进行的辅助检查的客观资料,如实验室检查、X线检查、病理检查等。

6.心理方面的资料

包括对疾病的认知和态度、康复的信心,病后情绪、心理感受、应对能力等变化。

7.社会方面的资料

包括就业状态、角色问题和社交状况;有无重大生活事件,支持系统状况等;有无宗教信仰;享受的医疗保健待遇等。

(三)资料的分类

1.按照资料的来源划分

包括主观资料和客观资料。主观资料指患者对自己健康问题的体验和认识,包括患者的知觉、情感、价值、信念、态度、对个人健康状态和生活状况的感知。主观资料的来源可以是患者本人,也可以是患者家属或对患者健康有重要影响的人。客观资料指检查者通过观察、会谈、体格检查和实验等方法得到或被检测出的有关患者健康状态的资料。客观资料获取是否全面和准确主要取决于检查者是否具有敏锐的观察能力及丰富的临床经验。

当护理人员收集到主观资料和客观资料后,应将两方面的资料加以比较和分析,可互相证实资料的准确性。

2.按照资料的时间划分

包括既往资料和现时资料。既往资料是指与服务对象过去健康状况有关的资料,包括既往病史、治疗史、过敏史等。现时资料是指与服务对象现在发生疾病有关的状况,如现在的体温、脉搏、呼吸、血压、睡眠状况等。

护理人员在收集资料时,需要将既往资料和现时资料结合起来分析。

(四)收集资料的方法

1.观察

观察是指护理人员运用视、触、叩、听、嗅等感官获得患者、家属及患者所处环境的信息并进行分析判断,是收集有关服务对象护理资料的重要方法之一。观察贯穿在整个评估过程中,可以与交谈同时进行。护理人员应及时、敏锐、连续的对服务对象进行观察,如患者出现面容痛苦、呈强迫体位,就提示患者可能有疼痛,由此进一步询问持续时间、部位、性质等。观察作为一种技能,护理人员在实践中需要不断培养和锻炼,以期得到发展和提高。

2.交谈

护患之间的交谈是一种有目的的医疗活动,使护理人员获得有关患者的资料和信息。一般可分为以下几种。①正式交谈:是指事先通知患者,有目的、有计划的交谈,如入院后的采集病史。②非正式交谈:是指护理人员在日常护理工作中与患者随意自然的交谈,不明确目的、不规定主题、时间,是一种"开放式交流",以便及时了解服务对象的真实想法和心理反应。交谈时护理人员应注意沟通技巧的运用,对一些敏感性话题应注意保护患者的隐私。

3.护理体检

护理人员运用体检技能,为护理对象进行系统的身体评估,获取与护理有关的生命体征、身高、体重等,以便收集与护理诊断、护理计划有关的患者方面的资料,及时了解病情变化和发现护理对象的健康问题。

4.阅读

包括查阅护理对象的医疗病历(门诊和住院)、各种护理记录及实验室和辅助检查结果,及有关文献等。

二、整理资料

为了避免遗漏和疏忽相关和有价值的资料,得到完整全面的资料,常依据某个护理理论模式设计评估表格,护理人员依据表格全面评估,整理资料。

(一)按戈登(Gordon)的功能性健康型态整理分类

1.健康感知-健康管理型态

指服务对象对自己健康状态的认识和维持健康的方法。

2.营养代谢型态

包括食物的利用和摄入情况。如营养、液体、组织完整性、体温调节及生长发育等的需求。

3.排泄型态

主要指肠道、膀胱及皮肤的排泄状况。

4.活动-运动型态

包括运动、活动、休闲与娱乐状况。

5.睡眠-休息型态

指睡眠、休息及精神放松的状况。

6.认知-感受型态

包括与认知有关的记忆、思维、解决问题和决策及与感知有关的视、听、触、嗅等功能。

7.角色-关系型态

家庭关系、社会中角色任务及人际关系的互动情况。

8.自我感受-自我概念型态

指服务对象对于自我价值与情绪状态的信念与评价。

9.性-生殖型态

主要指性发育、生殖器官功能及对性的认识。

10.应对-压力耐受型态

指服务对象的压力程度、应对与调节压力的状况。

11.价值-信念型态

指服务对象的思考与行为的价值取向和信念。

(二)按马斯洛(Maslow)需要层次进行整理分类

1.生理需要

体温 39℃,心率 120 次/分,呼吸 32 次/分,腹痛等。

2.安全的需要

对医院环境不熟悉、夜间睡眠需开灯、手术前精神紧张、走路易摔倒等。

3.爱与归属的需要

患者害怕孤独,希望有亲友来探望等。

4.尊重与被尊重的需要

如患者说:"我现在什么事都不能干了""你们应该征求我的意见"等。

5.自我实现的需要

担心住院会影响工作和学习、有病不能实现自己的理想等。

(三)按北美护理诊断协会(NANDA)的人类反应型态分类

1.交换

包括营养、排泄、呼吸、循环、体温、组织的完整性等。

2.沟通

主要指服务对象与人沟通交往的能力。

3.关系

指社交活动、角色作用和性生活形态等项目。

4.价值

包括个人的价值观、信念、宗教信仰、人生观及精神状况。

5.选择

包括个人的应对能力、判断能力及寻求健康所表现的行为。

6.移动

包括身体活动能力、休息、睡眠、娱乐及休闲状况,日常生活自理能力等。

7.感知

包括自我概念、感知和意念。

8.知识

包括对健康的认知能力、学习状况及思考过程。

9.感觉

包括个人的舒适、情感和情绪状况。

三、分析资料

(一)检查有无遗漏

将资料进行整理分类之后,应仔细检查有无遗漏,并及时补充,以保证资料的完整性及准确性。

(二)与正常值比较

收集资料的目的在于发现护理对象的健康问题。因此,护理人员应掌握常用的正常值,将所收集到的资料与正常值进行比较,并在此基础上进行综合分析,以发现异常情况。

(三)评估危险因素

有些资料虽然目前还在正常范围,但是由于存在危险因素,若不及时采取预防措施,以后很可能会出现异常,损害服务对象的健康。因此,护理人员应及时收集资料评估这些危险因素。

护理评估通过收集服务对象的健康资料,对资料进行组织、核实和分析,确认服务对象对现存的或潜在的健康问题或生命过程的反应,为作出护理诊断和进一步制订护理计划奠定了基础。

四、资料的记录

(一)原则

书写全面、整洁、简练、流畅,客观资料运用医学术语,避免使用笼统、模糊的词,主观资料尽量引用护理对象的原话。

(二)记录格式

根据资料的分类方法,根据各医院,甚至各病区的特点自行设计,多采用表格式记录。与患者第 1 次见面收集到的资料记录称入院评估,要求详细、全面,是制订护理计划的依据,一般要求入院后 24 小时内完成。住院期间根据患者病情天数,每天或每班记录,反映了患者的动态变化,用以指导护理计划的制订、实施、评价和修订。

第三节　护理诊断

护理诊断是护理程序的第 2 个步骤,是在评估的基础上对所收集的健康资料进行分析,从而确定服务对象的健康问题及引起健康问题的原因。护理诊断是一个人生命过程中的生理、心理、社会文化发展及精神方面健康状况或问题的一个简洁、明确的说明,这些问题都属于护理职责范围之内,能够用护理的方法解决的问题。

一、护理诊断的概念

1990 年,北美护理诊断协会(NANDA)提出并通过了护理诊断的定义:护理诊断是关于个人、家庭、社区对现存或潜在的健康问题及生命过程反应的一种临床判断,是护理人员为达到预期的结果选择护理措施的基础,这些预期结果应能通过护理职能达到。

二、护理诊断的组成部分

护理诊断有 4 个组成部分:名称、定义、诊断依据和相关因素。

(一)名称

名称是对服务对象健康状况的概括性的描述。应尽量使用 NANDA 认可的护理诊断名称,以有利于护理人员之间的交流和护理教学的规范。常用改变、受损、缺陷、无效或低效等特定描述语。例如,排便异常:便秘;有皮肤完整性受损的危险。

(二)定义

定义是对名称的一种清晰的、正确的表达，并以此与其他诊断相鉴别。一个诊断的成立必须符合其定义特征。有些护理诊断的名称虽然十分相似，但仍可从定义中发现彼此的差异。例如，"压力性尿失禁"的定义是"个人在腹内压增加时立即无意识地排尿的一种状态"。"反射性尿失禁"的定义是"个体在没有要排泄或膀胱满胀的感觉下可以预见的不自觉地排尿的一种状态"。虽然两者都是尿失禁，但前者的原因是腹内压增高，后者的原因是无法抑制的膀胱收缩。因此，确定诊断时必须认真区别。

(三)诊断依据

诊断依据是作出护理诊断的临床判断标准。诊断依据常常是患者所具有的一组症状和体征及有关病史，也可以是危险因素。对于潜在的护理诊断，其诊断依据则是原因本身（危险因素）。

诊断依据依其在特定诊断中的重要程度分为主要依据和次要依据。

1.主要依据

主要依据是指形成某一特定诊断所应具有的一组症状和体征及有关病史，是诊断成立的必要条件。

2.次要依据

次要依据是指在形成诊断时，多数情况下会出现的症状、体征及病史，对诊断的形成起支持作用，是诊断成立的辅助条件。

例如，便秘的主要依据是"粪便干硬，每周排大便不到 3 次"，次要依据是"肠鸣音减少，自述肛门部有压力和胀满感，排大便时极度费力并感到疼痛，可触到肠内嵌塞粪块，并感觉不能排空"。

(四)相关因素

相关因素是指造成服务对象健康状况改变或引起问题产生的情况。常见的相关因素包括以下几个方面。

1.病理生理方面的因素

指与病理生理改变有关的因素。例如，"体液过多"的相关因素可能是右心衰竭。

2.心理方面的因素

指与服务对象的心理状况有关的因素。例如，"活动无耐力"可能是由疾病后服务对象处于较严重的抑郁状态引起。

3.治疗方面的因素

指与治疗措施有关的因素（用药、手术创伤等）。例如，"语言沟通障碍"的相关因素可能是使用呼吸机时行气管插管。

4.情景方面的因素

指环境、情景等方面的因素（陌生环境、压力刺激等）。例如，"睡眠型态紊乱"可能与住院后环境改变有关。

5.年龄因素

指在生长发育或成熟过程中与年龄有关的因素。例如，如婴儿、青少年、中年、老年各有不同的生理、心理特征。

三、护理诊断与合作性问题及医疗诊断的区别

(一)合作性问题——潜在并发症

在临床护理实践中,护理人员常遇到一些无法完全包含在 NANDA 制订的护理诊断中的问题,而这些问题也确实需要护理人员提供护理措施。因此,1983 年,Lynda Juall Carpenito 提出了合作性问题的概念。她把护理人员需要解决的问题分为两类:一类经护理人员直接采取措施可以解决,属于护理诊断;另一类需要护理人员与其他健康保健人员尤其是医师共同合作解决,属于合作性问题。

合作性问题需要护理人员承担监测职责,及时发现服务对象身体并发症的发生和情况的变化,但并非所有并发症都是合作性问题。有些可通过护理措施预防和处理,属于护理诊断;只有护理人员不能预防和独立处理的并发症才是合作性问题。合作性问题的陈述方式是"潜在并发症:××××"。如"潜在并发症:脑出血"。

(二)护理诊断与合作性问题及医疗诊断的区别

1.护理诊断与合作性问题的区别

护理诊断是护理人员独立采取措施能够解决的问题;合作性问题需要医师、护理人员共同干预处理,处理决定来自医护双方;对合作性问题,护理措施的重点是监测。

2.护理诊断与医疗诊断的区别

明确护理诊断和医疗诊断的区别对区分护理和医疗两个专业、确定各自的工作范畴和应负的法律责任非常重要

四、护理诊断的分类方法及标准

(一)按照护理诊断或健康所处的状态来分类

可分为现存的、潜在的、健康的和综合的几种类型。

1.现存的护理诊断

现存的护理诊断是指服务对象评估时正感到的不适或存在的反应。书写时,通常将"现存的"省略。例如,"清理呼吸道无效"和"焦虑"即为现存的护理诊断。

2.潜在的护理诊断

潜在的护理诊断是指服务对象目前尚未发生问题,但因为有危险因素存在,若不进行预防处理就一定会发生的问题。用"有……的危险"进行描述,如"有感染的危险"即为潜在的护理诊断。

3.健康的护理诊断

健康的护理诊断描述的是个人、家庭或社区人群具有的能进一步提高健康水平的临床判断。例如,"母乳喂养有效"。

4.综合的护理诊断

综合的护理诊断是指一组由某种特定的情境或事件所引起的现存的或潜在的护理诊断。

5.可能的护理诊断

可能的护理诊断是指已有资料支持这一诊断的提出,但是目前能明确该诊断的资料尚不充分,需要进一步收集资料以确认或排除该护理诊断。

(二)确定护理诊断时究竟依据何种标准,哪些诊断可以得到医护人员的普遍认可

目前,我国普遍使用的是北美护理诊断协会(NANDA)的分类体系。包括以人类反应型态的分类体系和功能性健康型态分类体系。

1.人类反应型态分类体系

护理诊断的人类反应分类体系:交换(exchanging),沟通(communicating),关系(relating),价值(valuing),选择(choosing),活动(moving),感知(perceiving),认知(knowing),感觉(feeling)。

(1)交换(exchanging):①营养失调:高于机体需要量;②营养失调:低于机体需要量;③营养失调:潜在高于机体需要量;④有感染的危险;⑤有体温改变的危险;⑥体温过低;⑦体温过高;⑧体温调节无效;⑨反射失调;⑩便秘;⑪感知性便秘;⑫结肠性便秘;⑬腹泻;⑭大便失禁;⑮排尿异常;⑯压迫性尿失禁;⑰反射性尿失禁;⑱急迫性尿失禁;⑲功能性尿失禁;⑳完全性尿失禁;㉑尿潴留;㉒组织灌注量改变(肾、脑、心肺、胃肠、周围血管);㉓体液过多;㉔体液不足;㉕体液不足的危险;㉖心排血量减少;㉗气体交换受损;㉘清理呼吸道无效;㉙低效性呼吸型态;㉚不能维持自主呼吸;㉛呼吸机依赖;㉜有受伤的危险;㉝有窒息的危险;㉞有外伤的危险;㉟有误吸的危险;㊱自我防护能力改变;㊲组织完整性受损;㊳口腔黏膜改变;㊴皮肤完整性受损;㊵有皮肤完整性受损的危险;㊶调节颅内压能力下降;㊷精力困扰。

(2)沟通(communicating):语言沟通障碍。

(3)关系(relating):①社会障碍;②社交孤立;③有孤立的危险;④角色紊乱;⑤父母不称职;⑥有父母不称职的危险;⑦有父母亲子依恋改变的危险;⑧性功能障碍;⑨家庭作用改变;⑩照顾者角色障碍;⑪有照顾者角色障碍的危险;⑫家庭作用改变:酗酒;⑬父母角色冲突;⑭性生活形态改变。

(4)价值(valuing):①精神困扰;②增进精神健康:潜能性。

(5)选择(choosing):①个人应对无效;②调节障碍;③防卫性应对;④防卫性否认;⑤家庭应对无效:失去能力;⑥家庭应对无效:妥协性;⑦家庭应对:潜能性;⑧社区应对:潜能性;⑨社区应对无效;⑩遵守治疗方案无效(个人的);⑪不合作(特定的);⑫遵守治疗方案无效(家庭的);⑬遵守治疗方案无效(社区的);⑭遵守治疗方案有效(个人的);⑮抉择冲突(特定的);⑯寻求健康行为(特定的)。

(6)活动(moving):①躯体移动障碍;②有周围血管神经功能障碍的危险;③有围手术期外伤的危险;④活动无耐力;⑤疲乏;⑥有活动无耐力的危险;⑦睡眠状态紊乱;⑧娱乐活动缺乏;⑨持家能力障碍;⑩保持健康的能力改变;⑪进食自理缺陷;⑫吞咽障碍;⑬母乳喂养无效;⑭母乳喂养中断;⑮母乳喂养有效;⑯婴儿吸吮方式无效;⑰沐浴/卫生自理缺陷;⑱穿戴/修饰自理障碍;⑲入厕自理缺陷;⑳生长发育改变;㉑环境改变应激综合征;㉒有婴幼儿行为紊乱的危险;㉓婴幼儿行为紊乱;㉔增进婴幼儿行为(潜能性)。

(7)感知(perceiving):①自我形象紊乱;②自尊紊乱;③长期自我贬低;④情境性自我贬低;⑤自我认同紊乱;⑥感知改变(特定的)(视、听、运动、味、触、嗅);⑦单侧感觉丧失;⑧绝望;⑨无能为力。

(8)认知(knowing):①知识缺乏(特定的);②定向力障碍;③突发性意识模糊;④渐进性

意识模糊;⑤思维过程改变;⑥记忆力障碍。

(9)感觉(feeling):①疼痛;②慢性疼痛;③功能障碍性悲哀;④预感性悲哀;⑤有暴力行为的危险:对自己或对他人;⑥有自伤的危险;⑦创伤后反应;⑧强奸创伤综合征;⑨强奸创伤综合征:复合性反应;⑩强奸创伤综合征:沉默性反应;⑪焦虑;⑫恐惧。

2.功能性健康型态分类体系

(1)健康感知-健康管理型态:①生长发育异常;②有生长异常的危险;③健康维护能力异常;④外科手术后恢复延迟;⑤寻求健康行为;⑥个人执行治疗计划无效;⑦社区执行治疗计划不当/无效;⑧家庭执行治疗计划不当/无效;⑨不合作;⑩有遭受损伤的危险;⑪有窒息的危险;⑫有中毒的危险;⑬有外伤的危险;⑭有围手术期体位性损伤的危险。

(2)营养-代谢型态:①有体温改变的危险;②体温过低;③体温过高;④体温调节无效;⑤体液不足;⑥体液过多;⑦有体液不平衡的倾向;⑧有感染的危险;⑨有感染他人的危险;⑩乳胶变态反应;⑪有乳胶变态反应的危险;⑫营养改变:低于机体需要量;⑬母乳喂养有效;⑭母乳喂养无效/不当;⑮母乳喂养中断;⑯出牙异常;⑰婴儿喂养不当/无效;⑱吞咽困难;⑲营养改变:高于机体需要量;⑳营养改变:有高于机体需要量的危险;㉑保护能力改变;㉒口腔黏膜异常;㉓皮肤完整性受损。

(3)排泄型态:①排便异常;②便秘;③有便秘的危险;④感知性便秘;⑤腹泻;⑥排便失禁;⑦排尿型态改变;⑧尿潴留;⑨完全性尿失禁;⑩反射性尿失禁;⑪急迫性尿失禁;⑫有急迫性尿失禁的危险;⑬压力性尿失禁;⑭功能性尿失禁;⑮成熟性遗尿。

(4)活动-运动型态:①活动无耐力;②适应能力下降:颅内的;③心排血量减少;④废用综合征;⑤娱乐活动缺乏;⑥持家能力障碍;⑦婴儿行为紊乱;⑧有婴儿行为紊乱的危险;⑨躯体移动障碍;⑩床上活动障碍;⑪步行活动障碍;⑫借助于轮椅活动障碍;⑬轮椅转移能力障碍;⑭有周围神经血管功能障碍的危险;⑮有呼吸功能异常的危险;⑯功能障碍性脱离呼吸机的危险;⑰清理呼吸道无效;⑱低效性呼吸型态;⑲气体交换受损;⑳不能维持自主呼吸;㉑自理缺陷综合征:特定的(使用器具、进食、沐浴、卫生、穿衣、修饰);㉒组织灌注量改变(肾、脑、心、肺、胃肠、外周神经)。

(5)睡眠-休息型态:①睡眠型态紊乱;②睡眠剥夺。

(6)认知-感知型态:①不舒适;②疼痛;③急性疼痛;④慢性疼痛;⑤恶心;⑥意识模糊/错乱;⑦急性意识模糊/错乱;⑧慢性意识模糊/错乱;⑨决策冲突;⑩反射失调;⑪有自主反射失调的危险;⑫环境解析障碍综合征;⑬知识缺乏:特定的;⑭有误吸的危险;⑮感知改变(特定的):(视、听、触、味、嗅、动觉);⑯思维过程异常;⑰记忆受损;⑱忽略单侧身体。

(7)自我认识-自我概念型态:①焦虑;②对死亡的恐惧;③疲乏;④恐惧;⑤绝望;⑥无能为力感;⑦自我形象紊乱;⑧自我认同紊乱;⑨自尊紊乱;⑩长期自尊低下;⑪情境性自尊低下。

(8)角色-关系型态:①沟通障碍;②语言沟通障碍;③家庭运作改变/异常;④家庭运作异常:酗酒;⑤悲伤;⑥预期性悲哀;⑦功能障碍性悲伤;⑧经常性悲伤;⑨有孤独的危险;⑩有亲子依附关系异常的危险;⑪父母不称职;⑫亲职角色冲突;⑬角色紊乱;⑭社交障碍;⑮社交孤立。

(9)性-生殖型态:①性功能障碍;②性生活改变。

(10)应对-应激耐受型态:①调节障碍;②照顾者角色困难;③个人应对能力失调;④防卫性应对;⑤否认性应对;⑥否认性应对失调;⑦家庭应对无效:无能性;⑧家庭妥协性应对能力失调;⑨家庭有潜力增强应对能力社区应对能力失调;⑩社区有潜力增强应对能力;⑪能量场紊乱;⑫创伤后反应;⑬强暴后创伤综合征;⑭有创伤后综合征的危险;⑮迁居压力综合征;⑯有自我伤害的危险;⑰有自虐的危险;⑱有自残的危险;⑲有自杀的危险;⑳有暴力行为的危险。

(11)价值-信念型态:①精神困扰;②有精神困扰的危险;③有潜力增强精神安适。

五、护理诊断的形成

护理诊断是针对护理评估整理的资料进行分析,与标准进行比较、判断,初步提出问题并进行分析,将符合护理诊断定义、属于护理职责范围、能用护理方法解决或缓解的问题列出。形成过程包括3个步骤:①分析资料;②确认健康问题、危险因素和服务对象的需求;③形成护理诊断。

六、护理诊断的陈述

戈登主张护理诊断的陈述应包括3部分:健康问题、症状或体征和原因。

(一)健康问题

健康问题包括服务对象现存的和潜在的健康问题。

(二)症状或体征

症状或体征是指与健康问题有关的症状或体征。临床症状或体征往往提示服务对象有健康问题存在。例如,急性心肌梗死时心前区疼痛是此人健康问题的重要特征。

(三)原因

原因是指影响服务对象健康状况的直接因素、促发因素或危险因素。疾病的原因往往是比较明确的,而健康问题的原因往往因人而异,如失眠,其原因可能有焦虑、饥饿、环境改变、体位不舒适等,而且不同的疾病可能有相同的健康问题。

一个完整的护理诊断通常由3部分构成,即:①健康问题;②原因;③症状或体征,又称PES公式。例如,营养失调:高于机体需要量(P);肥胖(S):与进食过多有关(E);排便异常(P):便秘(S),与生活方式改变有关(E)。但目前临床上趋向于将护理诊断简化为两部分,即:P+E或S+E。例如,①皮肤完整性受损(P):与局部组织长期受压有关(E);②便秘(S):与生活方式改变有关(E)。

无论三部分陈述还是两部分陈述,原因的陈述不可或缺,只有明确原因才能为制订护理计划指明方向,而且原因的陈述常用"与……有关"来连接,准确表述健康问题与原因之间的关系,有助于护理人员确定该诊断是否成立。

七、陈述护理诊断的注意事项

(一)名称清楚

护理诊断所列名称应明确、简单易懂。

(二)护理诊断并非医疗诊断

应是由护理措施能够解决的问题。

(三)勿将医学诊断当做导致问题的相关因素

如"潜在性皮肤受损:与糖尿病有关"。

(四)勿将护理对象的症状或体征当做问题

如"尿少:与水的摄入不足有关"。

(五)勿将护理诊断的问题与相关因素相混淆

如"糖尿病知识不足:与缺乏糖尿病知识有关"。

(六)全面诊断

列出的护理诊断应贯彻整体的观点,做全面的诊断。故一个患者可有多个护理诊断,并随病情发展而变化。

(七)避免作出带有价值判断的护理诊断

如"卫生不良:与懒惰有关";"社交障碍:与缺乏道德有关"。

(八)避免使用可能引起法律纠纷的语句

如"有受伤的危险:与护理人员未加床挡有关"。

护理诊断对服务对象的健康状况进行了准确的描述,界定了护理工作的范畴,指出了护理的方向,为护理计划的制订提供了依据。

第四节　护理计划

护理计划是护理程序的第 3 个步骤,是制订护理对策的过程。护理人员在评估及诊断的基础上,对患者的健康问题、护理目标及护理人员所要采取的护理措施的一种书面说明,通过护理计划,可以使护理活动有组织、有系统地满足患者的具体需要。

一、护理计划的种类

护理计划从与服务对象刚接触开始,直到因服务对象离开医疗机构终止护患关系而结束。计划的类型可分为入院护理计划、住院护理计划和出院护理计划。

(一)入院护理计划

入院护理计划指护理人员经入院评估后制订的综合护理计划。评估资料不仅来源于书面数据,而且来源于服务对象的身体语言和直觉信息。由于住院期有逐渐缩短的趋势,因此计划应在入院评估后尽早开始,并根据情况及时修改。

(二)住院护理计划

护理人员根据获取的新评估资料和服务对象对护理的反应,制订较入院计划更为个体化的住院护理计划。住院护理计划也可在护理人员接班后制订,主要确定本班为服务对象所提供的护理项目。根据住院评估资料,护理人员每天制订护理计划,以达到以下目的:①确定服务对象的健康状况是否发生改变。②排列本班护理活动的优先顺序。③决定本班需要解决的核心问题。④协调护理活动,通过一次护理活动解决服务对象多个问题。

(三)出院护理计划

随着平均住院期的缩短,患者出院后仍然需要护理。因此,出院护理计划是总体护理计划的重要组成部分。有效出院护理计划的制订从第 1 次与服务对象接触开始,护理人员以全面而及时的满足服务对象需要的信息为基础,根据服务对象住院和出院时的评估资料,推测如何满足服务对象出院后的需要而制订。

二、护理计划的过程

护理计划包括四方面的内容:①排列护理诊断的顺序;②制订预期目标;③制订护理措施;④书写护理计划。

(一)排列护理诊断的顺序

由于护理诊断往往不只是一个,因此,在拟定计划时首先应明确处理护理诊断提出问题的先后次序。一般对护理诊断的排序按首优、中优、次优进行排列,分出轻重缓急,先解决主要问题或以主要问题为重点,再依次解决所有问题,做到有条不紊。

1.首优问题

涉及的问题是直接威胁生命,需要立即采取行动予以解决的问题。如心排血量减少、气体交换受损、清理呼吸道无效、不能维持自主呼吸、严重体液不足、组织灌流量改变等问题。

2.中优问题

涉及的问题不直接威胁生命,但对护理对象的身心造成痛苦并严重影响健康的问题。如急性疼痛、组织或皮肤完整性受损、体温过高、睡眠型态紊乱、有受伤的危险、有感染的危险、焦虑、恐惧等。

3.次优问题

涉及的问题需要护理人员的少量支持就可以解决,或可以考虑暂时放后面的问题,虽然不如生理需要和安全需要问题迫切,但并非不重要,同样需要护理人员给予帮助,使问题得到解决,以便对象达到最佳健康状态。如社交孤立、家庭作用改变、角色冲突、精神困扰等。

首优、中优、次优的顺序在护理的过程中不是固定不变的,随着病情的变化,威胁生命的问题得以解决,生理需要获得一定程度的满足后,中优或次优的问题可以上升为"首优问题"。

(二)排列护理诊断顺序应遵循的原则

1.结合护理理论模式

常用的有马斯洛的人类基本需要层次论。先考虑满足基本生活的需要,再考虑高水平的需要。即将对生理功能平衡状态威胁最大的问题排在最前面。如对氧气的需要优先于对水的需要,对水的需要优先于对食物的需要。

2.紧急情况

危及生命的问题始终摆在护理行动的首位。

3.与治疗计划相一致

要考虑不与医疗措施相抵触。

4.取得护理对象的信任与合作

注重服务对象的个人需求,尊重护理对象的意愿,共同讨论达成一致,即服务对象认为最为迫切的问题,如果与治疗、护理原则无冲突,可考虑优先解决。

5.尊重服务对象的健康价值观和信仰

根据服务对象的健康价值观和信仰排列护理诊断顺序。

6.考虑设备资源及所需的时间

一定要考虑在现有的条件下能否实施,否则计划形同虚设,措施无法实施,问题也就得不到解决。

7.潜在的问题要全面评估

一般认为现存问题应优先解决,但有时潜在的和需协同处理的问题并非首优问题,有时后者比前者更重要。护理人员应根据理论知识和临床经验对潜在的问题全面评估。例如,大面积烧伤处于休克期时,有体液不足的危险,如果不及时预防,就会危及服务对象生命,应列为首要问题。

(三)制订预期目标

预期目标也称预期结果,是期望的护理结果,指在护理措施实施之后,期望能够达到的健康状态或行为的改变,其目的是为制订的护理措施提供方向及为护理效果评价提供标准。

1.分类

根据实现目标所需的时间分为短期目标和长期目标。

(1)短期目标:是指在较短的时间内(几天、几小时)能够达到的目标,适合于住院时间较短、病情变化快者。例如,"3 天后,服务对象下床行走 50m""用药 2 小时后服务对象自述疼痛消失"等都是短期目标。

(2)长期目标:是指需要相对较长时间(数周、数月)才能够达到的目标。可以分为两类。

一类是需要护理人员针对一个长期存在的问题采取连续性行动才能达到的长期目标。例如,一个长期卧床的服务对象需要护理人员在整个卧床期间给予精心的皮肤护理以预防发生压疮,长期目标可以描述为"卧床期间皮肤完整无破损"。

另一类是需要一系列短期目标的实现才能达到的长期目标。例如,"半年内体重减轻12kg",最好通过一系列短期目标来实现,可以定为"每周体重减轻 0.5 kg"。短期目标的实现使人看到进步,增强实现长期目标的信心。

2.陈述

目标的陈述方式:主语＋谓语＋行为标准＋条件状语。

(1)主语:是指服务对象或服务对象的一部分或与服务对象有关的因素。如护理对象的血压、脉搏、体重等。主语为护理对象本人时可以省略。

(2)谓语:是指主语将要完成且能被观察到的行为,用行为动词陈述。如说明、解释、走、喝等。

(3)行为标准:是指主语完成该行为将要达到的程度。如时间、距离、速度、次数、重量、计量单位(个、件等)、容量等。

(4)条件状语:是指服务对象完成该行为所必须具备的条件状况,即在什么样的条件下达到目标,并非所有目标陈述都包括此项。如在护理人员的帮助下、在学习后、在凭借扶手后等。

3.制订预期目标的注意事项

(1)目标应以服务对象为中心:目标陈述的是服务对象的行为,而非护理活动本身。目标应说明服务对象将要做什么、怎么做、什么时候做、做到什么程度,而不是描述护理人员的行为或护理人员采取的护理措施。

（2）目标应切实可行：既应在护理对象的能力范围之内，又要能激发服务对象的能动性，且与医疗条件相匹配。

（3）目标应有明确的针对性：一个预期目标只能针对一个护理诊断，一个护理诊断可有多个预期目标。

（4）目标应具体：预期目标应是可观察、可测量的，避免使用含糊不清、不明确的词，如活动适量、饮酒量减少等，不易被观察和测量，难以进行评价。

（5）目标应有时间限制：预期目标应注明具体时间。例如，3天后、2小时内、出院时等，为确定何时评价提供依据。

（6）目标必须有据可依：护理人员应根据医学、护理知识、个人临床经验及服务对象的实际情况制订目标，以保证目标的可行性。

（7）关于潜在并发症的目标：潜在并发症是合作性问题，仅通过护理往往无法阻止，护理人员只能监测并发症的发生与发展。因此，潜在并发症的目标可这样书写：并发症被及时发现并得到及时处理。

（四）制订护理措施

护理措施是指有助于实现预期目标的护理活动及其具体实施方法。护理措施的制订必须围绕已明确的护理诊断和拟定的护理目标，针对护理诊断提出的原因，结合服务对象的具体情况，运用护理知识和经验作出决策。

1.护理措施的分类

（1）独立性护理措施：是指护理人员运用护理知识和技能可独立完成的护理活动，即护嘱。

（2）合作性护理措施：是指护理人员与其他医务人员共同合作完成的护理活动。例如，与营养师一起制订符合服务对象病情的饮食计划。

（3）依赖性护理措施：是指护理人员执行医嘱的护理活动。例如，给药。然而护理人员不是盲目地执行医嘱，应能够判别医嘱的正确与否。

2.制订护理措施的原则

（1）护理措施必须具有一定的理论依据，应保证护理对象安全。

（2）护理措施针对护理诊断提出的原因而制订，其目的是为了达到预期的护理目标。

（3）应用现有资源，护理措施切实可行、因人而异，与个体情况相适应，与护理对象的价值观和信仰不相违背。

（4）与其他医务人员的处理方法不冲突，相辅相成。

（5）护理措施的描述应准确、明了。一项完整的护理措施应包括日期、具体做什么、怎样做、执行时间和签名。

（6）鼓励服务对象参与制订护理措施，保证护理措施的最佳效果。

（五）护理计划的书写

护理计划的书写就是将已明确的护理诊断、目标、措施书写成文，以便指导和评价护理活动。各个医疗机构护理计划的书写格式不尽相同，一般都有护理诊断、预期目标、护理措施和评价4个栏目。

书写时注意应用标准医学术语，包括护理活动的合作者，包括出院和家庭护理的内容，制订日期和责任护士都要书写完整。

标准护理计划的出现,简化了护理计划的书写工作。标准护理计划是根据临床经验,推测出在一个特定的护理诊断或健康状态下,服务对象所具有的共同的护理需要,根据需要预先印刷好的护理计划表格。护理人员只需在一系列护理诊断中勾画出与服务对象有关的护理诊断,按标准计划去执行。对于标准护理计划上没有列出,而服务对象却具备的护理诊断,须按护理计划格式填写附加护理计划单,补充服务对象特殊的护理诊断、预期目标、护理措施和评价。

随着计算机在病历管理中的应用,护理计划也逐渐趋向计算机化。标准护理计划被输入存储器后,护理人员可以随时调阅标准护理计划或符合服务对象实际情况的护理计划。制订某服务对象具体的护理计划,步骤如下:①将护理评估资料输入计算机,计算机将会显示相应的护理诊断。②选定护理诊断后,计算机即可显示与护理诊断相对应的原因,预期目标。③在出现预期目标后,计算机即提示可行的护理措施。④选择护理措施,制订出一份个体化的护理计划。⑤打印护理计划。

护理计划明确了服务对象健康问题的轻重缓急及护理工作的重点,确定了护理工作的目标,制订了实现预期目标的护理措施,为护理人员解决服务对象健康问题,满足服务对象健康需要的护理活动提供了行动指南。

第五节　护理实施

护理实施是护理程序的第4个步骤,是将护理计划付诸实施的过程。通过实施,可以解决护理问题,并可以验证护理措施是否切实可行。其工作内容包括实施措施、写出记录、继续收集资料。这一步不仅要求护理人员具备丰富的专业知识,还要具备熟练的操作技能和良好的人际沟通能力,才能保证患者得到高质量的护理。

一、实施的过程

(一)实施前思考

要求护理人员在护理实施前思考以下问题。

1.做什么

回顾已制订好的护理计划,保证计划内容是合适的、科学的、安全的、符合患者目前情况。然后,组织所要实施的护理措施。这样一次接触患者时可以根据计划有顺序地执行数个护理措施。

2.谁去做

确定哪些护理措施是护理人员自己做,哪些是由辅助护理人员执行,哪些是由其他医务人员共同完成,需要多少人。一旦护理人员为患者制订好了护理计划,计划可由下列几种人员完成。①护理人员本人:由制订护理计划的护理人员将计划付诸行动。②其他医务人员:包括其他护理人员、医师和营养师。③患者及其家属:有些护理措施,需要患者及其家属参与或直接完成。

3.怎么做

实施时将采取哪些技术和技巧,并回顾技术操作、仪器操作的过程。如果需要运用沟通交流,则应考虑在沟通中可能遇到的问题,可以使用的沟通技巧。

4.何时做

根据患者的具体情况、健康状态,选择执行护理措施的时间。

(二)实施过程

1.落实

将所计划的护理活动加以组织,任务落实。

2.执行

执行医嘱,保持医疗和护理有机结合。

3.解答

解答服务对象及家属的咨询问题。

4.评价

及时评价实施的质量、效果,观察病情,处理突发急症。

5.收集资料

继续收集资料,及时、准确地完成护理记录,不断补充和修正护理计划。

6.协作

与其他医务人员保持良好关系,做好交班工作。

二、实施护理计划的常用方法

(一)提供专业护理

护理人员运用各种相应的护理技巧来执行护理计划,直接给护理对象提供护理服务。

(二)管理

将护理计划的先后次序进行安排、排序,并委托其他护理人员和其他相关人员执行护理措施,使护理活动能够最大限度地发挥护理人员的作用,使患者最大程度的受益。

(三)健康教育

对患者及其家属进行疾病的预防、治疗、护理等方面的知识教育。

(四)咨询指导

提供有助于患者健康的信息,指导患者进行自我护理或家属、辅助护理人员对患者的护理。

(五)记录

记录护理计划的执行情况。

(六)报告

及时向医师报告患者出现的身心反应、病情的进展情况。

三、护理实施的记录

护理记录是护理实施阶段的重要内容,是交流护理活动的重要形式。做好护理记录可以保存重要资料,为下一步治疗护理提供可靠依据。护理记录要求及时、准确、可靠地反映患者的健康问题及其进展状况;描述确切客观、简明扼要、重点突出;体现动态性和连续性。

（一）护理记录的内容

护理记录的主要内容包括：实施护理措施后服务对象、家属的反应及护理人员观察到的效果，服务对象出现的新的健康问题与病情变化，所采取的临时性治疗、护理措施，服务对象的身心需要及其满足情况，各种症状、体征、器官功能的评价，服务对象的心理状态等。

（二）护理记录的方法

护理文件记录与护理程序的实施同样重要。护理管理者提倡在临床实践中使用具体而统一的护理实践及程序表格，护理人员只需记录护理中所遇到的特殊问题。然而，这种方法有一定的法律争议，认为如果在表格中没有相应的记录，就证明护理人员没有做相应的工作。因此，医院及其他的健康机构要求护理人员认真、详细、完整地记录护理过程。

临床护理记录的方式很多，目前在以患者为中心的整体护理实践中，多采用 PIO 护理记录格式，这是一种简明而又能体现护理程序的记录法。

P（problem，问题）：指护理诊断或护理问题。

I（intervention，措施）：是针对患者的问题进行的护理活动。

O（outcome，结果）：护理措施完成后的结果。

在护理实践中，护理人员需准确及时记录护理程序的实施过程，我国护理界也根据有关法律规定及护理专业组织的具体要求建立相应的记录标准。在执行护理措施的过程中，需要随时观察，继续收集资料，评估服务对象的变化，以便根据服务对象的动态变化修改护理计划。

护理实施是落实护理计划的实际行动，计划实施以后服务对象的健康状况是否达到了预期结果，下一步的护理活动应如何进行，还需要通过护理评价来完成。

第六节　护理评价

护理评价是护理程序的最后一个步骤，是确定护理目标是否实现或判断实现的程度。护理评价按预期目标所规定的时间，将护理后服务对象的健康状况与预期目标进行比较并做出评定和修改，了解服务对象对健康问题的反应，验证护理效果，调控护理质量，积累护理经验。

一、列出已制订的护理目标

计划阶段所确定的预期目标可作为护理效果评价的标准。预期目标对评价的作用有以下两个方面：①确定评价阶段所需收集资料的类型；②提供判断服务对象健康资料的标准。例如，预期结果：每天液体摄入量不少于 2500mL；尿液输出量与液体摄入量保持平衡；残余尿量低于100mL。根据以上预期目标，任何一名护理人员都能明确护理评价时所应收集资料的类型。

二、收集与目标有关的资料

为评价预期目标是否达到，护理人员应收集服务对象的相关主客观资料。有些主客观资料需要证实，如确认主观资料恶心或疼痛时，护理人员需依据服务对象的主诉，或该主观资料的客观指标（如脉搏、呼吸频率减慢，面部肌肉放松等）。所收集资料应简明、准确地记录，以备与计划中的预期目标进行比较。

三、比较收集到的资料和预期目标

评价预期目标是否实现，即评价通过实施护理措施后，原定计划中的预期目标是否已经达到。评价分两步进行。

(一)服务对象实际行为的变化

列出实施护理措施后服务对象的反应。

(二)将服务对象的反应与预期目标比较,了解目标是否实现

预期目标实现的程度可分为3种:①预期目标完全实现;②预期目标部分实现;③预期目标未实现。为便于护理人员之间的合作与交流,护理人员在对预期目标实现与否作出评价后,应记录结论。记录内容为结论及支持资料,然后签名并注明评价的时间。结论即预期目标达到的情况,支持资料是支持评价结论的服务对象的反应。

四、重审护理计划

(一)分析原因

在评价的基础上,对目标部分实现或未实现的原因进行分析,找出问题之所在,可询问的问题包括:①所收集的基础资料是否欠准确? ②护理诊断是否正确? ③预期目标是否合适? ④护理措施是否适当? 是否得到了有效落实? ⑤服务对象的态度是否积极,是否配合良好? ⑥病情是否已经改变或有新的问题发生? 原定计划是否失去了有效性?

(二)全面决定

对健康问题重新估计后,作出全面决定,一般有以下4种可能。①继续:问题仍然存在,目标与措施恰当,计划继续进行。②停止:问题已经解决,停止采取措施。③确认或排除:对可能的问题,通过进一步的收集资料,给予确认或排除。④修订:对诊断、目标、措施中不适当之处加以修改。

护理程序是护理人员通过科学的解决问题的方法确定服务对象的健康状态,明确健康问题的身心反应,并以此为依据,制订适合护理对象的护理计划,采取适当的护理措施以解决确认的问题的过程。其目的是帮助护理对象满足其各种需要,恢复或达到最佳的健康状态。运用护理程序不仅能提高护理质量,促进服务对象健康得到恢复,而且能培养护理人员的逻辑思维,增强其发现问题和解决问题的能力,使业务知识和技能水平得以提高,护患关系也会因此得到改善,同时运用护理程序中完整的护理记录将为护理科研与护理理论的发展奠定基础。

第三章　护患关系与沟通

第一节　角　色

一、角色的概念

角色原为戏剧舞台上的演出用语,后来被广泛运用于分析个体心理、行为与社会规范之间的相互关系中,成为社会学、社会心理学、护理学中常用的术语。角色是指处于一定社会地位的个体或群体,在实现与这种地位相联系的权利和义务中,表现出符合社会期望的行为与态度的总模式。每个社会角色都代表着一套有关行为的社会标准。

二、角色的特征

(一)角色之间相互依存

任何角色在社会中都不是孤立存在的,而是与其他角色相互依存。角色个体在与之相关的角色伙伴发生互动关系的过程中表现出自己的角色,即一个人要完成某一角色,必须要有与之互补的角色存在。如教师角色与学生角色相互依存,要完成教师的角色,必须要有学生角色存在。同样,要完成护士的角色,必须有患者、医师、患者家属的存在。因此,为了形成某一角色,必须有与之互补的角色作为这个角色的补充。这些互补的角色,统称为角色丛。所有的角色都是在角色丛中进行功能运作的。

(二)角色期望

只有在个体存在的情况下,才能具有某一角色。社会对每一个角色都有一定的"角色期望",即一个人在社会系统中的行为态度要符合角色要求,其周围的人也总是按照社会角色的一般模式对他的态度、行为方式寄予期望。例如,学生必须遵守学生的行为准则,教师必须具备良好的职业道德、职业素质和职业技能等。个体根据自身对角色期望的认识与理解而表现出相应的角色行为。个体要完成社会所期待的角色行为,必须对自身所拥有的角色有良好的认知。

(三)角色的多重性

角色多重性也称为复式角色或角色集,是指当多种角色集于某个体一身时,该个体所处的位置。每个社会成员都有多重角色,但最主要承担的是与职业和家庭相关的角色。

三、角色转变

角色转变是指个体承担并发展一种新角色的过程。它是一种正向的成长,是发展过程中不可避免的。

每个人在一生中会获得多种角色,不同的角色有不同的权利和义务。这些不同的权利和义务往往对个体在生理、心理和社会行为方面产生不同的要求。当个体承担并发展一种新角色时,就会出现一个角色转变问题。

在这个过程中,个体必须了解社会对角色的期望,并通过不断的学习和实践,使自己的行为逐步符合社会对角色行为的期望,这样才能最终有效地完成角色的转变。

第二节 护士角色

一、护士

关于护士的定义,在《现代汉语词典》中解释为:"在医疗机构中担任护理工作的人员。"在《社会学百科辞典》中护士被界定为:"受过护理专业教育,掌握护理、病房管理的知识和技术,有一般卫生预防工作能力的初、中、高级卫生人员。主要在医院、门诊部和其他医疗预防机构内担任各种护理工作,配合医师执行治疗或在负责的地段内进行一般医疗处理和卫生防疫等工作。"根据《中华人民共和国护士管理办法》的相关规定,要想取得护理资格成为合法护士,必须先取得护士执业证书,然后获得护士执业注册。很显然,在这里护士是指所有的取得护理执业资格从事护理工作人员的总称。既包括承担不同职责的护理人员,如护士、护士长、护理部主任;还包括不同专科领域的护理人员,如营养护士、保健护士、保育护士;同时还包括不同职称的护理人员,如护士、护师、主管护师、副主任护师、主任护师。随着人们对生命数量和质量两方面要求的不断提高,护士在适应社会发展、满足人们健康需要方面的作用越来越突出,护士的工作得到了社会的普遍认可。

二、现代护士角色

在护理发展的历史进程中,传统的护理工作以保姆似的生活护理为主,处于医疗的从属地位。护士被视为类似于母亲、修女、保姆、医师的助手等角色。只是简单地执行医嘱,照顾患者,不需要专门的训练,其形象是原始的单一的。随着社会文明的进步,医学和护理学的发展,护理教育水平的提高,护士的角色范围不断扩展并发生了根本的变化,由单一的角色逐步向复合角色转变。

(一)照顾者

为患者提供直接的护理服务,照顾患者,满足患者生理、心理和社会各方面的需要,是护士的首要职责,也是其他护士角色的基础。

(二)管理者

现代护士都有管理的职责,其中护理领导者管理人力资源和物资资源,组织护理工作的实施,以提高护理的质量和效率;普通护士管理患者和病区环境,以促进患者早日康复。

(三)沟通者

这是护士的又一个重要角色,包含护士与患者及其家属之间、护士之间、护士与其他健康工作者之间的沟通。通过沟通满足个人、家庭和社区等的各种需要,保证护理措施的有效实施和各方面的协调合作。

(四)患者权益保护者

作为患者权益的保护者,护理人员有责任帮助患者维持一个安全、健康、舒适的环境,保护患者免受意外伤害,得到适当的治疗和护理。如当患者难以确定是否接受某项治疗时,护士应帮助患者了解来自各种途径的健康信息,补充必要的信息,帮助患者做出正确选择。

(五)健康教育者

护士在许多场合有进行教育的义务。在医院,可对患者和家属进行健康教育,向他们讲解有关疾病的治疗、护理和预防知识;在社区,可向居民宣传预防疾病,保持健康的知识和方法等。

(六)研究者

作为一名现代护士,有责任进行护理研究,以适应社会发展对护理的需要,完善护理理论,推动护理专业的发展。

三、护士角色的权利和义务

(一)护士角色的权利

(1)有要求患者听从护嘱并给予配合的权利。

(2)有要求提供适宜的工作环境并接受合理工作报酬的权利。

(3)有进一步学习、深造,提高知识和技能水平的权利。

(4)有维护职业形象、人格尊严受到尊重的权利。

(5)有向医师提出合理建议的权利。

(6)有在突发的紧急情况下,主动对患者做出临时处置的权利。

依据《中华人民共和国护士管理办法》的相关规定,护士依法履行职责的权利即护理执业权利受法律保护,任何单位或个人都不得干涉。医师和患者等人可以对护理工作提出意见和建议,但不得干涉护理人员行使其执业权利。非法阻挠护士依法执业或侵犯护士人身权利的,由护士所在单位提请公安机关予以治安行政处罚;情节严重、触犯刑律的,提交司法机关依法追究刑事责任。

(二)护士角色的义务

(1)正确执行医嘱的义务。

(2)进行平等、科学护理的义务。

(3)紧急情况及时通知医师并配合抢救的义务。

(4)紧急情况下采取急救措施的义务。

(5)提供卫生咨询的义务。

(6)遵守护理职业道德的义务。

(7)对患者隐私保密的义务。

(8)服从卫生行政部门调遣的义务。

在遇有自然灾害、传染病流行、突发重大伤亡事故及其他严重威胁人群生命健康的紧急情况下,护士必须服从卫生行政部门的调遣,参加医疗救护和预防保健工作。

四、护士角色的职业道德

护理职业道德是调整护理人员与患者之间、护理人员内部之间以及护理人员与社会人群之间关系的行为规范的总和。护理职业是一个直接关系到人民身心健康和生命安危的重要职业,其职业道德的高尚与否直接与患者的生死息息相关。了解和掌握护理职业道德的相关内容,并自觉遵守,是每一个护理人员义不容辞的责任。护理人员应在"救死扶伤,防病治病,实行革命的人道主义,全心全意为人民服务"的基本原则下,遵守以下职业道德。

(一)尊重患者、关心体贴患者

尊重患者,即尊重患者的人格,尊重患者的诊治权利,把患者视为自己忠诚服务的对象。对待患者要做到:语言亲切温和,解答问题耐心,充分理解患者的心情,尊重患者,同情患者,急患者所急,想患者所想。任何对患者讽刺挖苦、盛气凌人或置之不理的态度和做法都是不道德的。

(二)工作认真负责、任劳任怨

一切为了患者的利益是护理工作的出发点和归宿,把患者的生命安危放在工作的首位,是护理人员忠于职守的重要标志。在护理工作中,护理人员要严格遵守护理规章制度和各种护理操作规程,做到认真仔细、严谨、周密、一丝不苟、准确及时、安全可靠,要杜绝各种护理医疗事故的发生。为了患者利益,不计个人得失,不辞辛苦、不厌其烦、不怕脏累,始终满腔热情地对待患者和工作。

(三)互尊互助、团结协作

现代医疗活动的进行都离不开集体的努力,因此,护理人员在护理过程中,一定要与其他护理人员、医务人员团结合作,相互支持,相互尊重,相互学习,取长补短,工作中发生差错应忠于事实,不推诿责任,不言过饰非,坚决避免对同事的差错幸灾乐祸的做法。

(四)勤奋学习、精益求精

现代医学的发展和护理模式的转变对护理人员提出了更高的要求,需要护理人员勤奋钻研护理技术,主动学习相关学科知识,不断提高护理水平,以便从患者的生理、心理、社会等各方面对患者做出科学合理的综合护理诊断,实施有效护理,更好地协助患者达到健康目标。

(五)热爱护理专业、坚持无私奉献

护理工作是整个医疗卫生工作的重要组成部分,与医疗工作同等重要。护理人员与医师的分工是医学发展的需要,护士与医师一样是医疗工作中不可缺少的组成部分。护理人员应端正对护理工作的认识,热爱本职工作,严格要求自己,对一切患者,不分种族、性别、职业、家庭出身、教育程度、财产状况等,都要一视同仁。要以全心全意为人民服务、无私奉献的精神,做好自己的本职工作,把献身护理事业作为自己的崇高理想。

五、护士角色的素质

素质是一个人在生理、心理、智能和知识等多方面的综合表现。各种角色均应具有其本身特有的素质。作为一名现代护士,应具有以下基本的素质。

(一)优良的思想素质和高尚的道德情操

护士作为人们眼中的"白衣天使",必须具有良好的思想政治素质和职业道德素质。在思想上,要热爱祖国、热爱人民、热爱本职工作,要有正确的世界观、人生观、价值观,要忠于护理事业,对护理事业怀有深厚的感情,具有为人类健康事业服务的奉献精神。同时,还应具有崇高的护理职业道德,要具有高度的责任感和同情心,兢兢业业,忠于职守,谦虚诚实,出差错不隐瞒,有责任不推诿,待患者如亲人,对工作精益求精。

(二)合理的知识结构和精湛的护理操作技术

护士要适应新的医学、护理模式的转变,就必须掌握较为全面的知识。这不仅包括医学护理学方面的知识,而且还包括心理学、社会学、伦理学、教育学、管理学、美学等多方面的知识;不仅要掌握传统的知识,而且还要掌握科学前沿的最新知识。只有这样,才能适应当前护理工作的需要,最大限度地满足患者健康的需求。

为了提供恰当的护理,减轻患者的痛苦,使患者尽快地恢复健康,还必须有精湛的护理操作技术。护理操作通常是直接或间接作用于人体,因而各种操作不得有丝毫马虎,应做到规

范、熟练、应变能力强。

（三）良好的性格和稳定的心理素质

由于护士的服务对象、工作环境的特殊性，决定了护士必须具有良好的性格和稳定的心理素质。在护理中，面临困难、遭遇挫折，甚至出现失败的情况，时有发生，这就要求护士必须具有抗挫折的能力，遇事沉着冷静。不管遇到什么样的患者和情况，都要耐心细致、有条不紊地加以妥善处理。

（四）较强的人际沟通能力

在现代护理中，良好的人际关系是做好护理工作的重要基础，对于患者、护士、医院和社会都具有重要意义，有利于促进护理人员与患者之间、护理人员与其他医务人员之间的相互信任和密切协作，营造良好的健康服务氛围，使患者积极主动地参与配合，提高护理工作效率，使医疗护理活动顺利进行。

（五）敏锐的观察力和较强的应变能力

护理实践中，患者的病情及心理状态是复杂多变的，有时患者身体或心理微小的变化，恰是某些严重疾病的先兆。护士只有具备敏锐的观察能力，才能发现这些变化，做到"防患于未然"。同时，由于患者的心理活动与个性特征千差万别，同样的护理方法，同样的护理语言与态度不一定适合所有的患者，这就要求护士在护理工作中要做到灵活机智，针对性强；当遇到难以预料的突发事件时，能及时应对，恰当处置。

第三节　患者角色

一、患者角色的概念

患者角色又称患者身份，是一个被疾病的痛苦所折磨，并有治疗和康复的需要和行为，通过患病和康复的过程，与家庭、社会、医务人员之间产生互动的人。

患者角色是社会对患者所期望的行为模式。当一个人患病时，不论是否已经经过医师的证实，这个人都已经获得了患者这个角色，而且原有的社会角色部分地或全部地被患者角色所代替，因此这个人就得以患者的行为来表现自己。

二、患者角色的特征

美国社会学家帕森斯在《社会制度》一书中提到"患者角色"，将患者角色特征概括为以下4点。

（1）患者可从常规的社会角色中解脱出来，并根据疾病的性质和严重程度，相应减轻他平时承担的社会责任（工作）。

（2）因人对病本身无法控制，所以患者对其陷入疾病状态没有责任。

（3）患者有义务力求痊愈。生病不符合社会的愿望和利益，社会希望每个成员都健康，以承担应有的责任和义务。生病是生命暂时的非正常状态，患者应主动力图恢复常态。

（4）患者应该寻求可靠的治疗技术帮助，必须与医师、护士等合作，共同战胜疾病。

三、患者角色的变化

（一）角色行为缺如

否认自己有病，未能进入角色。虽然医师诊断为有病，但本人否认自己有病，根本没有或不愿意识到自己是患者。

(二)角色行为冲突

患者角色与其他角色发生心理冲突。同一个体常常承担着多种社会角色,当患者需要从其他角色转化为患者角色时,患者一时难以实现角色适应。

(三)角色行为减退

因其他角色冲击患者角色,患者从事了不应承担的活动。已进入角色的患者,由于更强烈的情感需要,不顾病情而从事力所不及的活动,表现出对病、伤的考虑不充分或不够重视,而影响到疾病的治疗。

(四)角色行为强化

安于患者角色的现状,期望继续享有患者角色所获得的利益。由于依赖性加强和自信心减弱,患者对自己的能力表示怀疑,对承担原来的社会角色恐慌不安,安心于已适应的患者角色现状,或者自觉病情严重程度超过实际情况。

(五)角色行为异常

患者受病痛折磨感到悲观、失望等不良心境的影响导致行为异常,如对医务人员的攻击性言行,病态固执、抑郁、厌世以至自杀等。

四、患者角色的权利和义务

(一)患者的权利

1.因病免除一定社会责任与义务的权利

患者在患病后可以根据疾病的性质、病情发展的进程等,要求免除或部分免除其在患病前的社会角色所承担的社会责任。

2.享受平等医疗待遇的权利

恢复健康是每个患者的权利和义务。任何人患病后,不论其社会地位、教育程度、经济状况等有多大的差异,他们所享受的医疗、护理、保健和康复的权利应该是平等的,医护人员应为患者提供平等的医疗和护理服务。

3.隐私保密的权利

对在患者治疗、护理过程中所涉及的患者个人的隐私和生理缺陷等,患者有权要求医护人员为其保密。

4.知情同意的权利

患者有权利了解有关自己疾病的所有信息,包括疾病的性质、严重程度、治疗和护理措施、预后等。对一些实验性治疗,患者有权知道其作用及可能产生的结果,并有权决定接受或拒绝。

5.自由选择的权利

患者有权根据医疗条件或自己的经济条件选择医院、医护人员、医疗及护理方案。

6.监督自己的医疗及护理权益实现的权利

患者有权监督医院对自己所实施的医疗护理工作,如果患者的正当要求没有得到满足,或由于医护人员的过失造成患者身心的损害,患者有权向医院提出质问或依法提出上诉。

(二)患者的义务

患者在享受权利的同时,也应当承担相应的义务。患者应承担以下的义务。

（1）如实陈述病情、准确提供健康资料。

（2）及时寻求医护帮助。

（3）积极配合医护工作。

（4）按时、按数支付医疗费用。

（5）遵守医院各项规章制度。

（6）尊重医疗保健人员。

第四节　护患关系

护理工作中的人际关系包括护患关系、医护关系、护护关系等，其中护患关系是护理人员面临的最重要的关系。

一、性质

（一）护患关系是一种治疗性的人际关系（亦称专业性人际关系）

护患关系是在护理服务过程中，护理人员与患者自然形成的一种帮助与被帮助的人际关系。与一般人际关系不同，在护患关系中，护士作为专业帮助者处于主导地位，并以患者的需要为中心。护士通过实施护理程序来满足患者的需要，从而建立治疗性的人际关系。护理人员的素质、专业知识和专业技术水平等会影响护患关系的建立。

（二）护患关系是专业性的互动关系

在护患关系中，护士与患者是相互影响的。双方不同的经历、知识、情绪、行为模式、文化背景、价值观、与健康有关的经验等都会影响到彼此间的关系与交往。

二、护患关系的基本模式

美国学者萨斯和苛伦德提出了医患关系的 3 种模式，这一模式分类也同样适用于护患关系。

（一）主动-被动型模式

这是一种传统的护患关系模式。在护理活动过程中，护理人员处于主动、主导的地位，而患者则处于完全被动的、接受的从属地位。即所有的护理活动，只要护士认为有必要，不需经患者同意就可实施。这一模式主要存在于患者难以表达自己意见的情况下，如昏迷状态、全麻手术过程中或婴幼儿等。这需要护理人员发挥积极能动的作用。

（二）指导-合作型模式

在护理活动过程中，护患双方都具有主动性，由护理人员决定护理方案、护理措施，而患者则尊重护理人员的决定，并主动配合，提供自己与疾病有关的信息，对方案提出意见与建议。这一模式主要适用于患者病情较重，但神志清醒的情况下。此情况下，患者希望得到护理人员的指导，积极发挥自己的主观能动性。

（三）共同参与型模式

这一模式在护理活动过程中，护患双方具有大致同等的主动性和权利，共同参与护理措施的决策和实施。患者不是被动接受护理，而是积极主动配合，参与护理；护士尊重患者权利，与患者协商共同制订护理计划。此模式主要适用于患慢性病和受过良好教育的患者。

三、护患关系的分期

护患关系的建立、维持和结束可分为 3 期。

（一）第一期（初始期）

初始期从患者与护士开始接触时就开始了。此期的主要任务是护患之间建立信任关系，并确定患者的需要。信任关系是建立良好护患关系的决定性因素之一。护士通过观察、询问、评估患者，收集资料，发现患者的健康问题，制订护理计划。患者根据护士的言行逐渐建立对护士的信任。

（二）第二期（工作期）

此期护患之间在信任的基础上开始合作，主要任务是护理人员通过实施护理措施来帮助患者解决健康问题，满足患者需要，达到护理目标。在护理过程中，应鼓励患者参与，充分发挥患者的主观能动性，减少患者对护理人员的依赖。

（三）第三期（结束期）

在达到护理目标后，护患关系就进入结束阶段，此期的主要任务是圆满地结束护患关系。护士应了解患者对目前健康状况的接受程度，制订患者保持和促进健康的教育计划，了解护患双方对护患关系的评价，并征求患者意见，以便今后工作中进一步改进。

第五节　护患沟通

一、沟通的概念

沟通是信息遵循一系列共同的规则相互传递的过程。沟通是形成人际关系的主要手段。

二、沟通的基本要素

沟通的过程包括沟通的背景或情景、信息发出者、信息、信息传递途径、信息接收者和反馈等 6 个基本要素。

（一）沟通的背景或情景

指沟通发生的场所或环境，既包括物理场所，也包括沟通的时间和沟通参与者的个人特征，如情绪、文化背景等。不同的沟通背景或情景会影响对沟通信息的理解。

（二）信息发出者

指发出信息的主体，既可以是个人，也可以是群体、组织。信息发出者的社会文化背景、知识和沟通技巧等都可对信息的表达和理解造成影响。

（三）信息

信息是沟通得以进行的最基本的要素，指能够传递并被接收者所接受的观点、思想、情感等。包括语言和非语言的行为。

（四）信息传递途径

指信息传递的手段或媒介，包括视觉、听觉、触觉等。护士在进行沟通时，应根据实际情况综合运用多种传递途径，以帮助患者更好地理解信息。

（五）信息接收者

信息接收者是接收信息的主体。信息接收者的社会文化背景、知识和沟通技巧等均可影响信息的理解和表达。

(六)反馈

指沟通双方彼此的回应。

三、沟通的基本层次

沟通可分为以下5个层次。

(一)一般性沟通

一般性沟通又称陈词滥调式的沟通,是沟通双方参与的程度最差,彼此分享真实感觉最少的沟通。双方往往只是表达一些表面式的社交性话题,如"今天天气不错""您好吗"等。在护患关系建立的初期,可使用一般性沟通帮助建立信任关系,并有助于鼓励患者表达出有意义的信息。但如果一直维持在这一层次,将无法建立治疗性人际关系。

(二)陈述事实的沟通

陈述事实的沟通是一种不掺加个人意见、判断,不涉及人与人之间关系的一种客观性沟通。例如,"我曾做过剖宫产手术""我今年50岁"等。这一层次的沟通对护士了解患者的情况非常重要,护士不应阻止患者以此种方式进行沟通,以促使其表达更多的信息。

(三)分享个人的想法

这一层次的沟通比陈述事实的沟通高一层次。患者对护士表达自己的想法,表示护患之间已建立起信任感,如患者向护士表达其对治疗的要求等。此时,护士应注意理解患者,不要随意反对患者。

(四)分享感觉

在沟通双方相互信任的基础上才会发生。沟通时个体愿意和对方分享他的感觉、观点、态度等。

(五)一致性的沟通

这是沟通的最高层次,指沟通双方对语言和非语言性行为的理解一致,达到分享彼此感觉的最高境界。如护士和患者不用说话,就可了解对方的感觉和想表达的意思。

四、沟通的基本类型

按照沟通使用的符号分类,沟通可分为语言性沟通和非语言性沟通。

(一)语言性沟通

语言性沟通是指沟通者通过语言或文字的形式与接受者进行信息的传递与交流。护士在为患者采集病史、进行健康教育和实施护理措施时都必须进行语言性沟通。

(二)非语言性沟通

非语言性沟通是指不使用语言或文字进行的沟通,而是通过躯体姿势和运动、面部表情、空间、声音和触觉等来进行信息的沟通。非语言性沟通可以伴随着语言性沟通而产生,主要目的是表达情绪和情感、调节互动、验证语言信息、维护自我形象和表示人际关系的状态。非语言性沟通具有情景性、整体性和可信性的特点。非语言性沟通形式主要包括以下几种。

1.体语

指通过人体运动表达的信息,如仪表、面部表情、眼神、姿态、手势、触摸等。

2.空间效应

指沟通双方对他们沟通中的空间和距离的理解与运用。个体沟通时的空间与距离会影响个体的自我暴露程度与舒适感。人际交往中的距离主要分为 4 种。

(1)亲密区:指沟通双方距离<50cm,当护士在进行查体、治疗、安慰、爱抚时,与患者之间的距离。

(2)个人区:指沟通双方距离在 50~100cm,人们与亲友交谈、护士与患者进行交谈时双方之间的距离。

(3)社会区:指沟通双方距离在 1.1~4m,在工作单位和社会活动时常用,如护士同事一起工作时或护士通知患者吃饭等。

(4)公众区:指沟通双方距离在 4m 以上,一般用于正式公开讲话中,如上课、开会等。

3.反应时间

反应时间的长短可反映对沟通的关注程度,及时反应可鼓励沟通的进行。

4.辅助语言

指伴随语言产生的声音,包括音质、音量、音调、语速、节奏等。这些可影响人们对沟通的注意力,同时可表达沟通者的情绪和情感。

五、影响有效沟通的因素

(一)信息发出者和信息接收者的个人因素

包括生理因素(如年龄、疲劳、疼痛、耳聋等)、情绪状态(如愤怒、焦虑、悲伤等)、知识水平(如文化程度、语言等)、社会背景(如种族、民族、职业等)、个性特征、外观形象等。

(二)信息因素

包括信息本身是否清楚、完整、符合逻辑、是否相互矛盾等。

(三)环境因素

包括物理环境(如光线、温度、湿度、整洁度、噪声及是否利于保护患者隐私等)和社会环境(如人际关系、沟通的距离、氛围等)。

(四)不适当的沟通方式

常见的有突然改变话题、急于陈述自己的观点、匆忙下结论或表达个人的判断、虚假或不适当的安慰、针对性不强的解释、引用事实不当等。

六、常用的沟通技巧

良好的沟通技巧是达到有效沟通的重要保障,有效沟通是指信息接收者所接收的信息与信息发出者所要表达的信息一致。常用的沟通技巧包括以下几点。

(一)倾听

倾听时,护士要做到注意力集中,全神贯注,避免分心;有耐心,不随意打断患者的谈话;不急于做判断;除关注患者的语言信息外还要关注患者的非语言信息,以了解患者真正要表达的意思。此外,护士应注意做到与患者经常保持眼神的交流,进行适当的提问以及采用适当的非语言信息时常给患者以响应。

(二)反应

反应即信息接收者(护士)将部分或全部的沟通内容(包括语言性及非语言性的)反述给发出者(患者),使其能对自己的谈话和表现进行评估,如"您看起来好像……"进行反应时应注意,鼓励患者显露其情绪和情感,并恰当地运用移情,帮助建立信任的护患关系。

(三)提问

提问的方式可分为明确性提问、激励性提问、征求意见性提问、证实性提问等类型。所提的问题有开放式问题和封闭式问题两种。开放式问题没有固定的答案,是让患者自由作答,因此可获得较多的信息,但需要时间较长,如"您现在有哪些不适";封闭式问题答案是限定的,只要做简单的选择即可,省时、效率高,但不利于患者表露自己的感情和提供额外的信息,如"您是否吸烟"。提问时,护士应注意组织好提问的内容,围绕谈话中心,避免跑题;所用语言应能为患者理解,避免应用术语;此外,应注意提问的时机、语气、语调和句式,避免诱导式的提问和不愉快的提问。

(四)重复

重复即指将患者关键的话重复一遍;或保持患者原意不变,将患者的话用自己的语言给予复述。恰当的重复可增强患者对护士的信任。

(五)澄清和阐明

澄清是将患者模棱两可、含糊不清或不够完整的谈话弄清楚,以增强沟通的准确性。阐明是对患者所表达的问题进行解释的过程,目的是为患者提供一个新的观点。

(六)沉默

适当地运用沉默可以给患者思考的时间,让患者感到护士在认真倾听,同时也给了护士观察患者和调试自己的时间。急于打破沉默会阻碍有效的沟通。

(七)触摸

触摸是一种非语言性沟通技巧,适当的触摸可加强沟通。护士可通过适当的触摸表达对患者的关心、理解和支持,也是护士与视觉或听觉有障碍的患者进行有效沟通的重要方法。但应注意针对不同年龄、性别、种族、文化背景等的对象,采取适当的、个性化的触摸,以免产生消极后果。

第四章　基础铺床护理

第一节　备用床和暂空床

一、备用床

(一)目的

1.准备接收新患者。

2.保持病室整洁美观。

(二)用物

床、床垫、床褥、枕芯、棉胎或毛毯、大单、被套或衬单及罩单、枕套。

(三)操作方法

1.被套法

(1)将上述物品置于护理车上,推至床前。

(2)移开床旁桌,距床 20cm,并移开床旁椅置床尾正中,距床 15cm。

(3)将用物按铺床操作的顺序放于椅上。

(4)翻床垫,自床尾翻向床头或反之,上缘紧靠床头。床褥铺于床垫上。

(5)铺大单:在床一侧取折叠好的大单放于床褥上,展开时中线与床的中线对齐,并展开拉平,先铺床头后铺床尾。

1)铺床头:一手托起床头的床垫,一手伸过床的中线将大单塞于床垫下,将大单边缘向上提起呈等边三角形,下半三角平整塞于床垫下,再将上半三角翻下塞于床垫下。

2)铺床尾:至床尾,展开大单后拉紧大单,对齐中线后,一手托床垫,一手包大单,同法铺好床的床角。

3)铺中段:沿床沿拉紧大单中部边沿,然后掌心向上,将大单塞于床垫下。

4)至对侧,同法铺大单。

(6)套被套。

1)S形套被法:被套正面向外使被套中线与床中线对齐,平铺于床上,开口端的被套上层倒转向上约1/3。棉胎或毛毯竖向三折,再按S形横向三折。将折好的棉胎置于被套开口处,底边与被套开口边平齐。拉棉胎与上边至被套封口处,并将竖折的棉胎两边展开与被套平齐。盖被上缘平床头,床尾逐层拉平盖被,系好系带。边缘向内折叠与床沿平齐,尾端掖于床垫下。同上法将另一侧盖被整理好。

2)卷筒式:被套正面向内平铺于床上,开口端向床尾,棉胎或毛毯平铺在被套上,上缘与被套封口边齐,将棉胎与被套上层一并由床尾卷至床头,自开口处翻转,拉平各层,系带,余同S形式。

(7)套枕套:于椅上套枕套,使四角充实,系带,平放于床头,开口背门。

(8)移回桌椅,检查床单位,保持整洁。

2.被单法

(1)移开床旁桌、椅,翻转床垫、铺大单,同被套法。

(2)将反折的大单(衬单)铺于床上,上端反折 10cm,与床头齐,床尾按铺大单法铺好床尾。

(3)棉胎或毛毯平铺于衬单上,上端距床头 15cm,将床头衬单反折于棉胎或毛毯上,床尾同大单铺法。

(4)铺罩单,正面向上对准床中线,上端与床头齐,床尾处则折成斜角(45°),沿床边垂下。转至对侧,先后将衬单、棉胎及罩单同上法铺好。

(5)余同被套法。

(四)注意事项

1.铺床前先了解病室情况,若患者进餐或做无菌治疗时暂不铺床。

2.铺床前要检查床各部分有无损坏,若有则修理后再用。

3.操作中要使身体靠近床边,上身保持直立,两腿前后分开稍屈膝,以扩大支持面,增加身体稳定性,既省力,又能适应不同方向操作。同时,手臂动作要协调配合,尽量用连续动作,以节省体力消耗,缩短铺床时间。

4.铺床后应整理床单位及周围环境,以保持病室整齐。

二、暂空床

(一)目的

1.供新入院的患者或暂离床活动的患者使用。

2.保持病室整洁美观。

(二)用物

同备用床,必要时备橡胶单、中单。

(三)操作方法

1.将备用床的盖被四折叠于床尾。若被单式,在床头将罩单向下包过棉胎上端,再翻上衬单做 25cm 的反折,包在棉胎及罩单外面。然后将罩单、棉胎、衬单一并四折叠于床尾。

2.根据病情需要铺橡胶中单、中单。中单中线与床中线对齐,床缘的下垂部分一并塞于床垫下。至床对侧同上法铺好。

第二节　麻醉床

一、目的

1.便于接受和护理麻醉手术后患者。

2.使患者安全、舒适和预防并发症。

3.保护床上用物不被血液、呕吐物等污染,便于更换。

二、用物

(一)床上用物

同备用床,另加橡胶中单、中单各 2 条。另需根据患者的手术部位和麻醉方式备麻醉护理盘。

(二)麻醉护理盘弯盘

无菌巾内置开口器、压舌板、舌钳、牙垫、治疗碗、镊子、输氧导管、吸痰导管和纱布数块。无菌巾外放血压计、听诊器、弯盘、棉签、胶布、手电筒、护理记录单和笔等。

(三)其他

输液架,必要时备吸痰器、氧气筒、胃肠减压器等,天冷无空调设备时应备热水袋(加布套)和毛毯等。

三、操作方法

1.护士准备:洗手、戴口罩,备齐用物携至床旁。

2.拆去原有枕套、被套、大单等,同铺备用床法移开床旁桌、椅。将铺床用物放于椅上。

3.同铺备用床铺好近侧大单。

4.根据患者的麻醉方式和手术部位,按需要铺好橡胶单和中单。

5.铺盖被。

(1)被套式:盖被头端两侧同备用床,床尾系带后向内或向上折叠与床尾齐,将向门口一侧的盖被三折叠于对侧床边。

(2)被单式:头端铺法同暂空床,下端向上反折和床尾齐,两侧边缘向上反折同床沿齐,然后将该边折叠于一侧床边。

6.套枕套后将枕头横立于床头,开口背门,以防患者躁动时头部撞床栏而受伤。

7.移回床旁桌,椅子放于接受患者对侧床尾。

8.麻醉护理盘置于床旁桌上,其他用物放于妥善处。

四、注意事项

1.铺麻醉床时,必须更换各类清洁被服。

2.床头一块橡胶中单、布中单可根据病情和手术部位需要铺于床头或床尾。若是下肢手术,将单铺于床尾,头胸部手术铺于床头。全身麻醉手术者为防止呕吐物沾污床单则铺于床头,一般手术者可只在床中部铺中单。

3.患者的盖被根据医院条件增减,根据气候情况开空调调节室温或酌情备热水袋。

4.输液架、胃肠减压器等物放于妥善处。

第三节　卧有病人床

一、扫床法

(一)目的

1.使病床平整无皱褶,患者睡卧舒适,保持病室整洁美观。

2.在扫床操作中协助患者更换卧位,预防褥疮及坠积性肺炎。

(二)用物

浸有消毒液的半湿扫床巾或扫床刷。

(三)操作方法

1.备齐用物,推护理车至患者床旁,向患者解释,取得合作。

2.移开床旁桌椅,半卧位患者若病情允许暂将床头、床尾支架放平,以便操作。若床垫已下滑,须上移与床头齐。

3.拉起对侧床档,松开床尾盖被,助患者翻身侧卧背向护士,枕头随患者翻身移向对侧。松开近侧各层被单,取扫床巾分别扫净中单、橡胶中单后搭在患者身上。然后自床头至床尾扫净大单上碎屑,注意枕下及患者身下各层应彻底扫净,最后将各单逐层拉平铺好。

4.拉起扫净侧的床档,助患者翻身侧卧于扫净一侧,枕头也随之移向近侧。转至对侧,同上法逐层扫净各单并拉平铺好。

5.助患者平卧,整理盖被,将棉胎与被套拉平,掖成被筒,为患者盖好。

6.取出枕头,揉松,放于患者头下,酌情支起床上支架和两侧床档,确保患者躺卧舒适和安全。

7.移回床旁桌、椅,整理床单位,保持病室整洁美观,向患者致谢。

8.清理用物,归回原处。

二、更换床单法

(一)目的

同扫床法。

(二)用物

清洁的大单、中单、被套和枕套,必要时备患者衣裤。余同扫床法。

(三)操作方法

1.适用于卧床不起,病情允许翻身者

(1)备齐用物,推护理车至患者床旁,向患者解释,取得合作。

(2)移开床旁桌、椅,将清洁的被服按更换顺序放于床尾椅上。半卧位患者,若病情允许暂将床头、床尾支架放平,以便操作。若床垫已下滑,须上移与床头齐。

(3)拉起对侧床档,松开床尾盖被,助患者翻身侧卧背向护士,枕头随患者翻身移向对侧。

(4)松开近侧各层被单,将中单卷入患者身下,用扫床巾扫净橡胶中单上的碎屑,搭在患者身上,再将大单卷入患者身下,扫净床垫上的碎屑。

(5)取清洁大单,使中线与床中线对齐。将对侧半幅卷紧塞于患者身下,近侧半幅自床头、床尾、中部先后展平拉紧铺好,放下橡胶中单,铺上中单(另一半卷紧塞于患者身下),两层一并塞入床垫下铺平。移枕头并助患者翻身面向护士,拉好近侧床档。转至对侧,松开各单,将中单卷至床尾大单上,扫净橡胶中单上的碎屑后搭于患者身上,然后将污大单从床头卷至床尾,与污中单一并丢入护理车污衣袋或放护理车下层。

(6)扫净床上碎屑,依次将清洁大单、橡胶中单、中单逐层拉平,同上法铺好。助患者平卧。

(7)解开污被套尾端带子,取出棉胎于污被套上并展平。将清洁被套(反面在外)铺于棉胎上,两手伸入清洁被套,抓住棉胎上端两角,翻转清洁被套,整理床头棉被,一手抓棉被下端,一手将清洁被套往下拉平,同时顺手将污被套撤出放入护理车污衣袋或护理车下层。棉被上端可压在枕下或请患者协助抓好,然后至床尾逐层拉平后系好系带,掖成被筒为患者盖好。

(8)一手托患者头颈部,一手迅速取出枕头更换枕套,助患者枕好枕头。酌情支起床上支架和两侧床档,确保患者躺卧舒适和安全。

(9)移回床旁桌、椅,整理床单位,保持病室整洁美观,对患者的配合致谢。

(10)清理用物,归回原处。

2.适用于病情不允许翻身侧卧的患者

(1)同允许翻身者更换床单法。

(2)两人操作。一人一手托起患者头颈部,另一人一手迅速取出枕头,放于床尾椅上。松开床尾盖被、大单、中单及橡胶中单。从床头将大单横卷成筒式至肩部。

(3)将清洁大单横卷成筒式铺于床头并展开。大单中线与床中线对齐,铺好床头大单。一人抬起患者上半身(骨科患者可利用牵引架上拉手,自己抬起身躯),将污大单、橡胶中单、中单一起从床头卷至患者臀下,同时另一人将清洁大单也随着污单拉至臀部。

(4)放下患者上半身,一人托患者臀部,一人迅速撤出污单,同时将清洁大单拉至床尾,橡胶中单放在床尾椅背上,污单丢入护理车污衣袋或护理车下层。展平大单铺好。

(5)一人套枕套为患者枕好。一人备橡胶中单、中单并先铺好一侧,余半幅塞患者身下至对侧,另一人展平铺好。

(6)更换被套、枕套同允许翻身者更换床单法,两人合作更换。

3.盖被为被单式更换衬单和罩单的方法

(1)将床头污衬单反折部分翻至被下,取下污罩单丢入污衣袋或放护理车下层。

(2)铺大单(衬单)于棉胎上,反面向上,上端反折 10cm,与床头齐。

(3)将棉胎在衬单下由床尾退出,铺于衬单上,上端距床头 15cm。

(4)铺罩单,正面向上,对准中线,上端和床头齐。

(5)在床头将罩单向下包过棉胎上端,再翻上衬单做 25cm 反折,包在棉胎和罩单的外面。

(6)盖被上缘压于枕下或请患者抓住,在床尾撤出衬单,并逐层拉平铺好床尾,注意松紧,以防压迫足趾。

三、注意事项

1.更换床单或扫床前,应先评估患者及病室环境是否适宜操作。酌情开关门窗和空调。

2.更换床单时注意保暖,动作敏捷,勿过多翻动和暴露患者,以免患者过劳和受凉。

3.操作时应随时注意观察病情。

4.患者若有输液或引流管,更换床单时可从无管一侧开始。

5.撤下的污单切勿丢在地上或他人床上。

第五章 舒适与安全护理

第一节 概 述

一、舒适的概念

(一)舒适的概念

舒适是个体身心健康、满意、没有疼痛、没有焦虑、轻松自在、安宁状态的一种自我感觉。舒适是一种主观感觉,可以分为许多层次,个体根据自己的生理、心理、社会、文化背景的特点和经历,对舒适和舒适的层次有不同的解释和体验。舒适是患者希望通过接受护理后得到的基本需要之一。一般,舒适是个体对几个方面的需要都得到满足时的自我满意的感觉,其表现为心情舒畅、心理稳定、精力充沛、完全放松、感到安全。

(二)舒适的内涵

依据个体的主观感觉,舒适的内涵可涉及以下 4 个方面内容。

1.生理舒适

生理舒适指个体身体上的舒适感觉。患者希望没有躯体的疾病和缺陷。

2.心理舒适

心理舒适指信念、信仰、自尊、人生价值等精神需要的满足。患者希望心情舒畅、心理稳定,没有焦虑和紧张。

3.环境舒适

环境舒适指物理环境中温度、湿度、光线、音响、颜色、装饰等使个体产生舒适的感觉。患者希望没有外在不良环境的刺激。

4.社会舒适

社会舒适指人际关系、家庭关系及社会关系间的和谐。患者希望与家人、医护人员、同室病友等之间有良好的人际关系。

以上 4 个方面具有整体性,它们之间既相互联系又相互影响,其中任何 1 个方面出现问题,都会影响其他方面的舒适。如生理、环境的不舒适可影响心理的舒适,心理-社会的不舒适也可影响生理的舒适。

二、不舒适的原因

(一)不舒适的概念

不舒适是指当个体的生理需要得不到满足,周围环境出现不良刺激,身体出现病理现象,感到疼痛,安全受到威胁和感到紧张时,会使舒适的程度逐渐下降,直至完全转变为不舒适。同舒适一样,不舒适也是个体的一种主观感觉,是相对的。不舒适的表现为身体疼痛、无力、烦躁不安、紧张焦虑、精神不振、失眠、消极失望、难以胜任日常的工作和生活等。其中疼痛是不舒适中最为严重的表现形式。

舒适与不舒适没有严格的分界线,每个人总是处于舒适与不舒适之间连线的某一个点上,并呈动态变化。同时,每个人对舒适与不舒适的感觉也存在较大的差异,为此,护士在进行日常护理工作时,应认真倾听患者的主诉,仔细观察患者的表情和行为,收集真实全面的资料,应用动态观点并针对个体差异,正确评估患者舒适与不舒适的程度。

(二)不舒适的原因

引起个体不舒适的原因常为综合性,主要包括以下4个方面。

1.身体方面

疾病导致的疼痛、恶心、呕吐、咳嗽、发热、腹胀、头晕、乏力等;姿势和体位不恰当如卧位时肢体缺乏支托物、关节未处于功能位置、身体某部位长期受压造成肌肉和关节的疲劳、麻木及疼痛等;活动受到限制如使用约束带、夹板及石膏固定的患者;个人卫生不洁如身体虚弱、长期卧床、意识丧失的患者,因自理能力缺乏或丧失,如不能得到良好的护理,常因皮肤污垢、出汗、口臭、瘙痒等这些因素均可引起身体的不舒适。

2.心理方面

因疾病造成的身体危害、死亡,家庭的困顿,工作的丢失等产生的恐惧或焦虑;面对手术、医疗费用等必须应对的压力事件;由于医院环境的陌生与不适应缺乏安全感;住院后饮食起居生活习惯的改变与不适应;住院后患者角色行为的改变如角色行为冲突、角色行为强化、角色行为紊乱;因被家人冷落、被医护人员忽视、诊疗时过于暴露、身体某部位的缺陷等自尊受到伤害等,均可导致患者情绪的变化,引起心理的不舒适。

3.环境方面

新入院患者进入一个陌生的环境,会感到紧张和不安,缺乏安全感;病室的温度、湿度、异味、噪声等不良的物理环境的刺激;床单的杂乱无章,床垫的硬度不当,被褥不整洁等都可引起患者不舒适。

4.社会方面

缺乏社会支持系统,如与家人、亲朋好友的隔离、经济方面的拮据;角色适应不良,如住院期间担心工作、孩子、老人而出现角色行为的改变,不能安心养病,以至于影响疾病的康复;生活习惯的改变,如住院后患者因起居饮食习惯改变,作息时间紊乱,患者往往感到不适应,尤其见于老年患者;陌生的人际关系,如患者与护士、患者与医师、患者与其他人员关系不熟悉或紧张等这些因素均可导致患者的不舒适。

三、护理不舒适患者的原则

满足患者舒适的需要是实现护理的目的之一。不舒适受多种综合因素的影响,护士应全面了解引起不舒适的原因,以便及时发现,并能针对不同的原因,及时采取有效的护理措施,满足不同患者舒适的需要。护理不舒适患者时应遵循以下原则。

(一)预防是关键,促进患者舒适

为满足患者的舒适状态,不舒适原因的预防是关键性因素。因此,护士必须熟悉舒适的相关因素及引起不舒适的原因,对患者的身心进行整体的评估,努力做到预防在先,积极促进患者的舒适,如协助生活不能自理的患者保持个人卫生的清洁,卧位要正确,外部环境要良好等。特别值得注意的是护士必须有良好的服务态度,语言要温和,尊重患者,预见患者的心理变化,虚心接受患者提出的意见,鼓励患者积极主动参与护理计划,确实发挥护士语言在促进患者心理舒适方面的积极作用。

(二)全面评估,找出不舒适的原因

虽然舒适和不舒适都是患者的主观感觉,很难进行准确评估。尽管如此,护士仍可通过仔细观察患者的不同表现,如面部表情、手势、姿势、体态、活动或移动能力、饮食、睡眠、皮肤颜色、有无出汗等,同时,运用沟通交流技巧,多方收集患者的资料,认真分析情况,做出正确的判断,找出引起不舒适的原因。

(三)针对原因积极采取措施,消除或减轻不舒适

由于引起不舒适的原因包括身体、心理、环境及社会等多种因素,因此,护士应有针对性地采取有效的护理措施,促进患者的舒适。对身体不舒适的患者,进行对症处理,如腹部手术后的患者采取半坐卧位以达到减轻疼痛,促进引流等目的;对心理紧张的患者,护士应主动与患者建立良好的护患关系,尊重患者,认真倾听患者的主诉,鼓励患者发泄压抑的情感,正确引导患者调整情绪,及时与家属联系,共同做好患者的心理护理;患者接受治疗和护理时,努力为其创造整洁、安全、安静、舒适的休养环境,避免不良环境的刺激;同时也要为患者提供可能的社会支持力量,如允许情况下鼓励家属的探望,及时让家属缴纳医药费,协助患者和病友建立良好的人际关系。

不舒适是患者的复杂感觉,消除或减轻不舒适,既需要护士的责任心,也需要患者及家属的合作理解。

第二节 患者的疼痛护理与舒适

疼痛是引起患者不舒适的最常见、最重要的原因之一,也是一种令人苦恼和痛苦的主观感觉。疼痛往往与疾病的发生、发展及转归有着密不可分的关系,也是评价治疗和护理效果的指标之一。为此,护士必须掌握有关疼痛方面的相关理论知识,为患者做好疼痛护理。

一、疼痛的概述

(一)疼痛的概念

疼痛是各种形式的伤害性刺激作用于机体,所引起的一系列痛苦的不舒适的主观感觉,常伴有不愉快的情绪活动和防御反应。1978年北美护理诊断协会(NANDA)对疼痛的定义是:"个体经受或叙述有严重不适或不舒适的感受。"1979年国际疼痛研究协会将疼痛定义为:"疼痛是一种令人不快的感觉和情绪上的感受,伴随着现有的或潜在的组织损伤。"

(二)疼痛的反应

一般认为疼痛是痛感觉和痛反应两者的结合,机体对疼痛的反应是多种多样的。

1.生理反应

疼痛时会出现心率加快、呼吸频率增加、血压升高、出汗、面色苍白、恶心呕吐、肌紧张等,严重者可出现休克。

2.行为反应

疼痛时会伴随出现皱眉、咬牙等痛苦表情,哭泣、呻吟、尖叫、握拳、躲避等行为,还会采取减轻疼痛的身体姿势,如胃疼患者用手压迫胃部;急腹症患者往往取弯腰、身体蜷缩的姿势等。

3.情绪反应

疼痛的情绪反应有退缩、抑郁、愤怒、焦虑、依赖、挫折感等,注意力不能集中。

需要注意的是疼痛具有保护性生理意义,是一种对身体的危险警告。如机体遇到电击、火烧等刺激时,会因为疼痛而本能的采取躲避反应,以保护机体不继续受到伤害。同时疼痛也是许多疾病的一种症状,是进行诊断的重要依据。因此当急性腹痛未明确诊断时,不能随意应用止痛剂,以免掩盖病情,延误诊断。

(三)疼痛的分类

一般根据疼痛的发生部位将其分为以下类型。

1.皮肤疼痛

常为尖锐的刺痛、烧灼痛,定位准确。胸腹膜等浆膜疼痛也属于此类疼痛。

2.深部组织疼痛

关节、肌腱、筋膜等深部组织疼痛较皮肤疼痛迟钝,但定位较清楚。

3.内脏疼痛

当内脏痉挛、缺血、炎症、过度扩张等可引起疼痛,特点为钝痛,持续时间长,定位不清楚,是一种与情绪反应关系密切,伴随欲望的复合感觉,如饥饿、恶心、便意等,同时有自主神经兴奋的表现。

4.牵涉痛

由于内脏的疼痛,引起体表特定部位疼痛的现象,称为牵涉痛。如胆囊结石引起的右肩部放射性疼痛。

二、疼痛的机制

疼痛的发生机制很复杂。研究表明疼痛的发生要经过疼痛的刺激和疼痛的传导过程。

(一)疼痛的刺激

疼痛不是由某一种特殊刺激所引起,任何形式的刺激只要超过一定程度时,都会引起疼痛,所以疼痛的刺激是一种伤害性刺激。伤害性刺激作用于机体,造成组织损伤和炎症反应,刺激组织释放某些内源性致痛物质如氢离子、钾离子、组胺、5-羟色胺、缓激肽、前列腺素等,这些内源性致痛物质使游离的神经末梢产生痛觉冲动。

(二)疼痛的传导

1.疼痛感受器

一般认为疼痛感受器分布于皮肤、黏膜及其他组织内的游离神经末梢。在身体各组织中,由于游离神经末梢的分布密度不同,身体各组织对疼痛的敏感性也不相同。其中皮肤、黏膜的神经末梢密集,对疼痛的敏感性最高;其次,肌肉、筋膜、关节、动脉管壁等也有较丰富的神经末梢;而内脏器官则较少。

2.疼痛传入纤维

躯体神经有两种痛觉传入纤维:一种是有髓鞘的 A 纤维,传导速度快,为尖锐刺痛,定位清楚,在刺激后立即发生,刺激去除后很快消失;另一种是没有髓鞘的 C 纤维,传导速度慢,为烧灼痛,定位不清楚,疼痛产生较慢,但持续时间较长,常伴有情绪反应和血压、脉搏、呼吸等生理变化。

3.痛觉中枢

目前认为,疼痛的传导纤维一部分在脊髓丘脑侧束中上行,经内囊投射到大脑皮质中央后回,引起有定位特征的痛觉;另一部分上行至丘脑内侧系统,引起慢痛和疼痛的情绪反应。

三、疼痛的原因及影响因素

(一)疼痛的原因

引起疼痛的原因很多,任何形式的伤害性刺激只要超过一定的限度就会引起疼痛。

1.物理损伤

引起局部组织受损的刀割伤、碰撞、针刺、身体组织受牵拉、肌肉受压、挛缩等损伤,均可刺激神经末梢引起疼痛。

2.化学刺激

强酸、强碱等化学物质不仅直接刺激神经末梢,导致疼痛,而且被化学烧伤的组织释放化学物质,作用于痛觉感受器后使疼痛加剧。

3.温度刺激

皮肤接触过高或过低的温度时,都可引起组织损伤,如烫伤或冻伤。损伤的组织释放组胺等致痛物质,刺激神经末梢引起疼痛。

4.病理改变

疾病造成体内某些管腔阻塞,组织缺血缺氧,空腔脏器过度扩张、平滑肌痉挛、局部炎症性浸润等都可引起疼痛。

5.心理因素

情绪改变,如紧张、焦虑、恐惧、抑郁、低落等都可引起局部血管的收缩或扩张而导致疼痛,如神经性疼痛;睡眠不足、疲劳、用脑过度也可引起功能性头痛。

(二)疼痛的影响因素

机体所能感受到的引起疼痛的最小刺激称为疼痛阈。疼痛阈有很大的个体差异性,同样强度、同样性质的刺激可引起不同个体的不同疼痛反应。疼痛的影响因素是多方面的,包括生理、心理、文化及社会因素等。

1.年龄

一般认为年龄不同,疼痛阈不同,随着年龄的增长,对疼痛的敏感性也随之增加。婴幼儿常不能很好地表达疼痛感受,护士对他们的疼痛反应应充分关注;儿童对疼痛的原因不能正确理解,疼痛的体验会产生恐惧和愤怒情绪;成人对疼痛比较敏感,对疼痛的原因能正确理解,疼痛体验反应良好;老年人疼痛阈提高,对疼痛不太敏感,表现为患病后虽然主诉不多,但病情却比较严重,护理时应引起重视,但有时老年人对疼痛的敏感性也会增强,应根据不同情况分别对待。

2.社会文化背景

个体所处的社会文化背景不同,对疼痛的感受和表达有所不同。如在推崇勇敢与忍耐精神的文化氛围中,患者更善于耐受疼痛。患者的文化教养也会影响其对疼痛的反应和表达方式。

3.个人经历

个体过去对疼痛的经验可影响其对现在疼痛的反应。多次经受疼痛折磨的患者会对疼痛产生恐惧心理,对疼痛的敏感性会增强;别人的疼痛经历也对患者有一定作用,如手术患者的疼痛会对同病室将要做相同手术的患者带来恐惧心理,增强敏感性。

4.注意力

个体对疼痛的注意程度会影响对疼痛的感觉。当注意力高度集中于某事件时,痛觉可以减轻甚至消失。松弛疗法等就是通过转移患者对疼痛的注意力,达到减轻疼痛的效果。

5.情绪

情绪可以改变患者对疼痛的反应,积极的情绪可以减轻疼痛,消极的情绪可加重疼痛。如恐惧、悲伤、焦虑、失望等消极情绪常加重疼痛,而疼痛加重又会使情绪进一步恶化,形成恶性循环。反之,愉快和信心常可减轻患者的疼痛感受。

6.心理素质

个体的气质、性格可影响对疼痛的感受和表达。性格外向和稳定的患者,疼痛阈较高,耐受性较强;内向和神经质的患者,对疼痛较敏感,易受其他疼痛者的暗示。

7.疲乏

患者疲乏时对疼痛的感觉会加重,忍耐性降低;当睡眠充足,精力充沛时,疼痛感减轻。

8.社会支持系统

家属、朋友、医护人员的支持、鼓励和帮助,可以使患者疼痛减轻。如患儿有父母的照顾、产妇有丈夫的陪伴尤为重要。

四、疼痛患者的护理

(一)疼痛的评估

疼痛是个体的主观感觉,存在个体差异,影响因素很复杂,不同个体对疼痛的描述方法不同,因此,护理疼痛患者时,很难做到准确评估。目前观点认为患者是唯一有权力描述其疼痛是否存在以及疼痛性质的人。护士不能根据自己对疼痛的体验和理解,主观判断患者疼痛的程度和性质,可通过仔细地询问病史,认真倾听主诉,全面地观察和体检等方法对患者的疼痛进行评估。

1.评估的内容

评估内容要全面、及时、准确、详细。

(1)一般情况:了解患者的姓名、性别、年龄、职业、文化背景、民族、信仰、家庭情况等。

(2)疼痛的部位:了解疼痛的部位,如体表痛、胸痛、腹痛、头痛等,定位是否明确而固定,范围是局限还是不断扩大。

(3)疼痛的性质:疼痛有刺痛、隐痛、烧灼痛、牵拉痛、痉挛痛、绞痛、牵涉痛、触痛等。描述疼痛性质时,让患者用自己的话表达,记录时最好使用患者用过的词语,这样能正确表达患者疼痛的真实感受。

(4)疼痛的时间:疼痛开始时间,是间歇性还是持续性,持续的时间为多少,有无周期性或规律性等。一般6个月以内可缓解的疼痛为急性疼痛;持续6个月以上的疼痛为慢性疼痛,慢性疼痛常表现为持续性、顽固性、反复发作性。

(5)疼痛的程度:疼痛可分为轻度、中度、重度疼痛。对疼痛程度的评价可用评价工具进行,WHP将疼痛程度分为4级。

0级:无痛。

1级(轻度疼痛):疼痛感不明显,可以忍受,不影响睡眠。

2级(中度疼痛):疼痛感明显,不能忍受,干扰睡眠,要求使用止痛药。

3级(重度疼痛):疼痛感加剧,不能忍受,严重干扰睡眠,需要使用止痛药。

(6)疼痛的伴随症状:疼痛时可出现许多伴随症状,如局部有无红、肿、热、痛的炎症表现,有无肢体的功能障碍;腹痛是否伴有发热、腹肌紧张、胃肠道功能紊乱;头痛是否有脑膜刺激征表现;有无生命体征变化等。

(7)疼痛的表达方式:个体差异决定了不同个体对疼痛的表达方式不同,通过观察患者的身体动作、面部表情、声音等,可以估计患者对疼痛的感受、疼痛的程度及疼痛的部位等。如儿童常用咬牙、呻吟、大声哭叫、动作表达疼痛;成人常用语言描述表达疼痛。

(8)疼痛的有关因素:了解哪些因素引起、减轻、加重疼痛,如进食、月经周期、天气、体位、活动等与疼痛是否有关。

(9)疼痛对患者的影响:了解疼痛是否影响睡眠和休息;是否影响正常工作和生活;是否出现抑郁退缩等情绪变化;患者家庭的支持情况等。

(10)既往疼痛的处理:过去经历疼痛时是否采取止痛措施,采用什么措施,止痛效果如何等。

2.评估的方法

疼痛是人的主观感觉,每个人对疼痛的表达方法不尽相同,为了使评估者和被评估者对疼痛的程度达成共识,可以采用多种方法对疼痛的程度进行综合评估,如询问病史、观察和体检、阅读和回顾既往史、疼痛评估工具。

(1)询问病史:护士应认真倾听患者对疼痛的主诉,让患者用自己的语言来描述疼痛,切忌根据自己对疼痛的理解和体验进行主观判断患者疼痛的程度和性质。当患者自己对疼痛的叙述与护士所观察到的疼痛表现不一致时,护士与患者应共同讨论,查找原因,达成最后的共识。

(2)观察和体检:护士应具备敏锐的观察能力,做到密切观察患者疼痛的生理反应、心理反应和行为反应;进行体格检查时一定要规范、正确,仔细检查患者疼痛的部位、性质、程度、时间、伴随症状、表达方式等,这些都是评估疼痛的客观指标,是判断疼痛的主要依据。

(3)阅读和回顾既往史:了解患者以往疼痛的规律及使用止痛药物的情况。

(4)疼痛评估工具:与其他方法比较此方法是一种较为客观的评价方法。一般根据患者的年龄和认知水平选择合适的评估工具。常用评估工具有数字评分法、文字描述评分法、视觉模拟评分法、面部表情测量图4种方法。

数字评分法(NRS):将一条直线等分为10部分,其中一端为"0"表示无痛,另一端为"10"表示剧痛,患者可根据自己对疼痛的感受选择有代表性的1个数字表示疼痛的程度。

文字描述评分法(VDS):将一条直线等分为5段,每一个点对应描述疼痛的文字,其中一端表示"没有疼痛",另一端表示"无法忍受的疼痛",患者可选择其中之一表示自己疼痛的程度。

视觉模拟评分法(VAS):将一条直线不做任何划分,仅在直线的两端分别注明无痛和剧痛,患者根据自己对疼痛的实际感受在直线上标记疼痛的程度。此种方法使用方便灵活,患者选择范围自由,不需要选择指定的数字或文字。

面部表情测量法:适宜3岁以上的儿童。儿童从图示6个代表不同疼痛程度的面孔中,选择一个面孔来代表自己疼痛的感受。

(二)疼痛患者的护理

疼痛是一种痛苦的体验,护士应根据评估所掌握的患者疼痛的感受采取积极有效的护理措施,尽快减轻或消除患者的疼痛。

1.护理目标

(1)患者疼痛减轻或消失,自我感觉舒适。

(2)患者及家属掌握有关疼痛的知识,学会缓解疼痛的方法。

2.护理措施

(1)解除疼痛的刺激源:首先应减少或消除引起疼痛的原因,解除疼痛的刺激源。如外伤引起的疼痛,应根据情况采取止血、包扎、固定、止痛、处理伤口等措施;胸腹部手术后因为咳嗽、深呼吸引起伤口疼痛,术前应对患者进行健康教育,指导患者进行有效咳嗽和深呼吸的方法,术后应协助患者按压伤口后,再鼓励咳痰和深呼吸;协助置有引流管的患者在翻身前,一定要先将引流管进行妥善放置,再为其翻身,有助于减轻疼痛。

(2)缓解或解除疼痛。

物理止痛:应用冷、热疗法可以有效减轻局部疼痛,如采用热水袋、热水浴、局部冷敷等方法。物理止痛较药物止痛不良反应少,应首选。

中医疗法:根据不同的疼痛部位,采用针灸、按压等方法,达到活血化瘀、疏通经络的作用,有较好的止痛效果。其中针灸对神经性疼痛效果优于药物治疗。

药物止痛:药物止痛作用只是暂时的,因为它们不能去除引起疼痛的原因,但又不能否认药物止痛是临床解除疼痛的主要手段,尤其是对于癌性疼痛药物止痛发挥了重要的作用。止痛药分为非麻醉性和麻醉性两大类。非麻醉性止痛药如阿司匹林、布洛芬、止痛片等,具有解热止痛功效,用于轻、中等程度的疼痛,如牙痛、关节痛、头痛、痛经等,此类药大多对胃黏膜有刺激,宜饭后服用。多数情况,非麻醉止痛药如果使用及时,对缓解癌症患者的疼痛有足够疗效,特别是在缓解轻度至中度疼痛,效果较好。对大多数患者来说,常规剂量的非麻醉止痛药与麻醉止痛药如可卡因的止痛效果相比无明显差别。所以患者如果使用非麻醉止痛药便可获得止痛效果的,就不要使用麻醉止痛药。麻醉性止痛药如可卡因、吗啡、哌替啶等,用于难以控制的中度和重度疼痛,止痛效果好,常与非麻醉止痛药一起应用,不仅能有效地控制不同程度的疼痛,而且有助于减少麻醉止痛药的用量,但有成瘾性和呼吸抑制的不良反应。一般来说,在医师指导下,疼痛患者在使用麻醉止痛药后发生成瘾的概率极少。当大多数患者使用其他方法能控制住疼痛时,都能较顺利地停止麻醉止痛药的使用。对癌症疼痛的处理,目前采用WHO所推行的3阶梯治疗方案,是一个在国际上广泛认同的药物治疗方案,只要正确地遵循该方案的基本原则,90%的癌痛患者会得到有效缓解,75%以上的晚期癌症患者的疼痛得以解除。所谓3阶梯疗法,是指根据轻、中、重不同程度的疼痛,一阶梯为单独和(或)联合应用以阿司匹林为代表的非类固醇抗炎药;二阶梯为以可待因为代表的弱阿片类药;三阶梯为以吗啡为代表的强阿片类药,配合其他必要的辅助药来处理癌性疼痛。这套方法的基础是使用止痛的阶梯概念。具有方法简单、用药量合理、价格不高、药效良好等特点。

总之,药物止痛时需注意:适时给予止痛药物,癌症疼痛患者应在其出现间断或持续的顽固性疼痛时果断地采取各种治疗措施;对各期患者和各类疼痛应按止痛原则选药,患者出现不同程度的疼痛时,必须按照从非阿片类到弱阿片类再到强阿片类的原则选用镇痛药物;用药的剂量应从小剂量开始,然后再根据疼痛控制情况逐渐加大剂量;选择合适的给药途径,对于绝大部分癌痛患者来说,通过口服镇痛药便可获得良好的效果,一些晚期患者不能口服药物,则应选择舌下含服镇痛药,或者皮下注射和静脉注射镇痛药;防止药物耐受性,因慢性疼痛长期使用镇痛药物的患者,会出现药物耐受性问题。同时,用药时间越长,所需要的药物剂量也越大,各种不良反应也会随之而来。

松弛疗法止痛:让患者学习应用松弛疗法,该疗法可使全身肌肉充分放松,这不仅是缓解疼痛、防止疼痛加剧的好方法,而且在疾病的康复过程中,对有效地消除焦虑,帮助患者改善睡眠质量,充分休息,尽快恢复体力都起着非常重要的作用。松弛疗法的有呼吸松弛法和节律按压法。

皮肤刺激止痛:利用按压、冷、热、压力等手段刺激皮肤,可达到止痛或减轻疼痛效果,在医学领域的各专科都被广泛应用。如外科的烫伤,可利用局部冷敷的方法,减轻疼痛和渗出;内科疾病引起的腹痛,可通过按压、热敷等方法,得到缓解。如按压止痛是根据疼痛的部位,患者可以自己也可以由他人在腰、背及脚进行缓慢、稳定的环形按压;压力止痛是通过手腕、手指尖、指节或全手,进行按压患者疼痛部位或其附近区域 10 秒左右,寻找到最佳的压力止痛点后,给予 1~2 分钟的固定压力,有时缓解疼痛的时间可以达到几分钟甚至几小时。

毫米波生物止痛:毫米波是指自由空间波长为 1~10mm 的电磁波,经体表穴位将仿声信息能量导入体内,治疗各种疼痛,包括骨、关节疼痛、癌性疼痛,尤其对癌性疼痛效果较佳,并协同放疗、化疗,达到增效、增敏的治疗效果。

其他止痛疗法:可采取经皮神经电刺激疗法、神经阻滞术、硬膜外与蛛网膜下隙给药止痛、神经外科手术止痛等方法达到止痛效果。

(3)心理护理。

支持性心理护理:疼痛时引起焦虑、恐惧、紧张等负性心理变化,负性心理反过来又会加剧疼痛,形成恶性循环。因此,护士应尽量为患者减轻心理压力,以同情、关爱、体贴、鼓励的态度支持患者,建立良好的护患关系;护士必须尊重并接受患者对疼痛的各种反应,不能以自己的体验来评判患者的感受;护士鼓励患者表达出对疼痛的感受及对适应疼痛时所做出的努力;同时护士的陪伴能减轻患者的心理负担从而减轻疼痛。

进行健康教育:护士应向患者解释引起疼痛的原因、产生机制、影响疼痛的因素,介绍减轻疼痛的措施,有助于减轻患者焦虑、恐惧等负性情绪,从而缓解疼痛压力。

分散注意力:分散注意力可以削弱患者对疼痛的感受程度,从而使疼痛减轻。分散注意力的方法有很多,如鼓励患者积极参加有兴趣的活动(看报、听音乐、唱歌、看电视、游戏、下棋、与家人交谈,对患儿护士可通过微笑、爱抚、讲故事、玩具、糖果)等转移注意力;音乐疗法,音乐特征可以协助患者在接受治疗的过程中对生理、心理和情绪进行整合,使身心得到改善,音乐疗法分为倾听角色为主的被动性音乐疗法和执行角色的主动性音乐疗法,优美的旋律对降低心率和血压、减轻焦虑和抑郁、缓解疼痛等都有很好的效果;诱导性想象疗法是让患者集中注意力想象一个意境或风景,并使自己身处其中,可起到松弛或减轻疼痛的作用。

做好患者家属的工作也很重要,家属的支持和配合,在一定程度上也能减轻疼痛。

(4)促进舒适:患者身心舒适也是减轻或解除疼痛的重要措施。护士应尽可能地满足患者对舒适的需要,如帮助患者采取正确的姿势,长期卧床者及时进行卧位的变换,以减少压迫;常规做好各项清洁卫生护理;保持室内良好环境;物品放于患者方便取出之处;护理活动安排在无疼痛或疼痛减轻时进行;各项操作前向患者进行详细的解释等,这些都能使患者身心得到放松,从而有利于减轻疼痛。

(三)护理评价

采取护理措施后及时评价患者对疼痛的反应,判断疼痛是否得到缓解,以便决定修改或继续执行护理计划。评价疼痛缓解的依据有以下几点。

(1)主诉疼痛减轻,身体状态和功能改善。

(2)焦虑程度缓解,休息睡眠质量较好。

(3)能轻松地参与日常活动,无痛苦表情。

(4)疼痛生理征象减轻或消失,如血压平稳,脉搏、呼吸、出汗、面色正常。

(5)对疼痛适应能力增强。

第三节　患者的安全

随着社会经济的不断发展,人民生活水平的不断提高,人们的自我保护意识和法律意识逐步提高,这标志着人类社会的进步。但是住院患者的安全问题也因此受到人们的广泛关注。

安全是指生活稳定,有保障,受保护,无危险与恐惧,即平安无危害,有安全感。安全在马斯洛的人类基本需要层次理论中,是个体生理需要满足后,最迫切的第 2 层次需要。

一、影响患者安全的因素

每个人都希望自己生活在一个安全的环境中不受伤害。因此,安全是人类生存的基本需要之一。在医院中,患者对安全的需要显得更加迫切,但医院可能存在着多种不安全的因素,如化学药物、气体、机器设备及放射线等都可能造成安全的危害;跌倒、灾难等都是潜在性的安全危害。所以,护士必须熟悉影响患者安全的因素,预知安全因素对患者可能造成的危害,积极主动保护患者的安全。影响患者安全的因素主要包括以下内容。

(一)感觉功能

视、触、叩、听、嗅这些感觉功能的好坏是保证人们处于安全状态的基本条件,良好感觉功能可以帮助人们识别、判断自身行为的安全性,也可以帮助人们很好地了解周围的环境,以避免不安全环境对机体造成的危害。患者因罹患各种疾病容易出现不同程度的感觉功能障碍,任何一种感觉障碍,都会使患者因无法辨别周围环境中存在或潜在的危险因素而受到伤害,如高血压患者发生脑出血后,导致一侧肢体的感觉丧失,可使该侧肢体对温度及压力的改变不敏感而发生烫伤、冻伤、坏死等伤害;糖尿病患者因并发症的发生可导致失明,可能发生跌倒、碰伤等意外伤害。

(二)目前健康状态

患者在患病住院期间,机体免疫功能下降,抵抗力减低;身体虚弱,行动不便;疾病程度严重导致意识改变;精神障碍出现行为异常;情绪紧张、焦虑等这些因素都可能发生意外或受到伤害。如白血病患者容易遭受感染;外科大手术后患者刚刚下床时容易摔倒;昏迷患者容易发生坠床;狂躁型精神病患者容易毁物伤人甚至自杀。

(三)对环境的熟悉程度

众所周知熟悉的环境使人能够与他人进行有效的沟通,并从中获取大量的信息,提供更多的帮助,增强安全感。对于住院患者尤其是新入院患者对周围环境陌生,容易产生恐惧、紧张、焦虑等心理反应,因而缺乏安全感。

(四)年龄

年龄不同人们对周围环境的感知和理解不同,从而决定着人们面对变化的环境时能否采取正确的自我保护措施。新生儿、婴幼儿自我保护意识较差,需要依赖他人的保护;儿童处于生长发育期,对周围事物好奇,喜欢探险,因而容易受伤;老年人因器官功能逐渐退化,感觉功能逐步减退,容易发生意外伤害。

(五)诊疗技术

迅速发展的先进的众多诊疗技术,虽然为一些特殊患者提供了准确的诊断标准和有效的治疗方案,但与此同时也给患者带来了一定的伤害。如一些接受侵入性诊断检查、外科手术治疗的患者有发生皮肤损伤、潜在感染的危险。

二、安全环境的评估

安全环境是指平安而无危险、无伤害的环境。患者作为医院的主要服务对象,为了保证住院患者的安全,护士必须应用所掌握的丰富知识和积累的丰富经验,能够对住院患者可能产生的一切心理和生理上的不安全因素进行正确的评估,从而保证医院功能的有效发挥。对住院患者安全环境的评估主要包括生理、心理及社会 3 方面。

(一)生理环境

患者由健康人转变为住院患者时,社会角色发生了本质性的改变。首先,患者最担心的问题是疾病本身产生的后果,能否再回到健康人的社会角色中去;其次,患者在整个住院期间最关注的问题是疾病的治疗效果如何,他们时刻都在想着自己所患疾病能否治愈,什么时候能够治愈,能否重新回到健康人的行列,能否回到亲人的身边;再次,还有的患者对所患疾病的现状也很担心,因为他们对自己所患的疾病并不是十分了解,甚至一点都不了解,因此他们不清楚自己所患疾病现在处于哪个阶段,也不明白所患疾病所处的现状是否能被控制,如果不能控制将来会发展到什么程度。

(二)心理环境

大部分住院患者被动地接受着医护人员为他们所安排的一切,一般认为把自己的生命交给了医护人员,所以医护人员的技术水平是影响疾病恢复的最主要因素,医护人员的每一项技术操作都直接影响着疾病的发展和转归。再有医护人员的态度也在很大程度上影响着患者的心理。患者住院后,医院就成了他们暂时的居家,而这个居家中为他们服务的成员就是医护人员,所以医护人员对他们态度的好坏直接影响着他们的情绪,从而也就间接地影响了疾病的恢复。

(三)社会环境

患者住院后就意味着需要承担一定的医疗费用,并且患者必须暂时停止他目前所从事的工作在医院接受治疗,本身就很难接受这个现实,再加上暂时放弃工作,不但得不到健康时所应得到的报酬,还要花去一大笔的医疗费用,这使患者在心理上很难平衡。

对住院患者,护士还应特别注意评估医院中存在的各种潜在性不安全因素,评估患者的自我保护能力及影响因素。如患者的意识是否清楚,警觉性是否良好;患者的感觉功能是否正常,是否正在使用影响感觉功能的药物;患者是否因年龄、身体状况或意识状况而需要安全协助和保护;患者是否需要保护具约束;患者是否吸烟;病房内是否使用电器设备,床旁是否有电器用品;患者是否正接受氧气及冷热治疗;患者是否能满足自己的需要;患者是否感觉舒适;患者需要护士帮助时,是否及时取到呼叫器等。

三、医院常见不安全因素及防范

(一)医院常见不安全因素及防范

为了使患者在住院期间身心始终处于放松、接受治疗与护理的良好状态,达到预期的治疗和护理效果,医院必须有预防患者受到任何伤害的安全设施。首先护士应具备安全护理知识,在护理活动中把患者的安全放在第一位,主动为患者提供安全的护理措施,积极预防和消除一切不安全的因素。医院中的不安全因素有物理性损伤、化学性损伤、生物性损伤、心理性损伤、医源性损伤 5 种。

1.物理性损伤及防范

物理性损伤包括机械性损伤、温度性损伤、压力性损伤、放射性损伤等。

(1)避免机械性损伤:跌倒、撞伤、坠床等是医院最常见的机械性损伤。年老体弱婴幼者、感觉异常、平衡障碍者易发生跌倒;躁动者、神志不清者、婴幼儿易发生坠床,故对这些患者应加强防范措施。如地面保持清洁、干燥,患者应穿防滑鞋,走廊、浴室、厕所的墙边应设置扶手及防滑标志;人行道处清除障碍物,物品摆放稳妥;为使患者活动方便,病床高度应适宜,床单位要有好的照明设施;病室、厕所、浴室应设有传呼系统,以备患者急需使用;对有跌倒危险的患者,应给予协助;为了防止坠床的发生,患者的日常用品放在易取之处,床旁桌椅应固定放置;对易发生坠床的患者,必要时使用床档或保护具。

(2)避免温度性损伤:酒精、乙醚、氧气等都是易燃、易爆物品,如不妥善管理,易引起火灾,使用冷热疗法不当时可导致冻伤或烫伤,必须严加防范。如病室内有防火装备及遇火警时的疏散设施,电器设备定期检修,注意安全使用;定期进行安全宣传防火知识教育,病室内禁止吸烟;使用冷热疗法时,严格掌握操作规范要求,密切观察局部皮肤的变化,防止发生冻伤或烫伤。

(3)避免压力性损伤:骨折患者使用石膏或夹板固定过紧,高压氧舱患者治疗不当,输液时止血带使用时间过长,长期卧床的患者等局部都可引起压力性损伤。因此,在护理工作中,骨折患者固定的松紧性要适宜,注意观察皮肤颜色变化及动脉的波动情况;高压氧舱治疗时严格掌握适应证,注意安全操作;输液患者及时放松止血带,避免局部缺血缺氧发生;长期卧床的患者做好压疮的预防。

(4)避免放射性损伤:临床进行放射性治疗和诊断时,因放射线的存在可导致放射性皮炎、皮肤溃疡坏死、甚至癌变,孕妇长期接触放射线可致流产、畸胎、死胎。因此,在使用放射性治疗和诊断时,要对在场的人实施保护性隔离措施,如穿隔离衣、戴隔离手套等;对接受治疗和诊断的患者,应减少暴露,正确掌握照射时间和剂量,并告知患者注意照射局部皮肤禁忌搔抓、保持干燥、避免用力或使用肥皂擦洗。

2.化学性损伤及防范

临床化学药物很多,当使用药物浓度过高、剂量过大、用药次数过多、配伍不当或用错药等都会引起化学性损伤。因此,护士应具备一定的药理知识,掌握常用药物的保管原则和药疗原则,严格执行"三查七对",严密观察用药后的不良反应。此外,肿瘤患者使用化疗药物时,要注意进行职业防护,如戴手套、穿隔离衣、戴口罩,必要时戴护眼镜,以免发生损伤。

3.生物性损伤及防范

生物性损伤包括微生物及昆虫等对患者造成的伤害。各种微生物侵入人体后可导致感染的发生,甚至危及生命,如蝇、蚊、蟑螂、头虱或体虱等昆虫的叮咬,不但影响休息和睡眠,还可能引起传染性疾病。因此,病区应有严格的管理系统,采取综合措施,预防医院内感染,保护患者安全;护士在工作中要严格执行消毒隔离制度,遵守无菌技术操作原则;加强对危重患者的护理,增强患者的抵抗力;同时,病区应有灭蝇、灭蚊、灭蟑螂、灭头虱或体虱等措施,防止昆虫叮咬而导致疾病传播或影响患者睡眠与休息。

4.心理性损伤及防范

心理性损伤是因疾病的复杂性、与他人关系紧张、医护人员不良行为等因素所引起的不良心理刺激。如患者对疾病的感知和态度、患者和周围人群的情感交流、护士对患者的态度及行为等都可影响患者的心理状态,严重者导致心理性损伤的发生。为此,护士应加强对患者实施有关疾病知识的健康教育活动,引导患者对疾病采取积极乐观的态度,同时护士要不断提高自身的整体素质,以优质的护理服务取得患者的信任,建立并维护良好的护患关系,并协助患者和其他医护人员、同室病友间建立融洽的人际关系。

5.医源性损伤及防范

医源性损伤是指由于医护人员的言语及行为不慎而造成患者心理和生理上的伤害。如个别医护人员对患者不够尊重,语言不礼貌,或因用词不准确而造成患者对疾病、治疗、护理等方面的误解,引起情绪波动或心理负担加重;医护人员责任心差,工作疏忽,导致医疗事故,给患者心理及生理上造成痛苦,甚至危及生命。因此,医院应重视医护人员的职业道德教育,加强医护人员的素质培养,制订并严格执行各项规章制度和操作规程,杜绝差错事故的发生,保障患者安全。

6.其他

微波能破坏人工心脏起搏器的功能。因此,医院内使用微波设备的地方如磁共振室等处要有明显标志,并提醒装有起搏器的患者避免靠近。

(二)保护具的应用

保护具指那些用来限制患者身体或身体某部位的活动,以达到保证患者安全与治疗效果的各种器具,包括床档、约束带、支被架。

1.目的

(1)防止小儿高热、谵妄、昏迷、失明、躁动及危重患者因虚弱、意识不清或其他原因而发生坠床、撞伤及抓伤等意外,确保患者安全。

(2)保证治疗、护理工作的顺利进行。

2.评估

(1)患者的病情、意识状态、生命体征、肢体活动状况。

(2)患者是否存在意外损伤的可能性。

(3)患者与家属对保护具使用目的、方法的了解情况及配合程度。

3.操作前准备

(1)用物准备:根据需要备各种床档、约束带、支被架、棉垫等。

（2）患者准备：了解保护具应用的目的和方法。

（3）护士准备：着装整洁，修剪指甲，洗手，戴口罩。

（4）环境准备：环境清洁、安静，患者床旁无多余物品，方便护理操作。

4.注意事项

（1）严格掌握保护具的使用指征。不必使用保护具者尽量不使用。

（2）使用前必须向患者及家属介绍使用保护具的原因、目的、操作程序、时间及注意事项，并征得患者或家属的同意，维护患者的自尊。

（3）保护具只能短期使用，每2小时松解1次，约束时松紧要适宜，以能伸入1～2个手指为宜。约束带下必须垫棉垫，以免损伤局部皮肤。协助患者翻身时，确保患者安全、舒适。

（4）注意维持患者肢体处于功能位置，使用过程中15～30分钟观察受约束部位的末梢循环情况，防止发生血液循环障碍或皮肤损伤，必要时进行局部按压，以促进血液循环。

（5）及时、准确记录使用保护具的原因、目的、时间、每次观察的结果、实施护理措施情况及解除约束的时间。

（三）辅助器的应用

辅助器是为保持患者身体平衡与身体支持的器具，也是维护患者安全的措施之一。拐杖和手杖是患者常使用的辅助器。

1.目的

（1）拐杖是提供给短期或长期残障者离床时使用的一种支持性辅助用具。

（2）手杖是一种手握式的辅助用具，常用于不能完全负重的残障者或老年人。

2.评估

（1）患者的病情、年龄及身体残障的程度。

（2）患者与家属对辅助器使用方法的了解程度。

3.操作前准备

（1）用物准备：根据需要准备拐杖和手杖。

（2）患者准备：了解辅助器应用的目的和方法。

（3）环境准备：环境清洁安静，患者床旁无多余物品，方便护理操作。

4.注意事项

（1）使用辅助器的患者应意识清楚，身体状况良好、稳定。

（2）应为患者选择合适的辅助器。因为不合适的辅助器与姿势可导致腋下受压造成神经损伤、腋下或手掌挫伤、跌倒，还可引起背部肌肉劳损和酸痛。

（3）使用者的手臂、肩部或背部没有伤痛，活动不受限制，避免影响手臂的支撑力。

（4）使用辅助器时，患者应穿合身的宽松衣服，穿安全防滑的平底鞋，鞋要合脚。

（5）选择宽阔的练习场地，避免拥挤和分散注意力，地面应保持干燥，去除可移动的障碍物。

（6）手杖和拐杖的底端应经常检查，确定橡皮底垫的凹槽能产生足够的吸力与摩擦力，而且紧握于手杖的底端。

（7）备一椅子，供患者练习疲劳时休息。

第六章　消毒与隔离

第一节　常用消毒灭菌方法

医院消毒的目的是切断医院感染的传播途径,以达到预防和控制医院感染的目的发生。

一、相关概念

(一)消毒(disinfection)

指用物理或化学方法清除或杀灭除芽孢以外的所有病原微生物及其他有害微生物,使其数量减少到无害程度的过程。

(二)灭菌(sterilization)

指用物理或化学方法杀灭物品中一切微生物,包括致病和非致病微生物的繁殖体和芽孢的过程。

(三)清洁(cleaning)

指用清水、去污剂等物理方法清除物体表面的污垢、尘埃、有机物,同时达到去除和减少微生物的目的。

二、污染物品分类

根据物品污染后对人体的危害程度分为高危、中危、低危三类,可将这作为选择消毒程度的重要依据。

(一)高危物品

这类物品是穿过皮肤或黏膜而进入无菌组织或器官内部的器材,或与破损的组织、皮肤、黏膜密切接触的器材和用品。如手术器械和用品、穿刺针、腹腔镜等。高危物品必须灭菌,首选高压蒸汽灭菌法。

(二)中危物品

这类物品仅和破损皮肤、黏膜相接触,而不进入无菌组织。如呼吸机管道、胃肠道内镜等。凡中危物品可选用中效或高效消毒法。

(三)低危物品

这类物品仅直接或间接地和健康无损的皮肤相接触,如血压计、听诊器及其他生活用品。低危物品用一般消毒法,仅在特殊情况下才做特殊处理。

三、消毒灭菌基本程序

通常情况下应遵循先清洗后消毒的处理程序。被朊毒体、气性坏疽及突发原因不明的传染病病原体污染的诊疗器械、器具应先消毒后再清洗。

四、常用物理消毒灭菌方法

(一)热力消毒灭菌法

该方法杀灭微生物的基本原理是利用热力破坏微生物的蛋白质、核酸、细胞壁和细胞膜,从而导致其死亡。

1.高压蒸汽灭菌

(1)适用范围:是热力消毒灭菌中效果最好的一种方法。高压蒸汽灭菌时,蒸汽处于压力下,温度高,穿透力强。适用于耐热、耐湿的医疗器械和物品的灭菌。

(2)使用方法:包括下排气式和预真空式压力蒸汽灭菌。

(3)注意事项。

1)待灭菌物品包装和容器要符合要求:灭菌包装材料应符合 GB/19633 的要求,纺织晶包装材料应一用一清洗,包布除四边外不应有缝线,不应缝补,初次使用应高温洗涤,脱脂去浆,应有使用次数记录。

2)灭菌包体积大小:下排气压力蒸汽灭菌不宜超过 30cm×30cm×25cm。脉动预真空压力蒸汽灭菌器不宜超过 30cm×30cm×50cm。

3)灭菌包重量:金属包重量小于 7kg,敷料包重量小于 5kg。

4)盘、盆、碗等器皿物品,宜单独包装,剪刀和血管钳等轴节类器械不应完全锁扣,有盖的器皿应开盖,摞放的器皿间应用吸湿布、纱布或医用吸水纸隔开;管腔类物品应环绕放置,保持管腔通畅;精细器械、锐器应采取保护措施。

5)灭菌物品合理装载:下排气压力蒸汽灭菌器装载量不应超过柜式容积80%,预真空式和脉动真空压力蒸汽灭菌的装载量不应超过柜式容积90%,同时不应小于柜式容积的 10%和 5%。

6)控制加热速度:高压蒸汽灭菌维持时间应从灭菌柜的温度及待灭菌物品中央部达到要求温度时开始计算。

7)注意安全操作:操作人员应经专业培训,合格后持证上岗。每次灭菌前,均应检查灭菌器是否处于良好工作状态;灭菌完毕后减压不能过猛,须待压力表归"0"位后方可开盖或开门,以免蒸汽喷出伤人。

2.快速压力蒸汽灭菌

(1)适用范围:适用于裸露物品的灭菌。

(2)使用方法:快速压力蒸汽灭菌器灭菌参数。

(3)注意事项:①宜使用卡式盒或专用灭菌容器盛放裸露物品;②快速压力蒸汽灭菌方法可不包括干燥程序;③运输时避免污染;④4 小时内使用,不能储存。

3.干热灭菌

(1)适用范围:用于耐热、不耐湿或蒸汽和气体不能穿透的物品的灭菌,如玻璃、油、粉、膏等物品的消毒灭菌。

(2)使用方法:①烧烤,用于耐高温物品、小件金属器械的灭菌;②干烤,用干热灭菌箱进行灭菌,灭菌条件为 160℃,2 小时;170℃,1 小时;180℃,30 分钟。

(3)注意事项:物品包小于 10cm×10cm×20cm;油剂、粉剂的厚度低于 0.6cm,凡士林纱布条厚度小于 1.3cm;玻璃器皿干燥,勿与烤箱底部及四壁接触,灭菌后要待温度降到 40℃以下再开箱。有机物灭菌时,温度低于 170℃。

4.煮沸消毒法

(1)适用范围:耐热、耐湿物品的消毒。

(2)使用方法:水沸开始计时,持续 15～30 分钟。

(3)注意事项:①煮沸消毒前,应将物品洗净,有轴节或带盖容器应将轴节或盖打开再放入水中,水面应高于物品 3cm,煮锅应加盖;②刀剪等锐器应用纱布包裹,以免在水中互相碰撞而变钝;棉织品煮沸后应适当搅拌;③消毒过程中不得加入物品,否则持续加热时间应从重新加入物品再次煮沸时算起。

(二)紫外线辐射消毒

1.适用范围

用于室内空气、物体表面的消毒。

2.使用方法

(1)常用紫外线灯管有 15W、25W、30W 和 40W 4 种,可采用悬吊式、移动式灯架照射或放在紫外线消毒柜内照射。紫外线灯在电压 220V、温度为 20℃,环境相对湿度为 60％时,紫外线强度(使用中的强度)不得低于 $70\mu W/cm^2$。(普通 30W 直管紫外线灯在距灯管 1m 处测定)。

(2)空气消毒时,室内安装紫外线灯平均每立方米不少于 1.5W,照射时间高于 30 分钟;物品表面消毒时,最好使用便携式紫外线消毒器近距离照射,时间 30 分钟。照射时间应从灯燃5～7分钟时开始计算。

3.注意事项

(1)注意眼睛、皮肤保护,防止直视光源和直接暴露皮肤在灯光下。

(2)紫外线灯杀菌效果会逐渐降低,须定期用乙醇棉球轻轻擦拭,除去灰尘与油垢。

(3)计时应从灯亮 5～7 分钟开始。

(4)紫外线强度标定每年 1 次。

五、环氧乙烷气体灭菌

(一)适用范围

适用于不耐高温、湿热(如电子仪器、光学仪器等)诊疗器械的灭菌。

(二)使用方法

100％纯环氧乙烷小型灭菌器,灭菌参数为作用浓度 450～1200mg/L,灭菌温度 37～63℃,相对湿度 40％～80％,灭菌时间 1～6 小时。

(三)注意事项

(1)灭菌前物品不能用生理盐水清洗,物品上不能有水滴;环氧乙烷灭菌前必须在密闭的灭菌器内进行;排出的残余环氧乙烷经无害化处理。

(2)金属和玻璃材质器械,灭菌后可立即使用。

(3)环氧乙烷灭菌器及气瓶或气罐应远离火源和静电。气罐不应存放在冰箱内。

六、过氧化氢等离子体低温灭菌

(一)适用范围

适用于不耐高温、湿热(如电子仪器、光学仪器等)诊疗器械的灭菌。

(二)注意事项

1.灭菌前物品应充分干燥。

2.灭菌物品应使用专用包装材料和容器。

3.灭菌物品及包装材料不应含植物性纤维材质,如纸、海绵、棉布、木质类、油类、粉剂类。

七、常用化学消毒灭菌法

使用化学药物杀灭病原微生物的方法称为化学消毒灭菌法。不同化学药物,消毒灭菌机制不完全相同。有的渗透到细菌体内,使菌体蛋白凝固变性;有的干扰细菌酶活性,抑制细菌代谢和生长;有的损害细胞膜结构,改变其通透性,破坏其生理功能等。用于消毒的药品称消毒剂(disinfectant);有的消毒剂杀菌效果较强,可以达到灭菌的作用,可称为灭菌剂。

凡不适合热力消毒灭菌的物品,都可以选用化学消毒灭菌。

(一)方法

1.浸泡法:是将被消毒物品浸没于消毒液内以达到消毒灭菌的方法。浸泡时间由被浸泡物品及消毒剂性质、浓度等因素决定。

2.熏蒸法:利用消毒灭菌药品所产生的气体进行消毒的方法。如手术室、换药室、病室的空气消毒,在消毒间或密闭的容器内,也可用熏蒸法对污染的物品进行消毒灭菌。

3.喷雾法:用喷雾器或化学消毒灭菌剂均匀地喷洒于空间或物体表面以达到消毒灭菌的方法。常用于地面、墙壁、周围环境等的消毒。喷洒时必须使物体表面湿透才能起到消毒作用。

用喷雾器将消毒液喷成平均直径小于 $30\mu m$ 的细雾进行消毒,称为气溶胶喷雾法。用气溶胶喷雾法对室内进行消毒时,先关闭门窗,待雾粒扩散并作用到规定时间后再开窗通气,既能起到喷雾作用,又能起到熏蒸作用。

(4)擦拭法:是用化学消毒灭菌剂擦拭被污染物体表面或进行皮肤消毒灭菌的方法。宜选用易溶于水或其他溶剂、渗透性强、无显著刺激性的消毒灭菌剂,如可用含氯消毒剂擦拭墙壁、地面,用 70％乙醇消毒局部皮肤等。

(二)化学消毒灭菌剂的使用原则

1.应根据物品的性能及病原微生物的特性,选择适用的化学消毒灭菌剂。

2.严格掌握消毒灭菌剂的有效浓度、消毒时间及使用方法。

3.应使用新鲜配制的消毒灭菌液,以免由于消毒灭菌剂的性质不稳定而引起的贮存过程中浓度逐渐降低,影响消毒效果。

4.物品必须在消毒前先清洗干净,去除油脂及血、脓等有机物。

5.浸泡时物品轴节要打开,管腔内注满药液,使物品充分与药液接触,并严密加盖。

6.浸泡中途如加入新的待消毒之物品,则应重新计算消毒时间。

7.消毒药液多有毒性或刺激性。器械使用前须用生理盐水洗净。

8.消毒液应贮存于无菌容器中,挥发性的消毒液在贮存时还应加盖封存,并定期测量其比重以确保其有效浓度。

9.消毒液中不能放置可吸附消毒剂的纱布、棉花,以免降低消毒液的效力。

10.应监测消毒剂的浓度、消毒时间和消毒时的温度,并记录。

(三)高压蒸汽灭菌质量监测

1.物理监测法

每次灭菌应连续监测并记录灭菌时的温度、压力和时间等灭菌参数。温度波动范围在±

3℃以内,时间满足最低灭菌时间的要求,同时应记录所有临界点的时间、温度与压力值,结果应符合灭菌的要求。

2.化学监测法

(1)应进行包外、包内化学指示物监测。灭菌包包外应有化学指示物,高度危险性物品包内应放置包内化学指示物,置于最难灭菌的部位。

(2)采用快速压力蒸汽灭菌程序灭菌时,应直接将一片包内用化学指示物置于待灭菌物品旁边进行化学监测。

3.生物监测法

(1)应每周监测1次。将嗜热脂肪杆菌芽孢菌片制成标准生物测试包或生物PCD,或使用一次性标准生物测试包,对灭菌器的灭菌质量进行生物监测。标准生物监测包置于灭菌器内最难灭菌的部位,并设阳性对照。如果一天内进行多次生物监测,且生物指示剂为同一批号,则只设一次阳性对照即可。

(2)具体监测方法为:将生物指示物置于标准试验包的中心部位。标准试验包由16条41cm×66cm的全棉手术巾制成。制作方法:将每条手术巾的长边先折成3层,短边折成2层,然后叠放,制成23cm×23cm×15cm大小的测试包。经一个灭菌周期后,在无菌条件下取出标准试验包的指示菌片,投入溴甲酚紫葡萄糖蛋白胨水培养基中,经56±1℃培养7天(自含式生物指示物按产品说明书执行),观察培养结果。

结果判定:对照组培养阳性,试验组培养阴性,判定为灭菌合格。对照组培养阳性,试验组培养阳性,则灭菌不合格;同时应进一步鉴定试验组阳性的细菌是否为指示菌或是污染所致。

4.B-D试验

预真空(包括脉动真空)压力蒸汽灭菌器应每日开始灭菌运行前进行B-D测试,B-D测试合格后,灭菌器方可使用。

第二节　无菌操作基本技术

无菌操作是指在医疗、护理操作过程中,不使已灭菌的物品或区域受污染,避免病原微生物侵入或传播给患者的一项重要的基本操作。无菌技术及操作规程是根据科学原则制定的,每个医护人员必须遵守,以保证患者的安全。

一、有关概念

(一)无菌物品

经过物理或化学方法灭菌后,未被污染的物品称无菌物品。

(二)无菌区

经过灭菌处理而未被污染的区域。

(三)非无菌区

未经灭菌或经灭菌后被污染的物品或区域。

二、无菌技术操作原则

1.环境清洁:进行无菌技术操作前30分钟,停止卫生处理,减少人员走动,以降低室内空气中的尘埃。

2.工作人员无菌操作前,衣帽穿戴整洁,口罩遮住口鼻,修剪指甲、洗手。

3.无菌物品和非无菌物品应分别放置。无菌物品必须存放于无菌容器内,一经取出,虽未使用,也不可放回无菌容器。

4.无菌包外应注明物品名称,灭菌日期、包装者等内容。

5.无菌包应存放在清洁、干燥、固定的地方,温度低于 24℃,相对湿度低于 70%。使用纺织品包装材料有效期宜为 14 天;未达到环境标准时,有效期宜为 7 天。使用医用一次性纸装包装材料,有效期宜为 1 个月。使用一次性医用皱纹纸、医用无纺布、一次性纸塑袋以及硬质容器等包装材料,有效期宜为 6 个月。

6.取无菌物品须用无菌持物钳。未经消毒用物、手、臂不可触及无菌物品。操作时,身体应与无菌区域保持一定距离,手臂须保持在腰部以上水平。

7.一切无菌操作,均使用经过灭菌的物品;禁用未经灭菌或疑有污染的物品。

8.一份无菌物品,仅供一位患者使用。

三、无菌技术的基本操作法

(一)无菌持物钳的类别和使用方法

1.持物钳的类别

临床常用的持物钳有卵圆钳、三叉钳和长、短镊子。

2.无菌持物钳的使用方法

(1)手持持物钳上端的两个圆环或镊子上 1/3 处。

(2)取放时应闭合钳端垂直取放,并且注意手不可伸入容器内或触及无菌部分。如需到距离较远处取物时,应将持物钳和容器一起移至操作处,就地使用。

(3)为尽量减少持物钳在空气中暴露的时间,使用后应立即放回容器内。

(4)为避免油质污染其他无菌物品,夹取油纱布时应用专用无菌持物钳。

(5)从无菌容器内夹取无菌物品时,必须用无菌持物器械。持持物钳取物时,注意持物钳及物品不能触及容器边缘;并在物品取出后应立即盖严无菌容器。

3.无菌持物钳的存放

一种是采用较深的玻璃、搪瓷、不锈缸罐灭菌后,内盛专门配制的器械消毒液,以用作浸泡无菌持物钳,液面需超过轴节以上 2～3cm 或镊子 112 处,每个容器内只能放一把无菌持物钳,容器应加盖;另一种是将无菌持物钳在集中治疗前开包取出,干燥保存在消毒后的无菌干罐内,供无菌操作使用,应每 4 小时更换 1 次,以保持其无菌。

(二)无菌容器的使用法

1.无菌容器存放时容器上应有醒目标签,注明容器内的物品。

2.无菌容器浸泡消毒物品时,容器盖上应有物品浸入时间。

3.打开无菌容器,将盖内面向上置于稳妥处或保持于手上。

4.无菌容器关闭时,盖子应由侧面(或由后向前)覆盖整个容器口。

5.手持无菌容器时,托住容器底部,注意手指不能触及容器边缘及内面。

(三)无菌包的使用法

1.包扎方法

选用质厚、致密、未脱脂的棉布制成双层包布。将物品(如是玻璃容器,要先用棉垫包裹)

放存双层包布中央,并把一角盖在左右两角(角尖端都向外翻折),待最后一角遮盖后,用带扎紧。包布外标明物品名称、灭菌日期并记录包布使用频率,灭菌后成为无菌包。

(1)核对无菌包名称、灭菌日期。

(2)将无菌包放在清洁、干燥处,解开系带置于包布下。

(3)用拇指和食指先解开包布外角,再揭开左右两角,最后揭开内角。注意手不可触及包布内面。

(4)用无菌持物钳取出所需物品,放在事先备好的无菌区域内,如包内物品1次用不完,则按照原折痕包扎好(24小时后失效)。如不慎污染了包内物品或包布受潮,须重新消毒。

(5)需将包内物品一次用完,可将包托在手中打开,另一手将包布四角抓住,稳妥地将包内物品放入无菌区域内。

(四)取用无菌溶液法

取用无菌溶液时,要先核对瓶签,检查瓶盖有无松动,瓶有无裂隙,无菌溶液有无沉淀、浑浊或变色。无上述情况方法方可使用。

1.取用密封的瓶装无菌溶液

打开密封瓶的铝盖,用双手拇指将橡胶边缘向上翻起。拔出瓶盖。先倒少量溶液于弯盘内,以冲洗瓶口。再由原处倒出溶液至无菌容器中,倒后即将橡胶塞对准塞进。

2.取用烧瓶装的无菌溶液

解开系带,手持杯口盖布外面(盖布内面为无菌面),倾倒溶液的方法与取用密封瓶装溶液相同。

(五)无菌盘的使用法

将无菌治疗巾铺在清洁、干燥的治疗盘内,形成,无菌区,供治疗和护理使用(有效时限<4小时)。

1.无菌治疗巾折叠法

纵形双折无菌治疗巾2次,然后再横折2次,开口边在外,使之成为16开长方块。

2.单层铺巾法

(1)取无菌治疗巾,双手捏住治疗巾上层两角外面,双折铺于治疗盘上,内面为无菌区。

(2)双手捏住上层两角外面,呈扇形折叠到对角。开口边向外。

(3)放入无菌物品后,展开上层,上下层边缘对齐,开口处向上翻折2次,两侧边缘向下翻折1次,以保持无菌。

3.双层铺巾法

(1)取无菌治疗巾,双手捏住治疗巾上层两角外面,无菌面向外,横铺于治疗盘上。

(2)另取1条无菌治疗巾,按单层治疗巾的铺法,直铺于前一条治疗巾的上面。

(3)无菌物品放在第2条治疗巾内面,展开上层,覆盖物品,边缘对齐,将开口边及两侧反折,以保持无菌。

(六)戴无菌手套法

1.洗净、擦干双手。核对手套包上的手套号码及灭菌日期。

2.打开无菌手套包包布,摊开手套袋。

3.取出滑石粉包,用滑石粉搓擦双手,使用滑石粉时注意勿将滑石粉撒落在无菌区域内。

4.一手掀起口袋开口处外层,另一手捏住一只手套的反褶部分(手套内面),取出手套,对准五指戴上。同法掀起另一袋口,已戴灭菌手套的手指插入另一只手套的翻边内面(手套外面)同法将手套戴好,亦可同时取出两只手套按上法戴好。

5.双手调整手套位置,并将手套翻边扣在工作衣袖外面。一旦发现手套破裂,立即更换。

6.脱手套:将手套口翻转脱下,不可用力强拉手套边缘或手指部分,以免损伤。

第三节　隔离技术

隔离(isolation)是指采用各种方法、技术,防止病原体从患者及携带者传播给他人的措施。

一、隔离的基本知识

(一)清洁区

进行呼吸道传染病诊治的病区中不易受到患者血液、体液和病原微生物等物质污染及传染病患者不应进入的区域。包括医务人员的值班室、卫生间、男女更衣室、浴室以及储物间、配餐间等。

(二)潜在污染区

进行呼吸道传染病诊治的病区中位于清洁区与污染区之间,有可能被患者血液、体液和病原微生物等物质污染的区域。包括医务人员的办公室、治疗室、护士站、患者用后的物品、医疗器械等的处理室、内走廊等。

(三)污染区

进行呼吸道传染病诊治的病区中传染病患者和疑似传染病患者接受诊疗的区域,包括被其血液、体液、分泌物、排泄物污染物品暂存和处理的场所。包括病室、处置室、污物间以及患者入院、出院处理室等。

二、隔离单位设置

1.以患者为隔离单位。每个患者应有独立的环境与用具,与其他患者及不同病种进行隔离。

2.以病室为隔离单位。同一病种患者安排在同一病室内,但病原体不同者,应分室收治。

3.凡未确诊或混合感染及重、危患者有强烈传染病患者,应在单间隔离室。

三、隔离原则

(一)一般消毒隔离制度

1.病室门前及病床前均应悬挂隔离标志,备用洗手装置或快速手消毒剂。

2.工作人员进入隔离室要按规定戴工作帽、口罩,穿隔离衣,并只能在规定的范围内活动。一切操作要严格遵守隔离规程,接触患者或污染物品后必须消毒双手。

3.穿隔离衣前,必须将进行各种护理操作所需的用物备齐,以保证各项操作能集中执行,省去反复穿、脱隔离衣和洗手、消毒的过程。

4.患者用过的物品须经严格消毒后方可给他人使用,患者的排泄物等必须待消毒后排放,必须送出进行处理的物品、污物袋应有明显标志,不宜消毒的物品(如手表等)应用纸、布或塑料袋进行包装,以免被污染。

5.严格执行陪伴和探视制度并尽量减少陪伴,必须陪伴或探视时,应事先向患者及陪伴、探视者进行相关隔离防护知识的宣传、解释,使之严格遵守各种制度。

6.满足患者的心理需要,尽力解除患者的恐惧感和因被隔离而产生的孤独、悲观等不良心理反应。

7.医生下达医嘱后,方可解除隔离。

(二)终末消毒处理

终末消毒处理:是指对转科、出院或死亡的患者及其所住科室、用物、医疗器械等进行的消毒处理。

1.患者的终末处理:患者转科或出院前应洗澡,换上清洁衣服,个人用物经消毒处理后一并带出。若患者已死亡,尸体须用消毒液擦洗,必要时用浸有消毒液的棉球、纱布塞住口、鼻、耳、肛门或瘘管,更换切口处敷料。用一次性尸单包裹尸体,送太平间。

2.病室的终末处理:将病室门窗封闭,打开床边桌,摊开棉被,竖起床垫,用消毒液熏蒸。熏蒸后打开门窗,用消毒液擦洗家具。被服放入标明"隔离"字样的污物袋内。消毒后再清洗。床垫、棉被和枕芯可使用床单位消毒器消毒。

四、不同传播途径疾病的预防措施

所有患者必须遵守标准预防,某些患者根据传播途径的不同还需执行额外预防措施。

(一)标准预防

针对医院所有患者和医务人员采取的一组预防感染措施。包括手卫生,根据预期可能的暴露选用手套、隔离衣、口罩、护目镜或防护面屏,以及安全注射。也包括穿戴合适的防护用品处理患者环境中污染的物品与医疗器械。

标准预防基于患者的血液、体液、分泌物(不包括汗液)、非完整皮肤和黏膜均可能含有感染性因子的原则,具体标准预防措施如下。

1.接触感染物品后立即洗手。

2.尽可能应用不接触技术。

3.接触血液、体液、分泌物、排泄物、黏膜和污染物品时戴手套。

4.脱手套后立即洗手。

5.处理所有尖锐物品时应特别小心。

6.立即清洁溅出的感染物品。

7.保证对感染性物质污染后的护理器械、用品、被服做出适当处理,或丢弃,或消毒或在每个患者使用之间进行灭菌。

8.保证废弃物的正确处理。

(二)特殊传播方式感染预防措施

1.空气传播预防措施

适用于直径小于 5μm 可飘浮在空气中的病原微生物的预防。常见经空气传播的疾病为结核、麻疹、肺鼠疫、肺出血热等,具体预防措施如下。

(1)患者安置在一间能随时监测确定室内气压小于周围环境的单间。

(2)房间的空气每小时交换 6～12 次,排到户外的空气必须经过适当的处理,或者必须经过高效率的过滤系统后才能与外界空气混合。房门应关闭,患者应待在房间内。如单间不可能时,可考虑将相同病种,处于同病期的患者安置在同房间内。

(3)进入该房间的其他人必须对该病种已具免疫能力。没有免疫能力的人在进入房间前必须佩戴防护口罩。

(4)尽量避免转移患者或准许患者离房。如在必要时,要先让患者佩戴口罩。

2.飞沫传播预防措施

适用于带有病原微生物的飞沫(大于 $5\mu m$),在空气中短距离(1m 内)移动到易感人群的口、鼻黏膜或眼结膜等导致的传播的预防。常见经飞沫传播的疾病:百日咳、白喉、流脑等,具体预防措施如下。

(1)患者应单间隔离。如果单间不可能,可将患有同种疾病、并在同一病期的患者安置在同一房间内。

(2)近距离(1m 之内)接触患者时,必须佩戴外科口罩。

(3)尽量避免转移患者或准许患者离房。如有必要时,要先让患者佩戴好口罩。

3.接触传播预防措施

适用于直接接触或者间接接触的病原体的预防。常见接触传播疾病:肠道感染、多重耐药菌感染、皮肤感染等,具体预防措施如下。

(1)必须将患者安置在隔离间内,或者与另一名被相同病原体感染的有症状患者共居一室。

(2)进入患者房间必须戴手套。手套在接触了高浓度病原体的物品后必须更换。离开患者房间之前必须脱去手套,并用抗菌肥皂洗手。

(3)医务人员在脱去手套后不要再接触任何可能带有病原体的物体的表面。

(4)进入隔离病室,从事可能污染工作服的操作时,应穿隔离衣;脱下的隔离衣按要求悬挂,每天清洗与消毒;或使用一次性隔离衣,用后按医疗废物管理要求进行处置。

(5)运送患者应限制在必需时才许可。在运送患者过程中,要最大限度地减低接触到其他患者和物体的机会。

(6)一般的医疗器械应限于用在同一患者身上。如果必须与其他患者共用器械,其他患者使用器械前须经过相应的清洁消毒。

五、隔离技术操作方法

(一)洗手或手消毒

1.洗手适应证

护理患者前后,执行无菌操作、取用清洁物品之前,接触污染物之后均应洗手。

2.洗手的方法

(1)采用流动水洗手,使双手充分浸湿。

(2)取适量肥皂或者皂液,均匀涂抹至整个手掌、手背、手指和指缝。

(3)认真揉搓双手至少15秒钟,应注意清洗双手所有皮肤,清洗指背、指尖和指缝。

3.具体揉搓步骤

(1)掌心相对,手指并拢,相互揉搓。

(2)手心对手背沿指缝相互揉搓,交换进行。

(3)掌心相对,双手交叉,指缝相互揉搓。

(4)弯曲手指使关节在另一手掌心旋转揉搓,交换进行。

(5)右手握住左手大拇指旋转揉搓,交换进行。

(6)将5个手指尖并拢放在另一手掌心旋转揉搓,交换进行;必要时增加对手腕的清洗。

(二)口罩的使用

1.口罩的选择

(1)诊疗活动,可佩戴纱布口罩或外科口罩;手术室工作或护理免疫功能低下患者、进行体腔穿刺等操作时应戴外科口罩,接触经空气传播或近距离接触经飞沫传播的呼吸道传染病患者时,应戴医用防护口罩。

(2)纱布口罩应保持清洁,每天更换、清洁与消毒,污染时及时更换。

2.外科口罩的佩戴方法

(1)将口罩罩住鼻、口及下巴,口罩下方带系于颈后,上方带系于头顶中部。

(2)将双手指尖放在鼻夹上,从中间位置开始,用手指向内按压,并逐步向两侧移动,根据鼻梁形状塑造鼻夹。

(3)调整系带的松紧度。

3.医用防护口罩的佩戴方法

(1)一手托住防护口罩,有鼻夹的一面背向外。

(2)将防护口罩罩住鼻、口及下巴,鼻夹部位向上紧贴面部。

(3)用另一只手将下方系带拉过头顶,放在颈后双耳下。

(4)再将上方系带拉至头顶中部。

(5)将双手指尖放在金属鼻夹上,从中间位置开始,用手指向内按鼻夹,并分别向两侧移动和按压,根据鼻梁的形状塑造鼻夹。

4.注意事项

(1)不应一只手捏鼻夹。

(2)医用外科口罩只能一次性使用。

(3)口罩潮湿后、受到患者血液、体液污染后,应及时更换。

(4)每次佩戴医用防护口罩进入工作区域之前,应进行密合性检查。检查方法将双手完全盖住防护口罩,快速的呼气,若鼻夹附近有漏气应按调整鼻夹,若漏气位于四周,应调整到不漏气为止。

5.摘口罩方法

(1)不要接触口罩前面(污染面)。

(2)先解开下面的系带,再解开上面的系带。

(3)用手仅捏住口罩的系带丢至医疗废物容器内。

(三)隔离衣穿脱方法

1.穿隔离衣方法

(1)右手提衣领,左手伸入袖内,右手将衣领向上拉,露出左手。

(2)换左手持衣领,右手伸入袖内,露出右手,勿触及面部。

(3)两手持衣领,由领子中央顺着边缘向后系好颈带。

(4)再扎好袖口。

(5)将隔离衣一边(约在腰下 5cm)处渐向前拉,见到边缘捏住。

(6)同法捏住另一侧边缘。

(7)双手在背后将衣边对齐。

(8)向一侧折叠,一手按住折叠处,另一手将腰带拉至背后折叠处。

(9)将腰带在背后交叉,回到前面将带子系好。

2.脱隔离衣方法

(1)解开腰带,在前面打一活结。

(2)解开袖带,塞入袖襻内,充分暴露双手,进行手消毒。

(3)解开颈后带子。

(4)右手伸入左手腕部袖内,拉下袖子过手。

(5)用遮盖着的左手握住右手隔离衣袖子的外面,拉下右侧袖子。

(6)双手转换逐渐从袖管中退出,脱下隔离衣。

(7)左手握住领子,右手将隔离衣两边对齐,污染面向外悬挂污染区;如果悬挂污染区外,则污染面向里。

(8)不再使用时,将脱下的隔离衣,污染面向内,卷成包裹状,丢至医疗废物容器内或放入回收袋中。

3.注意事项

(1)隔离衣只限在规定区域内穿脱。

(2)穿前应检查隔离衣有无破损;穿时勿使衣袖触及面部及衣领;发现有渗漏或破损应及时更换;脱时应注意避免污染。

(3)隔离衣每天更换、清洗与消毒,遇污染随时更换。

第七章　病人的清洁卫生护理

第一节　口腔护理

患者的清洁卫生包括头发、口腔、皮肤、指甲等部位的清洁修饰,不仅使患者身体舒适、外表整洁,有利于维护患者的自尊,而且促进血液循环,有利于体内废物的排泄,预防感染和并发症的发生。

护士在口腔护理方面的职责包括:评估患者的口腔情况;对患者进行口腔卫生指导或协助患者做自我口腔护理,如正确的刷牙方法和牙线剔牙法;为无法自己完成口腔清洁的患者做好口腔护理。以为卧床患者进行口腔护理为例。

一、目的

1.使患者口腔清洁、湿润,去除口臭,使患者感到舒适,增进食欲。

2.观察患者的舌苔、黏膜等处于有无异常情况,预防口腔感染,防止并发症。

二、用物

1.治疗盘内放置换药碗(内盛含有漱口溶液的棉球 16 只左右,弯血管钳、镊子各 1 把)、压舌板、弯盘、吸水管、杯子、治疗巾和手电筒,需要时备张口器。

2.根据病情酌情准备漱口溶液和口腔外用药(可供选择的有液状石蜡、冰硼散、锡类散、西瓜霜、金霉素甘油、制霉菌素甘油、口腔薄膜等)。

三、操作步骤

1.根据患者的病情备齐用物携至患者处,核对床号、姓名,向患者及家属解释,取得合作。

2.根据季节关窗或开窗,室温以 24±2℃为宜。必要时用屏风遮挡。

3.协助患者侧卧,头侧向护士。

4.铺治疗巾于患者颌下及胸前,置弯盘于口角旁。

5.湿润口唇、口角,嘱患者张口。

6.左手持压舌板,右手持手电筒,用压舌板由患者口腔侧面轻轻置入,撑开口腔颊部。有活动义齿者,协助取下并进行妥善清洁与保存;昏迷、牙关紧闭者用张口器协助张口,观察口腔黏膜有无出血、溃疡等现象;对长期应用激素、抗生素者,应注意观察有无真菌感染。

7.协助患者用温开水漱口,漱口水吐入弯盘。嘱患者咬合上、下齿,用压舌板轻轻撑开一侧颊部,以弯止血钳夹紧含有漱口液的棉球由内向门齿纵向擦洗,同法擦洗对侧。嘱患者张口,依次擦洗一侧牙齿上内侧面、上颌面、下内侧面、下脸面,再弧形擦洗一侧颊部,同法擦洗另一侧。擦洗舌面、硬腭部和口唇。

8.为意识清醒者,漱口后用治疗巾拭去患者口角处水渍。

9.再次检查口腔,根据不同的情况进行处理(口腔黏膜如有溃疡、真菌感染,酌情涂药于患处;口唇干裂者涂液状石蜡)。

10.操作后,协助患者取舒适体位,整理床单位,清理用物。

11.洗手后,记录执行时间及护理效果。

四、注意事项

1.擦洗动作应轻柔,特别是对凝血功能差的患者,要防止碰伤黏膜及牙龈。

2.昏迷患者禁忌漱口。对无法自行开口的患者,可使用张口器,张口器应从臼齿处放入,牙关禁闭者不可用暴力助其张口。

3.擦洗时,须用血管钳夹紧棉球,每次 1 个,每个部位用 1 个棉球,防止棉球遗留在口腔内。一般患者做口腔护理时,至少用 16 只棉球,如遇全口牙脱落或牙垢多、口腔有溃疡的患者,应根据具体情况增减棉球。

4.棉球蘸漱口水不可过湿,棉球拧至不滴水为度,以防患者将漱口溶液吸入呼吸道。

5.传染病患者的用物按隔离消毒原则处理。

第二节 皮肤护理

皮肤是身体的第一道防线,皮肤的情况可提供疾病信息及卫生护理需要的线索。皮肤护理是通过对皮肤的评估,根据患者的皮肤状况、生理需要、个人的卫生和个人舒适与精神方面的需求采取一定的护理措施,其能促进皮肤的血液循环,增强皮肤排泄功能,预防皮肤感染和褥疮等并发症的发生,可满足患者身体舒适和清洁的需要,同时还可维护患者的自我形象,促进康复。

一、沐浴

(一)淋浴或盆浴

1.目的

(1)去除皮肤污垢,保持皮肤清洁,使患者身心舒适。

(2)促进血液循环,增强皮肤排泄功能,预防皮肤感染和其他并发症。

(3)放松肌肉,增强皮肤对外界刺激的敏感性。

2.用物

脸盆、浴皂或沐浴液、毛巾、浴巾、清洁衣裤、防滑拖鞋。

3.操作步骤

(1)调节浴室温度在 24±2℃,水温以 40~45℃为宜,浴室内有信号铃、扶手,必要时备椅子供患者休息,浴盆内或地面应防滑。

(2)根据患者的病情做好解释说明。

(3)携带用物,送患者入浴室,交代注意事项。

(4)如为盆浴,事先代为清洁好浴盆,准备好温度合适(40~43℃)(不可超过心脏水平)的浴水,放好踏板。

(5)患者沐浴后,再次观察患者的一般情况,必要时做记录。浴后整理浴室,取走污衣。

4.注意事项

(1)进餐 1 小时后才能进行沐浴,以免影响消化。

(2)7 个半月以上孕妇禁用盆浴。

(3)在患者使用浴室前,交代好有关事项,如调节水温的方法、信号铃的使用方法、呼叫铃的应用、不用湿手接触电源开关、贵重物品的保管等。

(4)对体弱的患者给予必要的协助,以免患者过度劳累。

(5)浴室不可闩门,护士随时观察和询问患者的情况,避免发生晕厥、烫伤、滑跌等意外。

(二)床上擦浴

适用于使用石膏、牵引和必须卧床、衰竭及无法自行沐浴的患者。

1.目的

(1)使卧床患者清洁舒适。

(2)促进血液循环和皮肤排泄功能。放松肌肉,增强皮肤对外界刺激的敏感性。

(3)观察患者的一般情况,如精神状态、身体状况等,促进护患沟通。

2.用物

(1)治疗车上备脸盆、水桶,治疗盘内置毛巾、大毛巾、浴皂或沐浴液、50％乙醇、爽身粉、清洁衣裤和被服等。

(2)护理篮内放梳子、小剪刀、液状石蜡、棉签、弯盘、胶布,另备便盆、便盆巾等,需要时备清洁被套、大单、屏风等。

3.操作步骤

以女患者为例。

(1)核对床号、姓名,向患者及家属解释,评估患者病情,取得合作。

(2)关好门窗,调节室温在 24±2℃,拉上床帘或屏风,按需要给予便盆。

(3)调整病床高度,根据病情放平床头及床尾支架,放下或移去近侧床档,松开床尾盖被。

(4)将脸盆放于床边桌上,倒入热水,调试水温,使盆内盛适宜温水约 2/3 盆。

(5)将小毛巾包在右手上,左手扶托患者头颈部,为患者洗脸及颈部。

(6)洗眼部时由内眦向外眦擦拭,洗脸、鼻、颈部:像写"3"字一样,依次擦洗一侧额部、颊部、鼻翼、人中、耳后下颌,直至颈部,同法擦洗另一侧。

(7)擦洗上肢时,为患者脱下衣服(先脱近侧,后脱对侧,如有外伤,先脱健侧,后脱患侧),

盖好浴毯,将浴巾铺于一侧手臂下,擦浴巾包裹于手上,沾湿并稍拧干。擦洗程序为先用涂肥皂的小毛巾擦洗,再用湿毛巾擦去皂液,最后用浴巾边按摩边擦干。一手支撑患者肘部,另一包裹擦浴巾的手由远心端往近心端以长而有力的擦拭动作擦洗。将患者手臂高举过头部,以擦洗腋下。再以同法清洗另一侧上肢。

(8)将脸盆移于患者手掌下的大毛巾处,让患者的手掌及手指浸泡于盆中,以同法清洗另一侧手。

(9)擦洗胸腹部时,换干净的水,并测水温。将大毛巾铺于胸腹部并将浴毯往下折至脐下。将擦浴巾包裹于手上,沾湿并稍拧干。一手略掀起大毛巾,一手擦拭前胸。如为女患者,则将其乳房向上托起,以环形自中心往外擦拭,注意彻底清洁乳房下皮肤皱褶处。以同法略掀起大毛巾,清洁腹部,并注意脐部的清洁。以大毛巾擦干胸腹部。

(10)擦洗背部:协助患者翻身成侧卧位依次擦洗后颈部、背部和臀部。

(11)换清洁衣服,先穿患肢,后穿健肢。

(12)擦洗会阴部:换盆、换水,试温后,协助患者平卧。脱裤,铺大毛巾于患者臀下。以浴毯包裹、覆盖患者,协助、指导患者自行清洗。指导女患者由耻骨联合处往肛门方向清洗,避免将肛门处的污物、细菌带入阴道及尿道;指导男性患者将阴茎包皮往后推,轻轻擦洗清洗冠状沟等皮肤皱褶处,注意尿道口的清洁及避免感染与擦伤。

(13)擦洗下肢:将大毛巾铺于一侧腿部下,露出下肢,并以部分的大毛巾覆盖下肢,擦浴巾包裹与手上,以长而有力的擦拭动作擦洗髋部、大腿及小腿,并以大毛巾轻拍及拭干。以同法清洗另一侧下肢。

(14)泡足:足下垫浴巾、放足盆,协助患者屈膝将患者的一侧足部移入盆内,清洗足部及趾间,以同法清洗另一侧足部及趾间。取下足盆,两腿放于大毛巾上,立即擦干,协助患者换上干净裤子。必要时在足跟、内外踝部用 50％乙醇按摩,再扑爽身粉。

(15)整理和记录:整理床单位,视病情围上床档,清理用物。进一步评估患者一般情况并记录。

4.注意事项

(1)护士在操作时应注意节力,与患者进行有效沟通,获得配合,使患者尽量靠近护理人员,端水盆时,盆应靠近身体,减少体力消耗。

(2)操作时体贴患者,注意保护患者的自尊,动作应敏捷、轻柔,减少患者的翻身次数和暴露,防止受凉。

(3)注意擦净腋窝、腹股沟等皮肤皱褶处。

(4)在擦洗过程中,应密切观察患者的情况,如患者出现寒战、面色苍白等病情变化时,应立即停止擦洗,给予适当处理。

(5)擦洗时观察皮肤情况,擦洗毕,可在骨突处用 50％乙醇按摩,再扑爽身粉。

二、褥疮的预防与护理

褥疮(亦称压疮)是指局部组织长时间受压,血液循环障碍,局部持续缺血、缺氧、营养不良所致的组织溃烂和坏死。

褥疮是对卧床患者威胁较大的主要并发症之一。预防褥疮是一项重要的护理工作。实践证明只要认真负责,做好重危患者和长期卧床患者的护理,褥疮是完全可以避免的。如果护理不当,一旦发生褥疮,不但给患者增加痛苦,加重病情,甚至可因继发感染,引起败血症而危及生命。因此,护理人员必须加强护理,杜绝褥疮发生。

(二)原因

1.局部组织受压过久。

2.卧床患者长时间不改变体位,或使用石膏绷带、夹板时,衬垫不当,局部过紧,可使受压部位出现血液循环障碍而发生组织营养不良,常见于瘫痪、昏迷、年老体弱、消瘦的患者。

3.局部潮湿或排泄物刺激。

4.出汗,大、小便失禁等都会污湿床单,影响皮肤的防御功能,使皮肤变得潮湿、易破,加上尿液和粪便的刺激作用,很容易发生褥疮。

5.全身营养不良和水肿的患者皮肤都较薄,抵抗力弱,受力后很容易破损,受压后缺血、缺氧情况也较正常皮肤严重,发生褥疮的危险性更大。

(三)力学机制

造成褥疮的物理力主要是压力、摩擦力和剪力,通常是 2~3 种力联合作用所致。

1.垂直性压力

垂直方向的压力作用于皮肤,是导致褥疮的最重要因素。局部长时间承受超过正常毛细血管压的压迫,单位面积承受的压力越大,产生组织坏死所需的时间越短。持续受压在 2 小时以上,就能引起组织不可逆的损害。

2.摩擦力

摩擦力作用于皮肤,会直接损伤皮肤的角质层。患者在床上活动或坐轮椅时,皮肤随时都可能受到床单和轮椅坐垫表面的逆行阻力摩擦。如皮肤被擦伤后受到汗、尿、粪等浸渍时,易发生褥疮。

3.剪切力

剪切力是因两层组织相邻表面间的滑行,产生进行性的相对移位所引起,是由摩擦力和压力相加而成,与体位关系密切。当患者取半坐卧位时,可使身体下滑,皮肤与床铺出现平行的摩擦力,加上皮肤垂直方向的重力,从而导致剪切力的发生。剪切力使这些组织拉开,因而造成皮肤组织损伤。

三、易于发生褥疮的患者

1.截瘫、偏瘫、昏迷等失去知觉的患者。

2.活动能力差的年老卧床患者。

3.极度瘦弱、骨隆突处皮肤菲薄的患者。

4.高热多汗、大小便失禁等经常受潮湿等刺激的患者。

5.打石膏、用夹板、上牵引及应用约束带的患者。

6.蛋白质及维生素缺乏等营养不良的患者。

四、褥疮的易发部位

褥疮好发于受压和缺乏脂肪组织保护、无肌肉包裹或肌层较薄的骨骼隆突处,最好发于尾骶部,而且与卧位密切相关。

1.仰卧位时,枕骨粗隆、肩胛骨、肘部、尾骶部及足跟处好发。

2.侧卧位时,耳郭、肩峰、肋骨、股骨粗隆、膝关节的内外侧及内外踝处好发。

3.俯卧位时,面颊和耳郭部、肩峰、女性的乳房、男性的生殖器,以及髂前上棘、膝部和足尖等部位好发。

五、褥疮的分期

褥疮的发生是一个渐进的过程,根据褥疮的发展过程和轻重程度不同,可分为 3 期。

(一)瘀血红润期

又称一度褥疮。为褥疮初期,损伤仅限于表皮。局部皮肤受压或受到潮湿刺激后,出现暂时性血液循环障碍,受压皮肤呈暗红色,并有肿、热、麻木或有触痛。

(二)炎性浸润期

又称二度褥疮。红肿部位如果继续受压,血液循环仍得不到改善,组织缺血缺氧,损伤延伸到皮下脂肪层。受损皮肤呈紫红色,皮下有硬结,有疼痛感。表皮因水肿变薄,并有炎性渗出,形成大小不一的水疱。水疱破溃后,表皮易脱落而形成潮湿红润的溃疡面。

(三)溃疡期

又称三度褥疮。静脉血液回流受到严重障碍,局部瘀血致血栓形成,组织缺血缺氧。此期损伤已侵犯到肌层。轻者,表皮水疱逐渐扩大破溃,真皮创面有黄色渗出物;感染后,脓液流出,溃疡形成;重者,坏死组织侵入真皮下层和肌层,脓性分泌物增多,坏死组织呈黑色,有臭味,感染向周围及深部扩展,可达骨骼。若细菌及毒素侵入血液循环,还可造成败血症。

六、褥疮的预防与护理

根据患者的活动能力、营养状况、循环状况及排泄状况等评估其发生褥疮的危险性。易发生褥疮的高危人群应该定时观察其受压部位的皮肤情况,并注意记录,同时采取预防措施。

褥疮的预防的关键措施在于消除其发生的诱因。因此,护士在工作中应做到勤观察、勤翻身、勤按摩、勤擦洗、勤更换、勤整理、勤交班。交接班是要严格细致地交接局部皮肤情况及护理措施。

(一)避免局部长期受压

1.鼓励和协助卧床患者经常更换卧位:①一般每 2 小时翻身 1 次,并视患者病情及局部受压情况及时予以调整,建立床头翻身记录卡;翻身时切忌推、拉、拖等动作,以防擦破皮肤;有条件可使用帮助患者翻身的电动转床;②患者采取半坐卧位时,床头抬高勿超过 45°,避免患者滑向床尾,避免剪切力产生。

2.保护骨隆突处和支持身体空隙处:①将患者体位安置妥当后,可在身体空隙处垫软枕、海绵垫或一些经特殊设计的垫褥;②对易受压的部位,可采用使受压处悬于空隙中的"架格法",如用床上支被架撑起盖被,减轻被褥对足部的压迫;用棉褥或软枕铺在床垫上留出空隙,有利于减轻对骨隆突处的压力;如应用气垫床,交替和分解受压部位的压力;③对使用石膏、夹板或牵引的患者,衬垫应平整、松软适度;应注意观察骨骼突出部位的衬垫,仔细观察局部皮肤和肢端皮肤颜色改变的情况,认真听取患者的反映,适当予以调节。

(二)避免潮湿、摩擦及排泄物的刺激

1.保持皮肤清洁干燥:大小便失禁、出汗及分泌物多的患者应及时擦洗干净,保护皮肤免受刺激,局部可涂凡士林软膏,小儿要勤换尿布。不可让患者直接卧于橡胶单或塑料布上,患者使用的床单应保持清洁、平整、无碎屑,以减少或避免摩擦力产生。

2.不可使用破损的便盆,以防擦伤皮肤。使用便盆时避免拖拉动作,可以在便器边缘垫柔软的布垫,避免皮肤直接接触瓷面。

(三)促进局部血液循环

对易发生褥疮的患者,要常检查,用温水擦澡、用湿热毛巾擦背或行局部按摩。根据患者情况和设施,有选择地实施手法按摩、电动按摩或红外线灯照射等方法促进局部血液循环。

1.全背按摩法:协助患者俯卧或侧卧,露出背部。先以温水擦洗,再以双手蘸少许 50% 乙醇溶液,斜站在患者一侧,从患者骶尾部开始,沿脊柱两侧边缘向上按摩。至肩部时用环状动作。按摩后,手再轻轻滑至臀部及尾骨处。如此有节奏按摩数次,再以拇指指腹由骶尾部开始沿脊柱按摩至第 7 颈椎处。

2.局部按摩法:蘸少许 50% 乙醇溶液,以手掌的大、小鱼际部分紧贴皮肤,做压力均匀的环形按摩,由轻到重,由重到轻,每次 3～5 分钟。

(四)改善机体营养状况

营养不良是导致褥疮发生的内因之一,又可影响褥疮的愈合。因此,在病情许可的条件下,应为患者提供高蛋白质、高维生素的饮食,增强机体抵抗力和组织修补能力,补充矿物质,如适量口服硫酸锌,以促进慢性溃疡的愈合。

(五)增加患者的活动

尽可能避免给患者使用约束带和镇静药,在病情许可时,协助患者进行关节活动范围练习,鼓励患者及早离床活动。

(六)增加患者及其家属相关健康知识

通过健康教育使患者及其家属了解活动及各项褥疮预防措施的重要意义,学会自行检查易发褥疮部位的皮肤状况并能做出判断;教会患者及家属利用简便可行的方法减轻皮肤受压程度和有计划地进行身体的活动。

七、褥疮的治疗和护理

若局部已发生褥疮,则应在全身预防护理的基础上,根据具体情况给予相应的治疗和护理。

(一)瘀血红润期

此期的护理重点是及时除去引发褥疮的因素,避免褥疮继续发展。主要的护理措施为增加翻身次数,避免局部继续受压;避免摩擦、潮湿和排泄物的刺激;改善局部血液循环可采用湿热敷、红外线或紫外线照射等方法,但不提倡局部按摩,以防摩擦造成进一步的损害。

(二)炎性浸润期

此期护理的关键是保护皮肤,预防感染。对未破小水疱要减少摩擦,可用无菌敷料保护,防止破裂,促进水疱自行吸收;大水疱用无菌注射器抽出疱内液体,消毒局部皮肤,再用无菌敷料包扎。

(三)溃疡期

此期的护理原则是解除压迫,清洁创面,除腐生新,促进愈合。治疗的基本方法是清创后用无菌,敷料包扎。用生理盐水、0.02％呋喃西林、1：5000 高锰酸钾等溶液清洗创面。对溃疡较深、引流不畅者,可用 3％过氧化氢溶液冲洗去除坏死组织,抑制细菌生长;局部可涂擦 3％~5％碘酊,促进疮面干燥收敛。此外一些中药膏剂、散剂,有促进局部疮面血液循环,促进组织生长的作用;氧疗、小功能氦-氖激光分点照射和红光加紫外线照射等方法也可作为治疗褥疮的手段。

第三节　头发护理

头发的状态可反映出身体的健康情况及精神状态。头发护理是全身卫生护理的一部分,通过头发护理,不仅可以更全面地观察患者的病情,而且可使头发整洁美观,减除痒感,增进患者舒适,增强患者的自尊心和恢复健康的自信心;同时使头皮得到按摩,刺激血液循环,增进毛囊的营养、头发的代谢,预防感染,并起到预防和灭除虱蚤的作用。

一、床上梳发

(一)目的

1.协助不能自理的患者保持头发整洁美观。

2.维护患者的自尊,增进患者舒适。

(二)用物

治疗巾、30％乙醇和纸袋、梳子(患者自备),必要时备发卡和橡皮圈。

(三)操作步骤

1.核对床号、姓名,向患者及家属解释,评估患者头发状况。

2.备齐用物携至患者床旁,再次核对床号、姓名。

3.对卧床患者,铺治疗巾于枕头上,协助患者把头转向一侧。对可坐起的患者,协助患者坐起,铺治疗巾于肩上。

4.梳发:将头发从中间梳向两边,左手握住一股头发,由发梢逐渐梳到发根。长发或遇有打结,可将头发绕在食指上慢慢梳理,如头发已纠结成团,可用30%乙醇湿润后,再小心梳顺;同法梳理另一边。

5.根据患者需要编辫或扎成束,将脱落头发置于纸袋中,撤下治疗巾。

6.协助患者采取舒适卧位,整理床单位,清理用物。

7.洗手后,记录执行时间、评估情况及护理后效果。

二、床上洗发

(一)目的

1.协助长期卧床患者取出头发、头皮污垢及头皮屑,促进头皮的血液循环和毛囊营养,使患者清洁、整齐、舒适、美观,维护患者的自尊。

2.为经过灭虱处理后患者洗净头发。

(二)用物

1.治疗车上备洗发槽,治疗盘内置小橡胶单及大、中毛巾各1条,眼罩或纱布,别针,不吸水棉球2只。

2.纸袋、洗发液(膏)、梳子、小镜子、护肤霜(患者自备)。

3.水壶(内盛40~45℃热水)、污水桶,必要时备电吹风。

(三)操作步骤

1.备物至床前,核对床号、姓名,向患者及家属解释,评估患者头发状况及病情。

2.环境准备:根据季节关窗或开窗,室温以24±2℃为宜。必要时用屏风遮挡,按需给予便盆。

3.摇平床头,垫小橡胶单及大毛巾于枕上,松开患者衣领向内反折,将中毛巾围于颈部,以别针固定。协助患者斜角仰卧,移枕于肩下,嘱患者屈膝,垫膝枕于双膝下,使患者体位安全舒适。置洗发槽于患者后颈部,使患者颈部枕于突起处,头部在槽中,槽开口出水处下接污水桶。用棉球塞双耳,用眼罩或纱布遮盖患者双眼或嘱其闭上眼睛。

4.洗发:试水温后,用少许热水沾湿患者头发,询问患者感觉,确定水温合适后,用水壶倒热水充分湿润头发;倒洗发液于手掌,涂遍头发。用指尖指腹部揉搓头皮和头发,揉搓力量适中,揉搓方向由发际向头顶部;使用梳子,除去落发,置于纸袋中;用热水冲洗头发,直至洗净为止。

5.擦干、梳理头发:洗发毕,解下颈部毛巾,包住头发并擦干;移去洗发槽,除去眼上的纱布或眼罩及耳道内的棉球;协助患者平卧;用吹风机吹干头发,梳理成患者习惯的式样。

6.整理和记录:移去小橡胶单,置回枕头,协作患者躺卧舒适;整理床铺,清理用物;洗手后,记录执行时间及护理效果。

(四)注意事项

1.要随时观察患者的一般情况,如患者出现面色、脉搏、呼吸异常,应立即停止操作。衰弱患者不宜洗发。操作中随时与患者交流,了解其感受及需要,并及时给予适当处理。

2.洗发时,应防止水流入眼及耳内,避免颈部皮肤与洗发槽缘直接接触,保护衣领,避免沾湿衣服和床单;揉搓力量适中,避免用指甲抓,以防抓伤头皮。

3.注意室温和水温的调节,及时擦干头发,防止患者受凉。

三、头虱、虮卵的灭除法

虱可接触传播,寄生于人体后,不仅使局部皮肤发痒,使患者抓破皮肤而引起感染,还可传播流行性斑疹伤寒、回归热等疾病。因此发现患者有虱应立即进行灭虱。虱寄生于人体的有体虱、头虱、阴虱等。对有体虱、阴虱者,应剃去腋毛、阴毛,用纸包裹焚烧,并换下衣服进行消毒处理。对有头虱者,行灭头虱术。

(一)目的

及时杀灭虱子和虮卵、解除患者痛苦,预防头虱蔓延及传染疾病。

(二)用物

1.同洗发用物(减去大毛巾),另加治疗巾2条、别针、隔离衣。

2.箆子(齿间嵌少许棉花),治疗碗内盛灭虱药液(10％百部草乙酸浸出液或百部草煎液300～500mL)、纱布、塑料帽子、隔离衣、手套、布口袋、纸袋、清洁衣裤和被服。

(三)操作步骤

以女患者灭头虱法为例。

1.备齐用物至患者处,核对床号、姓名,向患者及家属解释,评估患者病情,确定灭虱方法及所需用物,取得合作(必要时先动员患者剪短头发,剪下的头发用纸包裹焚烧)。

2.护士穿隔离衣、戴手套,以免受虱、虮传染。

3.按洗头法做好准备,将头发分为若干小股,用纱布蘸百部酊,按顺序擦遍头发。同时用手揉搓,使之湿透全部头发,反复揉搓10分钟后用帽子包住头发。

4.24小时后,取下帽子,用箆子箆去死虱和虮卵,并洗发。如发现仍有活虱,须重复用百部酊杀灭。

5.更衣、整理:灭虱完毕,为患者更换衣裤被服,将污衣裤和被服放入布口袋内。整理床单位、清理用物。凡患者用过的布类和接触过的隔离衣等均应装入袋内,扎好袋口送高压蒸汽灭菌;箆子上除下的棉花,用纸包好焚烧。梳子和箆子消毒后用刷子洗净。

四、注意事项

1.如病情允许,灭虱应在治疗室进行,以保护患者的自尊。

2.操作中避免虱、虮传播。

3.使用百部酊时,防止药液沾污患者的面部及眼部。用药后注意观察患者局部及全身反应。

五、灭虱药液制剂

灭虱药液配制法：取百部 30g 放于瓶中，加 50％乙醇或 65 度白酒 100mL，再加 100％乙酸 1mL，盖严瓶盖，48 小时后制得药液，可供使用。也可用食醋代替乙酸，取食醋 30mL，70％乙醇 70mL，百部 30g 配制药液。另有市售灭虱香渡(内为 1％二氯苯醚菊酯)或灭虱洗头膏也可用于灭虱。

第八章 消化疾病的护理

第一节 反流性食管炎

反流性食管炎(RE)是指胃、十二指肠内容物反流入食管所引起的食管黏膜炎症、糜烂、溃疡和纤维化等病变,甚至引起咽喉、气道等食管以外的组织损害。其发病男性多于女性,男女比例大约为(2~3):1,发病率为 1.92%。随着年龄的增长,食管下段括约肌收缩力的下降,胃、十二指肠内容物自发性反流,而使老年人反流性食管炎的发病率有所增加。

一、病因与发病机制

(一)抗反流屏障削弱

食管下括约肌是指食管末端 3~4cm 长的环形肌束。正常人静息时压力为 10~30mmHg(1.3~4.0kPa),为一高压带,防止胃内容物反流入食管。由于年龄的增长,机体老化导致食管下括约肌的收缩力下降引起食物反流。一过性食管下括约肌松弛也是反流性食管炎的主要发病机制。

(二)食管清除作用减弱

正常情况下,一旦发生食物的反流,大部分反流物通过 1~2 次食管自发和继发性的蠕动性收缩将食管内容物排入胃内,即容量清除,剩余的部分则由唾液缓慢地中和。老年人食管蠕动缓慢和唾液产生减少,影响了食管的清除作用。

(三)食管黏膜屏障作用下降

反流物进入食管后,可以凭借食管上皮表面黏液、不移动水层和表面 HCO_3^-、复层鳞状上皮等构成上皮屏障,以及黏膜下丰富的血液供应构成的后上皮屏障,发挥其抗反流物对食管黏膜损伤的作用。随着机体老化,食管黏膜逐渐萎缩,黏膜屏障作用下降。

二、护理评估

(一)健康史

询问患者的饮食结构及习惯、有无长期服用药物史。

(二)身体评估

1.反流症状

反酸、反食、反胃(指胃内容物在无恶心和不用力的情况下涌入口腔)、嗳气等,多在餐后明显或加重,平卧或躯体前屈时易出现。

2.反流物引起的刺激症状

胸骨后或剑突下烧灼感、胸痛、吞咽困难等。常由胸骨下段向上伸延,常在餐后 1h 出现,平卧、弯腰或腹压增高时可加重。反流物刺激食管痉挛导致胸痛,常发生在胸骨后或剑突下。严重时可为剧烈刺痛,可放射到后背、胸部、肩部、颈部、耳后,有的酷似心绞痛的特点。

3.其他症状

咽部不适,有异物感、棉团感或堵塞感,可能与酸反流引起食管上段括约肌压力升高有关。

4.并发症

(1)上消化道出血:因食管黏膜炎症、糜烂及溃疡可以导致上消化道出血。

(2)食管狭窄:食管炎反复发作致使纤维组织增生,最终导致瘢痕性狭窄。

(3)Barrett 食管:在食管黏膜的修复过程中,食管-贲门交界处 2cm 以上的食管鳞状上皮被特殊的柱状上皮取代,称之为 Barrett 食管。Barrett 食管发生溃疡时,又称 Barrett 溃疡。Barrett 食管是食管癌的主要癌前病变,其腺癌的发生率较正常人高 30~50 倍。

(三)辅助检查

1.内镜检查

内镜检查是反流性食管炎最准确、最可靠的诊断方法,能判断其严重程度和有无并发症,结合活检可与其他疾病相鉴别。

2.24h 食管 pH 监测

应用便携式 pH 记录仪在生理状态下对患者进行 24h 食管 pH 连续监测,可提供食管是否存在过度酸反流的客观依据。在进行该项检查前 3 日,应停用抑酸药与促胃肠动力的药物。

3.食管线钡 X 线检查

对不愿意接受或不能耐受内镜检查者行该检查。严重患者可发现阳性 X 线征。

(四)心理社会状况

反流性食管炎长期持续存在,病情反复、病程迁延,因此患者会出现食欲减退,体重下降,导致患者心情烦躁、焦虑;合并消化道出血时会使患者紧张、恐惧。应注意评估患者的情绪状态及对本病的认知程度。

三、常见护理诊断及问题

(一)疼痛:胸痛

与胃食管黏膜炎性病变有关。

(二)营养失调:低于机体需要量

与害怕进食、消化吸收不良等有关。

(三)有体液不足的危险

与合并消化道出血引起活动性体液丢失、呕吐及液体摄入量不足有关。

(四)焦虑

与病情反复、病程迁延有关。

(五)知识缺乏

缺乏对反流性食管炎病因和预防知识的了解。

四、诊断要点与治疗原则

(一)诊断要点

临床上有明显的反流症状,内镜下有反流性食管炎的表现,食管过度酸反流的客观依据即可做出诊断。

(二)治疗原则

以药物治疗为主,对药物治疗无效或发生并发症者可做手术治疗。

1.药物治疗

目前多主张采用递减法,即开始使用质子泵抑制剂加促胃肠动力药,迅速控制症状,待症状控制后再减量维持。

(1)促胃肠动力药:目前主要常用的药物是西沙必利。常用量为每次 5～15mg,每天 3～4 次,疗程 8～12 周。

(2)抑酸药。①H_2受体拮抗剂(H2RA):西咪替丁 400mg、雷尼替丁 150mg、法莫替丁 20mg,每日 2 次,疗程 8～12 周。②质子泵抑制剂(PPI):奥美拉唑 20mg、兰索拉唑 30mg、泮托拉唑 40mg、雷贝拉唑 10mg 和埃索美拉唑 20mg,一日 1 次,疗程 4～8 周。③抗酸药:仅用于症状轻、间歇发作的患者作为临时缓解症状用。

反流性食管炎有并发症或停药后很快复发者,需要长期维持治疗。H_2RA、西沙必利、PPI 均可用于维持治疗,其中以 PPI 效果最好。维持治疗的剂量因患者而异,以调整至患者无症状的最低剂量为合适剂量。

2.手术治疗

手术为不同术式的胃底折叠术。手术指征为:①严格内科治疗无效。②虽经内科治疗有效,但患者不能忍受长期服药。③经反复扩张治疗后仍反复发作的食管狭窄。④确证由反流性食管炎引起的严重呼吸道疾病。

3.并发症的治疗

(1)食管狭窄:大部分狭窄可行内镜下食管扩张术治疗。扩张后予以长程 PPI 维持治疗可防止狭窄复发。少数严重瘢痕性狭窄需行手术切除。

(2)Barrett 食管:药物治疗是预防 Barrett 食管发生和发展的重要措施,必须使用 PPI 治疗及长期维持。

五、护理措施

(一)一般护理

为减少平卧时及夜间反流可将床头抬高 15～20cm。避免睡前 2h 内进食,白天进餐后亦不宜立即卧床。应避免食用使食管下括约肌压力降低的食物和药物,如高脂肪、巧克力、咖啡、浓茶及硝酸甘油、钙拮抗剂等。应戒烟及禁酒。减少一切影响腹压增高的因素,如肥胖、便秘、紧束腰带等。

(二)用药护理

遵医嘱给予药物治疗,注意观察药物的疗效及不良反应。

1.H_2受体拮抗剂

药物应在餐中或餐后即刻服用,若需同时服用抗酸药,则两药应间隔 1h 以上。若静脉给药应注意控制速度,过快可引起低血压和心律失常。西咪替丁对雄性激素受体有亲和力,可导致男性乳腺发育、阳痿以及性功能紊乱,应做好解释工作。该药物主要通过肾排泄,用药期间应监测肾功能。

2.质子泵抑制剂

奥美拉唑可引起头晕,应嘱患者用药期间避免开车或做其他必须高度集中注意力的工作。兰索拉唑的不良反应包括荨麻疹、皮疹、瘙痒、头痛、口苦、肝功能异常等,轻度不良反应不影响继续用药,较严重时应及时停药。泮托拉唑的不良反应较少,偶可引起头痛和腹泻。

3.抗酸药

该药在饭后 1h 和睡前服用。服用片剂时应嚼服,乳剂给药前应充分摇匀。抗酸剂应避免与奶制品、酸性饮料及食物同时服用。

(三)饮食护理

(1)指导患者有规律地定时进餐,饮食不宜过饱,选择营养丰富,易消化的食物。避免摄入过咸、过甜、过辣的刺激性食物。

(2)制订饮食计划:与患者共同制订饮食计划,指导患者及家属改进烹饪技巧,增加食物的色、香、味,刺激患者食欲。

(3)观察并记录患者每天进餐次数、量、种类,以了解其摄入营养素的情况。

六、健康指导

(一)疾病知识的指导

向患者及家属介绍本病的有关病因,避免诱发因素。保持良好的心理状态,平时生活要有规律,合理安排工作和休息时间,注意劳逸结合,积极配合治疗。

(二)饮食指导

指导患者加强饮食卫生和饮食营养,养成有规律的饮食习惯;避免过冷、过热、辛辣等刺激性食物及浓茶、咖啡等饮料;嗜酒者应戒酒。

(三)用药指导

根据病因及病情进行指导,嘱患者长期维持治疗,介绍药物的不良反应,如有异常及时复诊。

第二节 慢性胃炎

慢性胃炎是由不同原因引起的胃黏膜慢性炎症。病变可局限于胃的一部分(常见于胃窦部),也可累及整个胃部。慢性胃炎一般可分为慢性浅表性胃炎、慢性萎缩性胃炎两大类,前者是慢性胃炎中最常见的一种,约占 60%～80%,后者则由于易发生癌变而受到人们的关注。慢性胃炎的发病率随年龄增长而增加。

一、护理要点

合理应用药物,及时对症处理;戒除烟酒嗜好,养成良好的饮食习惯;做好健康指导,保持良好心理状态;重视疾病变化,定期检查随访。

二、护理措施

(1)慢性胃炎的患者应立即解除疲劳的工作状态而加强休息,必要时卧床休息。患者应撇开一切烦恼,保持安详、乐观的人生态度。周围环境应保持清洁、卫生和安静。可以听一点轻音乐,将有助于慢性胃炎的康复。

(2)改变不规律进食、过快进食或暴饮暴食等不良习惯,养成定时、定量规律进食的好习惯。进食宜细嚼慢咽,使食物与唾液充分混合,减少对胃黏膜的刺激。

(3)停止进食过冷、过烫、辛辣、高钠、粗糙的食物。患者最好以细纤维素、易消化的面食为主食。

(4)慢性胃炎的患者必须彻底戒除烟酒,最好也不要饮用浓茶。

(5)停止服用水杨酸类药物。对胃酸减少或缺乏者,可适当喝米醋。

三、用药及注意事项

(一)保护胃黏膜

1.硫糖铝

它能与胃黏膜中的黏蛋白结合,形成一层保护膜,是一种很好的胃黏膜保护药。同时,它还可以促进胃黏膜的新陈代谢。每次 10g,每日 3 次。

2.甘珀酸

能促使胃黏液分泌增加和胃黏膜上皮细胞寿命延长,从而形成保护黏膜的屏障,增强胃黏膜的抵抗力。每次 50～100mg,每日 3 次,对高血压患者不宜应用。

3.胃膜素

为猪胃黏膜中提取的抗胃酸多糖质,遇水变为具有附着力的黏浆,附贴于胃黏膜而起保护作用,并有制酸作用。每次 2～3g,每日 3 次。

4.麦滋林－S 颗粒

此药具有胃黏膜保护功能,最大的优点是不被肠道吸收入血,故几乎无任何不良反应。每次 0.67g,每日 3 次。

(二)调整胃运动功能

1.甲氧氯普胺

能抑制延脑的催吐化学感受器,有明显的镇吐作用;同时能调整胃窦功能,增强幽门括约肌的张力,防止和减少碱性反流。每次 5～10mg,每日 3 次。

2.吗丁啉

作用较甲氧氯普胺强而不良反应少,且不透过血脑屏障,不会引起锥体外系反应,是目前较理想的促进胃蠕动的药物。每次 10～20mg,每日 3 次。

3.西沙比利(普瑞博斯)

作用类似吗丁啉,但不良反应更小,疗效更好。每次 5mg,每日 3 次。

(三)抗酸或中和胃酸

1.甲氰咪胍

它能使基础胃酸分泌减少约 80%,使各种刺激引起的胃酸分泌减少约 70%。每次 200mg,每日 3 次。

2.泰胃美

作用比较温和,而且能符合胃的生理功能,是比较理想的治疗胃酸增多的慢性浅表性胃炎的药物。每次 400mg,每日 3 次。

(四)促胃酸分泌

1.卡尼汀

能促进胃肠功能,使唾液、胃液、胆液、胰液及肠液等的分泌增加,从而加强消化功能,有利于低酸的恢复。

2.多酶片

每片内含淀粉酶 0.12g、胃蛋白酶 0.04g、胰酶 0.12g,作用也是加强消化功能。每次 2 片,每日 3 次。

(五)抗感染

1.庆大霉素

庆大霉素口服每次 4 万 U,每日 3 次;对于治疗诸如上呼吸道炎症、牙龈炎、鼻炎等慢性炎症,有较快较好的疗效。

2.枸橼酸铋钾(De－Nol)

其主要成分是枸橼酸铋钾,具有杀灭幽门螺杆菌的作用。每次 240mg,每日 2 次。服药时间最长不得超过 3 个月,因为久服胶体铋有引起锥体外系中毒的危险。

3.三联疗法

即胶体枸橼酸铋＋甲硝唑＋四环素或阿莫西林,是当前根治幽门螺杆菌的最佳方案,根治率可达 96%。用法为:枸橼酸铋钾每次 240mg,每日 2 次;甲硝唑每次 0.4g,每日 3 次;四环素每次 500mg,每日 4 次;阿莫西林每次 1.0g,每日 4 次。此方案连服 14 天为 1 个疗程。

四、健康指导

慢性胃炎由于病程较长,治疗进展缓慢,而且可能反复发作,所以患者常有严重焦虑,而焦虑不安、精神紧张,又是慢性胃炎病情加重的重要因素之一。如此恶性循环,必将严重影响慢性胃炎的治疗。因此,对患者进行心理疏导治疗,往往能收到良好的效果。告诫患者生活要有规律,保持乐观情绪;饮食应少食多餐,戒烟酒,以清淡无刺激性易消化为宜;禁用或慎用阿司匹林等可致溃疡的药物;定期复诊,如上腹疼痛节律发生变化或出现呕血、黑便时应立即就医。

第三节　消化性溃疡

消化性溃疡是一种常见的胃肠道疾病,简称溃疡病,通常指发生在胃或十二指肠球部的溃疡,并分别称之为胃溃疡或十二指肠溃疡。事实上,本病可以发生在与酸性胃液相接触的其他胃肠道部位,包括食管下端、胃肠吻合术后的吻合口及其附近的肠襻,以及含有异位胃黏膜的 Meckel 憩室。

消化性溃疡是一组常见病、多发病,人群中患病率高达 5%～10%,严重危害人们的健康。本病可见于任何年龄,以 20～50 岁之间为多,占 80%,10 岁以下或 60 岁以上者较少。胃溃疡(GU)常见于中年和老年人,男性多于女性,二者之比约为 3:1。十二指肠球部溃疡(DU)多于胃溃疡,患病率是胃溃疡的 5 倍。

一、病因及发病机制

消化性溃疡病因和发病机制尚不十分明确,学说甚多,归纳起来有三个方面:损害因素的作用,即化学性、药物性等因素的直接破坏作用;保护因素的减弱;易感及诱发因素(遗传、性激素、工作负荷等)。目前认为胃溃疡多以保护因素减弱为主,而十二指肠球部溃疡则以损害因素的作用为主。

(一)损害因素作用

1.胃酸及胃蛋白酶分泌异常

31%～46%的 DU 患者胃酸分泌率高于正常高限(男 11.6～60.6mmol/h,女 8.0～40.1mmol/h)。因胃蛋白酶原随胃酸分泌,故患者中胃蛋白酶原分泌增加的百分比大致与胃酸分泌增加的百分比相同。

多数 GU 患者酸分泌率正常或低于正常,仅少数患者(如卓－艾综合征)酸分泌率高于正常。虽然如此,并不能排除胃酸及胃蛋白酶是某些 GU 的病因。通常认为在胃酸分泌高的溃疡患者中,胃酸和胃蛋白酶是导致发病的重要因素。

基础胃酸分泌增加可由下列因素所致:①胃泌素分泌增加(卓－艾综合征等)。②乙酰胆碱刺激增加(迷走神经功能亢进)。③组织胺刺激增加(系统性肥大细胞病或嗜碱性粒细胞白血病)。

2.药物性因素

阿司匹林、糖皮质激素、非甾体抗感染药等可直接破坏胃黏膜屏障,被认为与消化性溃疡的发病有关。

3.胆汁及胰液反流

胆酸、溶血卵磷脂及胰酶是引起一些消化性溃疡的致病因素,尤其见于某些 GU。这些 GU 患者幽门括约肌功能不全,胆汁和(或)胰酶反流入胃造成胃炎,继发 GU。

胆汁及胰液损伤胃黏膜的机制可能是改变覆盖上皮细胞表面的黏液,损伤胃黏膜屏障,使黏膜更易受胃酸和胃蛋白酶的损害。

(二)保护因素减弱

1.黏膜防护异常

胃黏膜屏障由黏膜上皮细胞顶端的一层脂蛋白膜所组成,使黏膜免受胃内容伤或在损伤后迅速地修复。黏液的分泌减少或结构异常均能使凝胶层黏液抵抗力减弱。胃黏膜血流减少导致细胞损伤与溃疡。胃黏膜缺血是严重内、外科疾病患者发生急性胃黏膜损伤的直接原因。胃小弯处易发溃疡可能与其侧枝血管较少有关。黏膜碳酸氢盐和前列腺素分泌减少亦可使黏膜防御功能降低。

2.胃肠道激素

胃肠道黏膜与胰腺的内分泌细胞分泌多种肽类和胺类胃肠道激素(胰泌素、胆囊收缩素、血管活性肠肽、高血糖素、肠抑胃肽、生长抑素、前列腺素等)。它们具有一定生理作用,主要参与食物消化过程,调节胃酸/胃蛋白酶分泌,并能营养和保护胃肠黏膜,一旦这些激素分泌和调节失衡,即易产生溃疡。

(三)易感及诱发因素

1.遗传倾向

消化性溃疡有相当高的家族发病率。曾有报告约 20%～50% 的患者有家族史,而一般人群的发病率仅为 5%～10%。许多临床调查研究表明,DU 患者的血型以"O"型多见,消化性溃疡伴并发症者也以"O"型多见,这与 50%DU 患者和 40%GU 患者不分泌 ABH 血型物质有关。DU 与 GU 的遗传易感基因不同。提示 GU 与 DU 是两种不同的疾病。GU 患者的子女患 GU 风险为一般人群的 3 倍,而 DU 患者的子女的风险则并不比一般人群高。曾有报道 62% 的儿童 DU 患者有家族史。消化性溃疡的遗传因素还直接表现为某些少见的遗传综合征。

2.性腺激素因素

国内报道消化性溃疡的男女性别比(3.9～8.5)∶1,这种差异被认为与性激素作用有关。女性激素对消化道黏膜具有保护作用。生育期妇女罹患消化性溃疡明显少于绝经期后妇女,妊娠期妇女的发病率亦明显低于非妊娠期。现认为女性性腺激素,特别是黄体酮,能阻止溃疡病的发生。

3.心理社会因素

研究认为,消化性溃疡属于心理生理疾患的范畴,特别是 DU 与心理社会因素的关系尤为密切。与溃疡病的发生有关的心理社会因素主要有:

(1)长期的精神紧张:不良的工作环境和劳动条件,长期的脑力活动造成的精神疲劳,加之睡眠不足,缺乏应有的休息和调节导致精神过度紧张。

(2)强烈的精神刺激:重大的生活事件,生活情景的突然改变,社会环境的变迁,如丧偶、离婚、自然灾害、战争动乱等造成的心理应激。

(3)不良的情绪反应:指不协调的人际关系,工作生活中的挫折,无所依靠而产生的心理上的"失落感"和愤怒、抑郁、忧虑、沮丧等不良情绪。消化系统是情绪反应的敏感器官系统,所以这些心理社会因素就会在其他一些内外致病因素的综合作用下,促使溃疡病的发生。

4.个性和行为方式

个性特点和行为方式与本病的发生也有一定关系,它既可作为本病的发病基础,又可改变疾病的过程,影响疾病的转归。溃疡病患者的个性和行为方式有以下几个特点:

(1)竞争性强,雄心勃勃。有的人在事业上虽取得了一定成就,但其精神生活往往过于紧张,即使在休息时,也不能取得良好的精神松弛。

(2)独立和依赖之间的矛盾,生活中希望独立,但行动上又不愿吃苦,因循守旧、被动、顺从、缺乏创造性、依赖性强,因而引起心理冲突。

(3)情绪不稳定,遇到刺激,内心情感反应强烈,易产生挫折感。

(4)惯于自我克制。情绪虽易波动,但往往喜怒不形于色,即使在愤怒时,也常常是"怒而不发",情绪反应被阻抑,导致更为强烈的自主神经系统功能紊乱。

(5)其他,性格内向、孤僻、过分关注自己、不好交往、自负、焦虑、易抑郁、事无巨细、刻求井井有条等。

5.吸烟

吸烟与溃疡发病是否有关,尚不明确。但流行病学研究发现溃疡患者中吸烟比例较对照组高;吸烟量与溃疡病流行率呈正相关;吸烟者死于溃疡病者比不吸烟者多;吸烟者的 DU 较不吸烟者难愈合;吸烟者的 DU 复发率比不吸烟者高。吸烟与 GU 的发病关系则不清楚。

6.酒精及咖啡饮料

两者都能刺激胃酸分泌,但缺乏引起胃、十二指肠溃疡的确定依据。

二、症状和体征

(一)疼痛

溃疡疼痛的确切机制尚不明确。较早曾提出胃酸刺激是溃疡疼痛的直接原因。因溃疡疼痛发生于进餐后一段时期,此时胃内胃酸浓度达到最高水平。然而,以酸灌注溃疡病患者却不能诱发疼痛;"酸理论"亦不能解释十二指肠溃疡疼痛。由于溃疡痛与胃内压力的升高同步,故胃壁肌紧张度增高与十二指肠球部痉挛均被认为是溃疡痛的原因。溃疡周围水肿与炎症区域的肌痉挛,或溃疡基底部与胃酸接触可引起持续烧灼样痛。给溃疡病患者服用安慰剂,发现其具有与抗酸剂同样的缓解疼痛疗效,进食在有些患者反而会加重疼痛,因此溃疡疼痛的另一种机制可能与胃、十二指肠运动功能异常有关。

1.疼痛的性质与强度

溃疡痛常为绞痛、针刺样痛、烧灼样痛和钻痛,也可仅为烧灼样感或类似饥饿性胃收缩感以至难与饥饿感相区别。疼痛的程度因人而异,多数呈钝痛,可忍受,无须立即停止工作。老年人感觉迟钝,疼痛往往较轻。少数则剧痛,需使用止痛剂才可缓解。约 10% 的患者在病程中不觉疼痛,直至出现并发症时才被诊断,故被称之为无痛性溃疡。

2.疼痛的部位和放射

无并发症的 GU 的疼痛部位常在剑突下或上腹中线偏左;DU 多在剑突下偏右,范围较局限。疼痛常不放射。一旦发生穿透性溃疡或溃疡穿孔,则疼痛向背部、腹部其他部位,甚至肩部放射。有报道在一些吸烟的溃疡病患者,疼痛可向左下胸放射,类似心绞痛,称为胃心综合征。患者戒烟和溃疡治愈后,左下胸痛即消失。

3.疼痛的节律性

消化性溃疡病中一项最特别的表现是疼痛的出现与消失呈节律性,这与胃的充盈和排空有关。疼痛常与进食有明显关系。GU 疼痛多在餐后 0.5～2h 出现,至下餐前消失,即有“进食→疼痛→舒适”的规律。

DU 疼痛多在餐后 3～4h 出现,进食后可缓解,即有“进食→舒适→疼痛”的规律。疼痛还可出现在晚间睡前或半夜痛醒,称为夜间痛。

4.疼痛的周期性

消化性溃疡的疼痛发作可延续数天或数周后自行缓解,称为溃疡痛小周期。每逢深秋至冬春季节交替时疼痛发作,构成溃疡痛的大周期。

溃疡病病程的周期性原因不明,可能与机体全身反应,特别是神经系统兴奋性的改变有关,也与气候变化和饮食失调有关。一般饮食不当,情绪波动,气候突变等可加重疼痛;进食、饮牛奶、休息、局部热敷、服制酸药物可缓解疼痛。

(二)胃肠道症状

1.恶心、呕吐

溃疡病的呕吐为胃性呕吐,属反射性呕吐。呕吐前常有恶心且与进食有关。但恶心与呕吐并非是单纯性胃、十二指肠溃疡的症状。消化性溃疡患者发生呕吐很可能伴有胃潴留或与幽门附近溃疡刺激有关。刺激性呕吐于进食后迅速发生,患者在呕吐大量胃内容物后感觉轻松。幽门梗阻胃潴留所致呕吐很可能发生于清晨,呕吐物中含有隔宿的食物,并带有酸馊气味。

2.嗳气与胃灼热

(1)嗳气可见于溃疡病患者,此症状无特殊意义。多见于年轻的 DU 患者,可伴有幽门痉挛。

(2)胃灼热(亦称烧心)是位于心窝部或剑突后的发热感,见于 $60\%\sim80\%$ 溃疡病患者,患者多有高酸分泌。可在消化性溃疡发病之前多年发生。胃灼热与溃疡痛相似,有在饥饿时与夜间发生的特点,且同样具有节律性与周期性。胃灼热发病机制仍有争论,目前多认为是由于反流的酸性胃内容物刺激下段食管的黏膜引起。

3.其他消化系统症状

消化性溃疡患者食欲一般无明显改变,少数有食欲亢进。由于疼痛常与进食有关,往往不敢多食。有些患者因长期疼痛或并发慢性胃、十二指肠炎,胃分泌与运动功能减退,导致食欲减退,这较多见于慢性 GU。有些 DU 患者有周期性唾液分泌增多,可能与迷走神经功能亢进有关。

痉挛性便秘是消化性溃疡常见症状之一,但其原因与溃疡病无关,而与迷走神经功能亢进,严重偏食使纤维食物摄取过少以及药物(铝盐、铋盐、钙盐、抗胆碱能药)的不良反应有关。

(三)全身性症状

除胃肠道症状外,患者可有自主神经功能紊乱的症状,如缓脉、多汗等。久病更易出现焦虑、抑郁和失眠等精神症状。疼痛剧烈影响进食者可有消瘦及贫血。

三、并发症

约 1/3 的消化性溃疡患者病程中出现出血、穿孔或梗阻等并发症。

(一)出血

出血是消化性溃疡最常见的并发症,见于 $15\%\sim20\%$ 的 DU 和 $10\%\sim15\%$ GU 患者。它标志着溃疡病变处于高度活动期。发生出血的危险率与病期长短无关,约 1/3~1/4 患者发生出血时无溃疡病史。出血多见于寒冷季节。

出血是溃疡腐蚀血管所致。急性出血最常见现象为黑便和呕血。仅 $50\sim75mL$ 的少量出血即可表现为黑便。GU 者大量出血时有呕血伴黑便。DU 则多为黑便,量多时反流入胃亦可表现为呕血。如大量血流快速通过胃肠道,粪色则为暗红或酱色。大量出血导致急性循环血量下降,出现体位性心动过速、血压脉压差减小和直立性低血压,严重者发生休克。

(二)穿孔

溃疡严重,穿破浆膜层可致:十二指肠内容物经过溃疡穿孔进入腹膜腔即游离穿孔;溃疡侵蚀穿透胃、十二指肠壁,但被胰、肝、脾等实质器官所封闭而不形成游离穿孔;溃疡扩展至空腔脏器如胆总管、胰管、胆囊或肠腔形成瘘管。

$6\%\sim11\%$ 的 DU 和 $2\%\sim5\%$ 的 GU 患者发生游离穿孔,甚至以游离穿孔为起病方式。老年男性及服用非类固醇抗感染药者较易发生游离穿孔。十二指肠前壁溃疡容易穿孔,偶有十二指肠后壁溃疡穿孔至小网膜囊引起背痛而非弥散性腹膜炎症。GU 穿孔多位于小弯处。

游离穿孔的特点为突然出现、发展很快,有持续的剧烈疼痛。痛始于上腹部,很快发展为全腹痛,活动可加剧,患者多取仰卧不动的体位。腹部触诊压痛明显,腹肌广泛板样强直。由于体液向腹膜腔内渗出,常有血压降低、心率加快、血液浓缩及白细胞增高,而少有发热。16%患者血清淀粉酶轻度升高。75%患者的直立位胸腹部 X 线可见游离气体。经鼻胃管注入400~500mL 空气或碘造影剂后摄片,更易发现穿孔。有时,游离穿孔的临床表现可不典型:如穿孔很快闭合,腹腔细菌污染很轻,临床症状可很快自动改善;老年或有神经精神障碍者,腹痛及腹部体征不明显,仅表现为原因不明的休克;体液缓慢渗漏入腹膜腔而集积于右结肠旁沟,临床表现似急性阑尾炎。

溃疡穿孔至胰腺者通常有难治性溃疡疼痛。十二指肠后壁穿透者血清淀粉酶及脂酶水平可升高。偶尔,穿孔可引起瘘管,如十二指肠穿孔至胆总管瘘管,胃溃疡穿通至结肠或十二指肠瘘管。穿孔病死率约为 5%~15%,而靠近贲门的高位胃溃疡的病死率更高。

(三)幽门梗阻

约 5%DU 和幽门溃疡患者出现幽门梗阻。梗阻由水肿、平滑肌痉挛、纤维化或诸种因素合并所致,梗阻多为溃疡病后期表现。消化性溃疡并发梗阻的病死率为 7%~26%。

由于梗阻使胃排空延缓,患者常出现恶心呕吐、上腹部饱满、胀气、食欲减退、早饱、畏食和体重明显下降。上腹痛经呕吐后可暂时缓解。呕吐多在进食后 1h 或更长时间后出现,吐出量大,为不含胆汁的未消化食物,此种症状可持续数周至数月。体格检查可见血容量不足征象(低血压、心动过速、皮肤黏膜干燥),上腹部蠕动波及胃部振水音。

实验室检查常有血液浓缩、肾前性氮质血症等血容量不足征象及呕吐引起的低钾低氯代谢性碱中毒。若体重丧失明显,可出现低蛋白血症。

(四)癌变

少数 GU 发生癌变,发生率不详。凡 45 岁以上患者,内科积极治疗无效者以及营养状态差、贫血、粪便隐血试验持续阳性者均应做钡餐、纤维胃镜检查及活组织病理检查,以尽早发现癌变。

四、检查

(一)血清胃泌素含量

放免法检测胃泌素可检出卓-艾综合征及其他高胃酸分泌性消化性溃疡。未服过大剂量的抗酸剂、H_2 受体拮抗剂或质子泵抑制剂等药者,如空腹血清胃泌素水平＞200pg/mL,应测定胃酸分泌量,以明确是否由于恶性贫血、萎缩性胃炎、胃癌或迷走神经切除等因素胃泌素反馈性增高。血清胃泌素含量及基础酸排量均增加仅见于少数疾病。测定静脉注射胰泌素后的血清胃泌素浓度,有助于确诊诊断不明的卓-艾综合征。

(二)胃酸分泌试验方法

是在透视下将胃管置入胃内,管端位于胃窦,以吸引器吸取胃液,测定每次吸取的胃液量及酸浓度。健康人胃酸分泌量。GU 的酸排量与正常人相似,而 DU 则空腹和夜间均维持较高水平。胃酸分泌幅度在正常人和消化性溃疡患者之间重迭,GU 与 DU 之间亦有重迭,故胃酸分泌检查对溃疡病的定性诊断意义不大。对缺乏胃酸的溃疡病,应疑有癌变;胃酸很高,基础酸排量和最高酸排量明显增高,则提示胃泌素瘤可能。

(三)X 线钡餐检查

X 线钡餐检查是确定诊断的有效方法,尤其对临床表现不典型者。消化性溃疡在 X 线征象上出现形态和功能的改变,即直接征象与间接征象。由钡剂充填溃疡形成龛影为直接征象,是最可靠的诊断依据。溃疡病周围组织的炎性病变与局部痉挛产生钡餐检查时的局部压痛或激惹现象及溃疡愈合形成瘢痕收缩使局部变形均属于间接征象。

(四)纤维胃镜检查

胃镜检查对消化性溃疡的诊断和鉴别诊断有很大价值。该检查可以发现 X 线所难以发现的浅小溃疡,确切地判断溃疡的部位、数目、大小、深浅、形态及病期(活动期、愈合期、瘢痕期),对随访溃疡的过程和判定治疗的效果有价值。胃镜检查还可在直视下作胃黏膜活组织检查等,故对溃疡良性、恶性的鉴别价值较大。

(五)粪便隐血试验

溃疡活动期,溃疡面有微量出血,粪隐血试验大都阳性,治疗 1～2 周后多转为阴性。如持续阳性,则疑有癌变。

(六)幽门螺杆菌(HP)感染检查

近来 HP 在消化性溃疡发病中的重要作用备受重视。我国人群中 HP 感染率为 40％～60％。HP 在 GU 和 DU 中的检出率更是分别高达 70％～80％和 90％～100％。诊断 HP 方法有多种:①直接从活检胃黏膜中细菌培养、组织涂片或切片染色查 HP。②用尿素酶试验、^{14}C 尿素呼吸试验、胃液尿素氮检测等方法测定胃内尿素酶活性。③血清学查抗 HP 抗体。④聚合酶链式反应技术查 HP。

五、护理

(一)护理观察

1.腹痛

观察腹痛的部位、性质,强度,有无放射痛,与进食、服药的关系,腹痛有无周期性。

2.呕吐

观察呕吐物性质、气味、量、颜色、呕吐次数及与进食关系,注意有无因呕吐而致脱水和低钾、低钠血症以及低氯性碱中毒。

3.呕血和黑便

观察呕血、便血的量、次数和性质。注意出血前有无恶心、呕吐、上腹不适、血中是否混有食物,以便与咯血相区别。半数以上溃疡出血者有 38.5℃ 以下的低热,持续时间与出血时间一致,可作为出血活动的一个标志,故应每日多次测体温。

4.穿孔

由于老年人常有其他慢性病,穿孔时腹痛、腹肌紧张不明显,可无显著压痛和反跳痛,常易误诊,病死率高,应予密切观察生命体征和腹部情况。

5.幽门梗阻观察以下情况可以了解胃潴留程度

餐后 4h 后胃液量(正常＜300mL);禁食 12h 后胃液量(正常＜200mL);空腹胃注入 750mL 生理盐水 30min 后胃液量(正常＜400mL)。

6.其他

注意观察有无影响溃疡愈合的焦虑和忧郁、饮食不节、熬夜、过度劳累、服药不正规,服用阿司匹林和肾上腺皮质激素、吸烟等。

(二)常规护理

1.休息

消化性溃疡属于典型的心身疾病,心理—社会因素对发病起着重要作用。因此,规律的生活和劳逸结合的工作安排,无论在本病的发作期或缓解期都十分重要。休息是消化性溃疡基本和重要的护理。休息包括精神休息和躯体休息。病情轻者可边工作边治疗,较重者应卧床数天至 2 周,继之休息 1~2 月。平卧休息时胆汁反流明显减少,对胃溃疡患者有利。另外应保证充足的睡眠,服用适量镇静剂。

2.戒烟、酒及其他嗜好品

吸烟者,消化性溃疡的发病率较不吸烟者多。吸烟可使溃疡恶化或延迟溃疡愈合。吸烟会削弱十二指肠液中和胃酸的能力,还能引起十二指肠液反流入胃。患者戒烟后溃疡症状明显改善。有研究认为就 DU 患者而言,戒烟比服甲氰咪胍更重要。

酒精能损坏胃黏膜屏障引起胃炎而加重症状,延迟愈合。此外,还能减弱胰泌素对胰外分泌腺分泌水和碳酸氢根的作用,降低了胰液中和胃酸的能力。临床观察也显示消化性溃疡患者停止饮酒后症状减轻,故应劝患者戒酒。

咖啡等物质能刺激胃酸与胃蛋白酶分泌,还可使胃黏膜充血,加剧溃疡病症状。故应不饮或少饮咖啡、可口可乐、茶、啤酒等。

3.饮食

饮食护理是消化性溃疡病治疗的重要组成部分。饮食护理的目的是减轻机械性和化学性刺激、缓解和减轻疼痛。合理营养有利改善营养状况、纠正贫血,促进溃疡愈合,避免发生并发症。

(三)饮食护理原则

1.宜少量多餐,定时,定量进餐

每日 5~7 餐,每餐量不宜过饱,约为正常量的 2/3。因少量多餐可中和胃酸,减少胃酸对溃疡面的刺激,又可供给足够营养。少量多餐在急性消化性溃疡时更为适宜。

2.宜选食营养价值高、质软而易于消化的食物

如牛奶、鸡蛋、豆浆、鱼、嫩的瘦猪肉等食物，经加工烹调变得细软易消化，对胃肠无刺激。同时注意补充足够的热量及蛋白质和维生素。

3.蛋白质、脂肪、糖类的供给要求

蛋白质按每日每千克体重1～1.5g供给；脂肪按每日70～90g供给，选择易消化吸收的乳融状脂肪（如奶油、牛奶、蛋黄、黄油、奶酪等），也可用适量的植物油，糖类按每日300～350g供给。选择易消化的糖类如粥、面条、馄饨等，但蔗糖不宜供给过多，否则可使胃酸增加，且易胀气。

4.避免化学性和机械性刺激的食物

化学刺激性的食物有咖啡、浓茶、可可、巧克力等这些食物可刺激胃酸分泌增加；机械性刺激的食物有油炸猪排、花生米、粗粮、芹菜、韭菜、黄豆芽等，这些食物可刺激胃黏膜表面血管和溃疡面。总之溃疡病患者不宜吃过咸、过甜、过酸、过鲜、过冷、过热及过硬的食物。

5.食物烹调必须切碎制烂

可选用蒸、煮、氽、烧、烩、焖等的烹调方法。不宜采用爆炒、滑溜、干炸、油炸、生拌、烟熏、腌腊等烹调方法。

6.必须预防便秘

溃疡病饮食中含粗纤维少，食物细软，易引起便秘，宜经常吃些润肠通便的食物如果子冻、果汁、菜汁等，可预防便秘。

溃疡病急性发作或出血刚停止后，进流质饮食，每天6～7餐。无消化道出血且疼痛较轻者宜进厚流质或少渣半流，每天6餐。病情稳定、自觉症状明显减轻或基本消失者，每日6餐细软半流质。基本愈合者每日3餐普食加2餐点心，不宜进食油煎、炸和粗纤维多的食物。

出现呕血、幽门梗阻严重或急性穿孔均应禁食。

(四)心理护理

在治疗护理过程中应注重教育，应把防病治病的基本知识介绍给患者，如让患者注意避免精神紧张和不良情绪的刺激，注意精神卫生，注意锻炼身体、增强体质、培养良好的生活习惯，生活有规律，注意劳逸结合，节制烟酒，慎用对胃黏膜有损害的药物等，使患者了解本病的规律性，治疗原则和方法，从而坚定战胜疾病的信心，自觉配合治疗和护理。在心理护理过程中，护士应当了解患者在疾病的不同时期所出现的心理反应，如否认、焦虑、抑郁、孤独感、依赖心理等心理反应，护理上重点要给患者以心理支持，特别帮助他们克服紧张、焦虑、抑郁等常见的心理问题，帮助他们进行认识重建，即认识个人、认识社会，调整和处理好人与人、个人与社会之间的关系，重新找到自己新的起点，减少疾病造成的痛苦和不安。心理护理中，护士应当实施针对性、个性化的心理护理。如对那些具有明显心理素质上弱点的患者，有易暴怒、抑郁、孤僻及多疑倾向者应及早通过心理指导加强其个性的培养，对那些有明显行为问题者，如酗酒、吸烟、多食、缺少运动及A型行为等，应用心理学技术指导其进行矫正；对那些工作和生活环境

里存在明显应激源的人,应及时帮助其进行适当的调整,减少不必要的心理刺激。

(五)药物治疗护理

1.制酸剂

胃酸、胃蛋白酶对消化性溃疡的发病有重要作用。制酸药能中和胃酸从而缓解疼痛并降低胃蛋白酶的活性。常用的制酸药分可溶性和不溶性两种。可溶性抗酸药主要为碳酸氢钠,该药止痛效果快,但自肠道吸收迅速,大量及长期应用可引起钠潴留和代谢性碱中毒,且与胃酸相遇可产生 CO_2,引起腹胀和继发胃酸增高,故不宜单独使用,而应小剂量与其他抗酸药混合服用。不溶性抗酸药有氢氧化铝、碳酸铝、氧化铝、三硅酸镁等,作用缓慢而持久,肠道不吸收,可单独或联合用药。各种抗酸剂均有其特点,临床上常联合应用,以提高疗效,减少不良反应。抗酸药对缓解溃疡疼痛十分有效,是否能促进溃疡愈合,尚无肯定结论。

使用抗酸药应注意:①在饭后1～2h服,可延长中和作用时间,而不可在餐前或就餐时服药。睡前加服 1 次,可中和夜间所分泌的大量酸。②片剂嚼碎后服用效果较好,因药物颗粒愈小溶解愈快,中和酸的作用愈大,因此凝胶或溶液的效果最好,粉剂次之,片剂较差。③抗酸药除可引起便秘、腹泻外,尚可引起一些其他不良反应,特别是当患者有肾功能不全或心力衰竭时,如碳酸氢钠可造成钠潴留和碱中毒;碳酸钙剂量过大时,高血钙可刺激 G 细胞分泌大量胃泌素,引起胃酸分泌反跳而加重上腹痛;长期大量服用氢氧化铝后,因铝结合饮食中的磷,使肠道对磷的吸收减少,严重缺磷可引起食欲缺乏、软弱无力等,甚至导致软骨病或骨质疏松。

2.抗胆碱能药

这类药物可抑制迷走神经功能,因而具有减少胃酸分泌、解除平滑肌和血管痉挛、改善局部营养和延缓胃排空等作用,后者有利于延长抗酸药和食物对胃酸的中和,达到止痛目的。但其延缓胃排空引起胃窦部潴留,可促使胃酸分泌所以认为不宜用于胃溃疡。抗胆碱能药服后2h出现最大药理作用,故常于餐后 6h 及睡前服用。抗胆碱能药物最大缺点是不但能抑制胃酸分泌,也抑制乙酰胆碱在全身的生理作用,故有口干、视力模糊、心动过速、汗闭、便秘和尿潴留等不良反应,故溃疡出血、幽门梗阻、反流性食管炎、青光眼、前列腺肥大等患者均不宜使用。常用的药物有:普鲁苯辛、溴甲阿托品、贝那替秦、山莨菪碱、阿托品等。

3.H_2 受体阻滞剂

组织胺通过两种受体而产生效应,其中与胃酸分泌有关的是 H_2 受体。阻滞 H_2 受体能抑制胃酸的分泌。代表药是西咪替丁,它对胃酸的分泌具有强大抑制作用。口服后很快被小肠所吸收,在1～2h内血液浓度达高峰,可完全抑制由饮食或胃泌素所引起的胃酸分泌达 6～7h。该药常于进餐时与食物同服。年龄大,伴有肾功能和其他疾病者易发生不良反应。常见的不良反应有头痛、腹泻、嗜睡、疲劳、肌痛、便秘等。其他常用的药物还有雷尼替丁、法莫替丁等。西咪替丁会影响华法林、茶碱或苯妥英的药物代谢,与抗酸剂合用时,间隔时间不小于 2h。

4.丙谷胺及其他减少胃酸分泌药

丙谷胺的分子结构与胃泌素的末端相似,能抑制基础酸排量和最大酸排量,竞争性抑制胃泌素受体,并对胃黏膜有保护和促进愈合作用,其抑酸和缓解症状的作用较甲氰咪胍弱。该药常于饭前 15min 服,无明显不良反应。哌仑西平,能选择性拮抗乙酰胆碱的促胃分泌效应而不拮抗其他效应,很少有不良反应,宜餐前 90min 服用。甲氧氯普胺为胃运动促进剂,能增强胃窦蠕动加速胃排空,减少食糜等对胃窦部的刺激而使胃酸分泌减少,还可减少胆汁反流,减轻胆汁对胃黏膜的损害。一般用药后 60~90min 可达作用高峰,故宜在餐前 30min 服用,严重的不良反应为锥体外系反应。

5.细胞保护剂

临床常用的细胞保护剂有多种。甘珀酸能加强胃黏液分泌,强固胃黏膜屏障,促进胃黏膜再生。但具有醛固酮样效应,可引起高血压、水肿、水钠潴留、低血钾等不良反应,故高血压、心脏病、肾脏病和肝脏病患者慎用。服药的最佳时间为餐前 15~30min 和睡前服。胶态次枸橼酸铋,在酸性胃液中与溃疡坏死组织螯合,形成保护性铋蛋白凝固物,使溃疡面与胃酸、胃蛋白酶隔离。宜在餐前 1h 和睡前服。严重肾功能不全者忌用,少数人服药后便秘、转氨酶升高。硫糖铝可与胃蛋白酶直接络合或结合,使酶失去活性而发挥作用,宜餐前 30min 及睡前服,偶见口干、便秘、恶心等不良反应。前列腺素 E(喜克溃)抑制胃酸分泌,保护黏膜屏障,主要用于非类固醇抗感染药合用者,最常见不良反应是腹泻和腹痛,孕妇忌用。

6.质子泵抑制剂

洛赛克(或奥美拉唑)直接抑制质子泵,有强烈的抑酸能力,疗效明显起效快,不良反应少而轻,无严重不良反应。

(六)急性大量出血的护理

1.急诊处理

首先按医嘱插入鼻胃管,建立静脉通道,输液开始宜快,可选用等渗盐水、林格液、右旋糖酐或其他血浆代用品,一般不用高渗溶液。观察意识、血压、脉搏、体温、面色、鼻胃管引出胃液量和颜色、皮肤(干、湿、温度)、肠鸣、上腹压痛、出入量。

2.重症监护

急诊处理后,患者应予重症监护。除密切观察生命体征和出血情况外,应抽血查血红蛋白、血球压积(出血 4~6h 后才开始变化)、血型和交叉反应、凝血酶原时间、部分凝血酶原时间或激活部分凝血酶原时间、血钠(开始代偿性升高,补液后降低)、血钾(大量呕吐后降低。多次输液后可增高)、尿素氮(急性出血后 24~48h 内升高,一般丢失 1000mL 血,尿素氮升高为正常值的 2~5 倍)、肌酐(肾灌注不足致肌酐升高)。向患者介绍为了确诊可能需做的钡餐、纤维胃镜、胃液分析等检查的过程,使患者受检时更好地合作。告知患者检查时体位、术前服镇静药可能会产生昏睡感,喉部喷局麻药会引起不适。及时了解胃镜检查结果,如无严重再出血应拔除鼻胃管以减少机械刺激。在恶心反射出现前,仍予禁食。

3.再出血

首先观察鼻胃管引出血量、颜色、患者生命体征。再次确定鼻胃管位置是否正确、引流瓶处于低位持续吸引、压力为80mmHg。如明确再次出血,安慰患者不必紧张,使患者相信医护人员是可以很好地处理再次出血。

4.胃管灌注

为使血管收缩,减少黏膜血流量,达到一过性止血效果,常经胃管灌注冰生理盐水或冷开水。灌注时抬高头位30°~45°,关闭吸引管。灌注时应加快滴注速度,观察血压、体温、脉搏、寒战。发生寒战可多盖被,给患者解释不必紧张。注意寒战易诱发心律失常。灌注后注意有无输液过多的症状(呼吸困难)和体征(脉搏快,颈静脉怒张,肺部捻发音)。

(七)急性穿孔的护理

任何消化性溃疡均可发生穿孔,穿孔前常无明显诱因,有些可能由服用肾上腺皮质激素、阿司匹林、饮酒和过度劳累诱发。上腹部难以忍受的剧痛及恶心呕吐,常是穿孔引起腹膜炎的症状。患者两腿卷曲,腹肌强直伴反跳痛,甚至出现面色苍白、出冷汗、脉搏细速、血压下降、休克。一般在穿孔后6h内及时治疗,疗效较佳,若不及时抢救可危及生命。一经确诊,患者就应绝对卧床休息,禁食并留置胃管抽吸胃内容物进行胃肠减压。补液、应用抗生素控制腹腔感染。密切观察生命体征,及时发现和纠正休克,迅速做好各种术前准备。

(八)幽门梗阻的护理

功能性或器质性幽门梗阻的早期处理基本相同,包括:①纠正体液和电解质紊乱,严格正确记录每日出入量,抽血测定血清钾、钠、氯及血气分析,了解电解质及酸碱失衡情况,及时补充液体和电解质。②胃肠减压:幽门梗阻者每日清晨和睡前用3%盐水或苏打水洗胃,保留1h后排出。必要时行胃肠减压,连续72h吸引胃内容物,可解除胃扩张和恢复胃张力,抽出胃液也可减轻溃疡周围的炎症和水肿。若对梗阻的性质不明,应作上消化道内镜或钡餐检查,同时也可估计治疗效果。病情好转给流质饮食,每晚餐后4h洗胃1次,测胃内潴留量,准确记录颜色、气味、性质。临床操作过程中常遇胃管不畅的情况,通常原因是胃管扭曲在口腔或咽部;胃管置入深度不够;胃管置入过深至幽门部或十二指肠内;胃管侧孔紧贴胃壁;食物残渣或凝血块阻塞。有报道胃肠减压过程中发生少见的并发症,如下胃管困难致环杓关节脱位,减压器故障大量气体入胃致腹膜炎,蛔虫堵塞致无效减压,胃管结扎致拔管困难等。③能进流质时,同时服用抗酸剂、甲氰咪胍等药物治疗。禁用抗胆碱能药物。

对并发症观察经处理后病情是否好转,若未见改善,做好手术准备,考虑外科手术。

第四节　肝硬化

肝硬化是长期肝细胞坏死继发广泛纤维化伴结节形成的结果。一种或多种致病因子长期或反复损伤肝实质,致使肝细胞弥散性变性、坏死和再生,进而引起肝脏结缔组织弥散性增生和肝细胞再生,最后导致肝小叶结构破坏和重建,肝内血液循环发生障碍。肝功能损害和门脉高压为本病的主要临床表现,晚期常出现严重的并发症。

肝硬化是世界性疾病,所有种族、不论国籍、年龄或性别均可罹患,男性和中年人易罹患。在我国主要为肝炎后肝硬化。血吸虫病性、单纯乙醇性、心源性、胆汁性肝硬化均少见。

一、病因

引起肝硬化的病因很多,以病毒性肝炎最为常见。同一病例可由一种、两种或两种以上病因同时或先后作用引起,有些病例则原因不明。

(一)病毒性肝炎

病毒性肝炎经慢性活动性肝炎阶段逐步演变为肝硬化,称为肝炎后肝硬化。乙型肝炎和丙型肝炎常见,甲型肝炎一般不发展为肝硬化。由急性或亚急性重型肝炎演变的肝硬化称为坏死后肝硬化。

(二)寄生虫感染

感染血吸虫病时,大量血吸虫卵进入肝窦前的门脉小血管内,刺激结缔组织增生引起门脉高压。肝细胞的坏死和增生一般不明显,没有肝细胞的结节再生。但如伴发慢性乙型肝炎,其结果多为混合结节型肝硬化。

(三)酒精中毒

主要由酒精的中间代谢产物(乙醛)对肝脏的直接损害引起。酗酒引起长期营养失调,使肝脏对某些毒性物质的抵抗力降低,在发病机制上也起一定作用。

(四)胆汁淤积

肝外胆管阻塞或肝内胆汁淤积持续存在时,高浓度的胆酸和胆红素对肝细胞有损害作用,久之可发展为肝硬化。由于肝外胆管阻塞引起的肝硬化称为继发性胆汁性肝硬化。由原因未明的肝内胆汁淤积引起的肝硬化称为原发性胆汁性肝硬化。

(五)循环障碍

慢性充血性心力衰竭、缩窄性心包炎和各种病因引起肝小静脉阻塞综合征等,导致肝脏充血,肝细胞缺氧,引起小叶中央区肝细胞坏死及纤维组织增生,最终发展为肝硬化。

(六)药物和化学毒物

长期服用某些药物如双醋酚汀、辛可芬、异烟肼、甲基多巴、PAS和利福平等或反复接触化学毒物如四氯化碳、磷、砷、氯仿等均可损伤肝脏,引起中毒性肝炎,最后演变为肝硬化。

(七)遗传和代谢性疾病

血友病、肝豆状核变性、半乳糖血症、糖原贮积等遗传代谢性疾病,亦可发展为肝硬化,称之代谢性肝硬化。

(八)慢性肠道感染和营养不良

慢性菌痢、溃疡性结肠炎等常引起消化和吸收障碍,发生营养不良,同时肠内的细菌毒素及蛋白质腐败的分解产物等经门静脉到达肝内,引起肝细胞损害,演变为肝硬化。

(九)隐匿性肝硬化

病因难以肯定的称为隐匿性肝硬化,其中很大部分病例可能与隐匿性无黄疸型肝炎有关。

二、临床表现

肝硬化的病程一般比较缓慢,可能隐伏数年至数十年之久。由于肝脏具有很强的代偿功能,因此,早期临床表现常不明显或缺乏特征性。肝硬化的临床分期为肝功能代偿期和肝功能失代偿期。

(一)肝功能代偿期

一般症状较轻,缺乏特征性。患者常有乏力、食欲减退、消化不良、恶心、厌油、腹胀、中上腹隐痛或不适及腹泻,部分患者有踝部水肿、鼻衄、齿龈出血等。上述症状多呈间歇性,常因过度疲劳而发病,经适当休息及治疗可缓解。体征一般不明显,肝脏可轻度肿大,无或有轻度压痛,部分患者可有脾脏肿大。肝功能检查结果多在正常范围内或有轻度异常。

(二)肝功能失代偿期

随着疾病的进展,症状逐渐明显,肝脏常逐渐缩小,质变硬。临床表现主要是肝功能减退和门脉高压。

1.肝功能减退

(1)营养障碍:表现为消瘦、贫血、乏力、水肿、皮肤干燥而松弛、面色灰暗、黝黑、口角炎、毛发稀疏无光泽等。

(2)消化道症状:早期出现的食欲缺乏、腹胀、恶心、腹泻等消化道症状逐渐明显,稍进油腻肉食,即引起腹泻。部分患者还可出现轻度黄疸。

(3)出血倾向:轻者有鼻衄、齿龈出血,重者有胃肠道黏膜弥散性出血及皮肤紫癜。这与肝脏合成凝血因子减少,脾大及脾功能亢进引起血小板减少有关。毛细血管脆性增加是出血倾向的附加因素。

(4)发热:部分患者可有低热,多为病变活动及肝细胞坏死时释出的物质影响体温调节中枢所致。此类发热用抗生素治疗无效,只有肝病好转时才能消失。如持续发热或高热,则提示合并有感染、血栓性门静脉炎、原发性肝癌等。

(5)黄疸:表现为巩膜浅黄、尿色黄。如巩膜甚至全身皮肤黏膜呈深度金黄色,应考虑有肝硬化伴肝内胆汁瘀积的可能。

(6)内分泌功能失调的表现:肝对雌激素灭活作用减退导致脸、颈、肩、手背及上胸处的蜘蛛痣及(或)毛细血管扩张。肝掌表现为大、小鱼际和指尖斑点状发红,加压后退色。可出现男性乳房发育、睾丸萎缩、性功能减退,女性月经不调、闭经、不孕等。皮肤色素沉着,面色污黑、晦暗,可能由继发性肾上腺皮质功能减退所致,也可能与肝脏不能代谢黑色素有关。继发性醛固酮、抗利尿激素增加导致水、钠潴留,尿量减少,对水肿与腹腔积液的形成亦起重要促进作用。

2.门脉高压症

在肝硬化发展过程中,肝细胞的坏死、再生结节的形成,结缔组织增生和肝细胞结构的改建,使门静脉小分支闭塞、扭曲,门静脉血流障碍,导致门脉压力增高。

(1)脾肿大及脾功能亢进:门脉压力增高时,脾脏淤血、纤维结缔组织及网状内皮细胞增生,使脾脏肿大(多为正常的2～3倍,部分可平脐或达脐下)。脾肿大时常伴有脾功能亢进,表现为末梢血中白细胞和血小板减少,红细胞也可减少。胃底静脉破裂出血时脾缩小,输血、补液后渐增大。关于脾功能亢进的原因，可能由于增生的网状内皮细胞对血细胞的吞噬、破坏作用加强；或由于脾脏产生某些体液因素抑制骨髓造血功能或加速血细胞的破坏。

（2）侧支循环的形成：因门静脉回流受阻，门静脉与腔静脉间的吻合支渐次扩张开放，形成侧支循环。胃冠状静脉与食管静脉丛吻合，形成食管下段和胃底静脉曲张。这些静脉位于黏膜下疏松组织中，常由于腹内压突然增高或消化液反流侵蚀及食物的摩擦而破裂出血。脐旁静脉与脐周腹壁静脉沟通，形成脐周腹壁静脉曲张，有时该处可听到连续的静脉杂音。直肠上静脉与直肠中、下静脉吻合扩张形成内痔。门静脉回流受阻时，侧支循环血流方向。

（3）腹腔积液：腹腔积液的产生表明肝硬化病情较重。初起时有腹胀感，体检可发现移动性浊音（腹腔积液量＞500mL）。大量腹腔积液可使横膈抬高而致呼吸困难和心悸，腹部膨隆，腹壁皮肤张紧发亮，有移动性浊音和水波感。腹内压力明显增高时，脐可突出而形成脐疝。在腹腔积液出现的同时，常可发生肠胀气。部分腹腔积液患者伴有胸腔积液，其中以右侧多见，两侧者较少。胸腔积液系腹腔积液通过横膈淋巴管进入胸腔所致。腹腔积液为草黄色漏出液。腹腔积液形成的主要因素有：清蛋白合成减少、蛋白质摄入和吸收障碍，当血浆清蛋白＜23～30g/L时，血浆胶体渗透压降低，促使血浆外渗；门脉压力增高至2.94～5.88kPa（正常约为0.785～1.18kPa），腹腔毛细血管的滤过压增高，组织液回吸收减少而漏入腹腔；进入肝静脉血流受阻使肝淋巴液增加与回流障碍，淋巴管内压增高，造成大量淋巴液从肝包膜及肝门淋巴管溢出；肝脏对醛固酮、抗利尿激素灭活作用减退；腹腔积液形成后循环血容量减少，通过肾小球旁器使肾素分泌增加，产生肾素－血管紧张素－醛固酮系统反应，醛固酮分泌增多，导致肾远曲小管水钠潴留作用加强，腹腔积液进一步加重。

（4）食管和胃底曲张静脉破裂出血：是门脉高压症的主要并发症，病死率为30％～60％。当门静脉压力超过下腔静脉压力达1.47～1.60kPa时，曲张静脉就可发生出血。曲张静脉大者比曲张静脉小者更易破裂出血。最常见的表现是呕血。出血可以是大量的，并迅速发生休克；也可自行停止，以后再发。偶尔仅表现为便血或黑便。

3.肝肾综合征

肝肾综合征（功能性肾衰竭）指严重肝病患者出现肾功能不良，并排除其他引起肾功不良的原因。肝肾综合征的发病机制尚未明确。肝肾综合征通常见于严重的肝脏疾病患者。主要表现为少尿、蛋白尿、尿钠低（＜10mmol/L），尿与血浆肌酐比值≥30：1，尿与血浆渗透压比值＞1。这些尿的改变与急性肾小管坏死不同。肾功能损害的发展不一，一些患者于数日内肾功能完全丧失，另一些患者血清肌酐随肝脏功能逐渐恶化而缓慢上升达数周之久。

4.肝性脑病

肝性脑病指肝脏功能衰竭而导致代谢紊乱、中枢神经系统功能失调的综合征。是晚期肝硬化的最严重表现，也是常见致死原因。临床上以意识障碍和昏迷为主要表现。

肝硬化是肝性脑病的最主要原发病因。常见的诱发因素有：上消化道出血，感染，摄入高蛋白饮食、含氮药物、大量利尿或放腹腔积液、大手术、麻醉、安眠药和饮酒等。肝性脑病的发病机制尚未明了。主要有氨和硫醇中毒学说，假性神经介质学说、γ－氨基丁酸能神经传导功能亢进等学说。肝性脑病患者呼气中常具有一种类似烂苹果样臭味，这与肝脏不能分解甲硫氨酸中间产物二甲基硫和甲基硫醇有关，肝臭可在昏迷前出现，是一种预后不良的征象。

5.其他

肝硬化患者常因抵抗力降低,并发各种感染,如支气管炎、肺炎、自发性腹膜炎、结核性腹膜炎、尿路感染等。腹膜炎发生的机制可能是细菌通过血液或淋巴液播散入腹腔,并可穿过肠壁而入腹腔。腹腔积液患者易于发生,病死率高,早期诊断非常重要。自发性腹膜炎起病较急者常为腹痛和腹胀。起病缓者则多为低热或不规则的发热,伴有腹部隐痛、恶心、呕吐及腹泻。体检可发现腹膜刺激征,腹腔积液性质由漏出液转为渗出液。

长期低钠盐饮食,利尿及大量放腹腔积液易发生低钠血症和低钾血症。长期使用高渗葡萄糖溶液与肾上腺糖皮质激素、呕吐及腹泻亦可使钾、氯减少,而产生低钾、低氯血症,并致代谢性碱中毒和肝性脑病。

(三)肝脏体征

肝脏大小不一,早期肝大,质地中等或中等偏硬,晚期缩小、坚硬、表面呈颗粒状或结节状。一般无压痛,但在肝细胞进行性坏死或并发肝炎或肝周围炎时,则可有触痛与叩击痛。肝边缘锐利提示无炎症活动,边缘圆钝表明有炎症、水肿、脂肪浸润或纤维化。肝硬化时右叶下缘不易触及而左叶增大。

三、检查

(一)血常规

白细胞和血小板明显减少。失血、营养障碍、叶酸及维生素 B_{12} 缺乏导致缺铁性或巨幼红细胞性贫血。

(二)肝功能检查

早期蛋白电泳即显示球蛋白增高,而清蛋白到晚期才降低。絮状及浊度试验在肝功能代偿期可正常或轻度异常,而在失代偿期多为异常。失代偿期转氨酶活力可呈轻、中度升高,一般以 SGPT 活力升高较显著,肝细胞有严重坏死时,则 SGOT 活力常高于 SGPT。

静脉注射磺溴酞 5mg/kg 体重 45min 后,正常人血内滞留量应低于 5%,肝硬化时多有不同程度的增加。磺溴酞可有过敏反应,检查前应作皮内过敏试验。吲哚靛青绿亦是一种染料,一般静脉注射 0.5mg/kg 体重 15min 后,正常人血中滞留量<10%,肝硬化尤其是结节性肝硬化患者的潴留值明显增高,约在 30% 以上。本试验为诊断肝硬化的最好的方法,比溴磺酞试验更敏感,更安全可靠。

肝功能代偿期,血中胆固醇多正常或偏低;失代偿期,血中胆固醇下降,特别是胆固醇酯部分常低于正常水平。凝血酶原时间测定在代偿期可正常,失代偿期则呈不同程度延长,虽注射维生素 K 亦不能纠正。

(三)影像学检查

B 超波检查可探查肝、脾大小及有无腹腔积液,可显示脾静脉和门静脉增宽,有助于诊断。食管静脉曲张时,吞钡 X 线检查可见蚯蚓或串珠状充盈缺损,纵行黏膜皱襞增宽。胃底静脉曲张时,可见菊花样充盈缺损。放射性核素肝脾扫描可见肝摄取减少、分布不规则,脾摄取增加,脾脏增大可明显显影。

(四)纤维食管镜

纤维食管镜检查可见食管钡餐检查阴性的食管静脉曲张。

（五）肝穿刺活组织检查

肝活组织检查常可明确诊断，但此为创伤性检查，仅在临床诊断确有困难时才选用。

（六）腹腔镜检查

可直接观察肝脏表面、色泽、边缘及脾脏等改变，并可在直视下进行有目的穿刺活组织检查，对鉴别肝硬化、慢性肝炎和原发性肝癌以及明确肝硬化的病因很有帮助。

四、基本护理

（一）观察要点

一般症状和体征的观察：观察患者全身情况，有无消瘦、贫血、乏力、面色灰暗黝黑、口角炎、毛发稀疏无光泽等营养障碍表现。观察皮肤黏膜、巩膜有无黄染，尿色有无变化。注意蜘蛛痣、杵状指、色素沉着、肝臭、水肿、男性乳房发育等体征。了解有无肝区疼痛、食欲缺乏、厌油、恶心、呕吐、排便不规则、腹胀等消化道症状。

（二）并发症的观察

1.门脉高压症

观察腹腔积液、腹胀和其他压迫症状，腹壁静脉曲张、痔出血、贫血以及鼻衄、齿龈出血、瘀点、瘀斑、呕血、黑便。

2.腹腔积液

观察尿量、腹围、体重变化和有无水肿。

3.肝性脑病

注意意识和精神活动，有无嗜睡、昏睡、昏迷、定向障碍、胡言乱语，有无睡眠节律紊乱和扑翼样震颤。

（三）一般护理

1.合理的休息

研究证明卧位与站立时肝脏血流量有明显差异，前者比后者多40%以上。因此合理的休息既可减少体能消耗，又能降低肝脏负荷，增加肝脏血流量，防止肝功能进一步受损和促进肝细胞恢复。肝功能代偿期患者应适当减少活动和工作强度，注意休息，避免劳累。若病情不稳定、肝功能试验异常，则应减少活动，充分休息。有发热、黄疸、腹腔积液等表现的失代偿患者，应以卧床休息为主，并保证充足的睡眠。

2.正确的饮食

饮食营养是改善肝功能的基本措施之一。正确的进食和合理的营养，能促进肝细胞再生，反之则会加重病情，诱发上消化道出血、肝昏迷、腹泻等。肝硬化患者应以高热量、高蛋白、高维生素且易消化的食物为宜。适当限制动物脂肪的摄入。不食增加肝脏解毒负荷的食物和药物。一般要求每日总热量在 10.46～12.55kJ（2.5～3.0kcal）。蛋白质每日 100～150g，蛋白食物宜多样化、易消化、含有丰富的必需氨基酸。脂肪每日 40～50g。要有足量的 B 族维生素、维生素 C 等。为防便秘，可给含纤维素多的食物。肝功能显著减退的晚期患者或有肝昏迷先兆者给予低蛋白饮食，限制蛋白每日在 30g 左右；伴有腹腔积液者按病情给予低盐（每日 3～5g）和无盐饮食。腹腔积液严重时应限制每日的入水量；黄疸患者补充胆盐。禁忌饮酒、咖啡、烟草和高盐食物；避免有刺激性及粗糙坚硬的食物，进食时应细嚼慢咽，以防引起食管或胃底静脉破裂出血。教育患者和家属认识到正确饮食和合理营养的意义,并且理解饮食疗法必须长期持续,要有耐心和毅力,使患者能正确的掌握,家属能予以监督。

(四)心理护理

肝硬化患者病程漫长,久治不愈,尤其进入失代偿期后,患者心身遭受很大痛苦,承受的心理压力大,心理变化也大,因此在常规治疗护理中更应强调心理护理,须做好以下几方面:①保持病房的整洁、安静、舒适,从视、听、嗅、触等方面消除不良刺激,使患者在生活起居感到满意。②对病情稳定者,要主动指导患者和家属掌握治疗性自我护理方法,包括通过多种形式宣教有关医疗知识,消除他们恐惧悲观感,树立信心;帮助分析并发症发生的诱因,增强患者预防能力;对心理状态稳定型患者可客观地介绍病情及检查化验结果,以取得其配合。③对病情反复发作者,要热情帮助其恢复生活自理能力,增加战胜疾病的信心。对忧郁悲观型患者应予极大的同情心,充分理解他们,帮助他们解决困难。对怀疑类型的患者应明确告知诊断无误,客观介绍病情,并使其冷静面对现实。④根据病情需要适当安排娱乐活动。

(五)药物治疗的护理

严重患者特别是老年患者进食少时。可静脉供给能量,以补充机体所需。研究表明,约80%～100%的肝硬化患者存在程度不同的蛋白质能量营养不足。因此老年人按每日每千克体重摄入 1.0g 蛋白质作为基础要量,附加由疾病相关因素造成的额外丢失。补充蛋白质(氨基酸)时,应提供以必需氨基酸为主的氨基酸溶液。若肝功损害严重,则以含丰富支链氨基酸(45%)的溶液作为氨源为佳。目前冰冻血浆的使用越来越广泛,使用过程中应注意掌握正确的融化方法和输注不良反应的观察。一般融化后不再复冻。使用利尿剂时,应教会患者正确服用利尿药物。通常需向患者讲述常用利尿药的作用及不良反应。指导患者掌握利尿药观察方法,如体重每日减少 0.5kg,尿量每日达 2000～2500mL,腹围逐渐缩小。

第五节　急性胰腺炎

急性胰腺炎是常见的急腹症之一,为胰酶对胰脏本身自身消化所引起的化学性炎症。胰腺病变轻重不等,轻者以水肿为主,临床经过属自限性,一次发作数日后即可完全恢复、少数呈复发性急性胰腺炎;重者胰腺出血坏死,易并发休克、胰假性囊肿和脓肿等,病死率高达 25%～40%。

关于急性胰腺炎的发生率,目前尚无精确统计。国内报告急性胰腺炎患者约占住院患者的 0.32%～2.04%。本病患者一般女多于男,患者的平均年龄 50～60 岁。职业以工人多见。

一、病因及发病机制

胰腺是一个其有内、外分泌功能的实质性器官,胰腺的腺泡分泌胰液(外分泌),对食物的消化起重要作用;而散在地分布在胰腺内的胰岛,其功能细胞主要分泌胰岛素和胰高糖素(内分泌)。正常情况下,当胰液中无活力的胰蛋白酶原等进入十二指肠时,在碱性环境中被胆汁和十二指肠液中的肠激酶激活,成为具有消化能力的胰蛋白酶。在胆总管、胰管、壶腹部炎症、梗阻等病理情况下,多种胰酶在胰腺内被激活,并大量溢出管壁及腺泡壁外,导致胰腺自身消化,引起水肿、出血、坏死等,而产生急性胰腺炎。引起急性胰腺炎的病因甚多。常见病因为胆道疾病酗酒。

(一)梗阻因素

胆石症常是老年人急性胰腺炎首次发作的原因,老年女性特别常见。一般认为是在胆石一过性阻塞胰管开口处或紧邻此开口处的总胆管时发生。如在胆石性胰腺炎发作后立即仔细收集和检查粪便,常常可以找到胆结石。胆石症引起胰腺炎的机制尚不清楚。可能是乏特氏壶腹被胆石阻塞,引起胆汁反流入胰管,损伤胰腺实质。也有认为是胰管一过性梗阻而无胆汁反流。

有人认为副乳头的先天畸形和狭窄必然引起胰腺炎。奥狄氏括约肌压力增高是急性胰腺炎反复发作的原因之一,据此内镜下括约肌切开术治疗已获得良好效果。胰小管或壶腹周围的小肿瘤也能引起胰腺炎。

(二)毒素和药物因素

乙醇、甲醇、蝎毒和有机磷杀虫剂等均可引起急性胰腺炎。药物诱发的胰腺炎通常与对药物的超敏有关而与剂量无关。其特点是在接触药物的第一个月内发生,通常病情轻且有自限性。与成人胰腺炎发病有关的药物最常见的是硫唑嘌呤及其类似物 6－巯基嘌呤。应用这类药物的个体中有 3%～5%发生胰腺炎,引起儿童胰腺炎最常见的药物是丙戊酸。

(三)代谢因素

三酰甘油水平超过 11.3mmol/L 时,易发中至重度的急性胰腺炎。如其水平降至5.65mmol/L 以下,反复发作次数可明显减少。各种原因引起的高钙血症亦易发生急性胰腺炎。

(四)外伤因素

胰腺的创伤或手术都可引起胰腺炎。内镜逆行胰胆管造影所致创伤也可引起胰腺炎,发生率为 1%～5%。

(五)先天性因素

胰腺炎的易感性呈常染色体显性遗传。临床特点是儿童或青年期起病,逐渐演变成慢性胰腺炎和胰功能不全。胰腺结石可显著。少数家族还合并有氨基酸尿症。

(六)感染因素

血管功能不全(低容量灌注,动脉粥样硬化)和血管炎可能因减少胰腺血流而引起或加重胰腺炎。

二、临床表现

急性胰腺炎的临床表现和病程,取决于其病因、病理类型和治疗是否及时。水肿型胰腺炎一般 3～5d 内症状即可消失,但常有反复发作。如症状持续一周以上,应警惕已演变为出血坏死型胰腺炎。出血坏死型胰腺炎亦可在一开始时即发生,呈暴发性经过。

(一)腹痛

为本病最主要表现,约见于 95%急性胰腺炎病例,多数突然发作,常在饱餐和饮酒后发生。轻重不一,轻者上腹钝痛,患者常能忍受,重者呈腹绞痛、钻痛或刀割痛。疼痛常呈持续性伴阵发性加剧。疼痛的部位可因病变的部位不同而异,通常在上中腹部。如炎症以胰头部为主,疼痛常在右上腹及中上腹部;如炎症以胰体、尾部为主,常为中上腹及左上腹疼痛,并向腰背放射。疼痛在弯腰或起坐前倾时可减轻。病情轻者腹痛 3～5d 缓解;出血坏死型的病情发展较快,腹痛延续较长。由于渗出液扩散至腹腔,腹痛可弥散至全腹。极少数患者尤其年老体弱者可无腹痛或极轻微痛。

腹肌常紧张,并可有反跳痛。但不像消化道穿孔时表现的肌强硬,如检查者将手紧贴于患者腹部,仍可能按压下去。有时按压腹部反可使腹痛减轻。腹痛发生的原因是胰管扩张;胰腺炎症、水肿;渗出物、出血或胰酶消化产物进入后腹膜腔,刺激腹腔神经丛;化学性腹膜炎;胆管和十二指肠痉挛及梗阻。

(二)恶心、呕吐

84%的患者有频繁恶心和呕吐,常在进食后发生。呕吐物多为胃内容物,重者含胆汁甚至血样物。呕吐;是机体对腹痛或胰腺炎症刺激的一种防御性反射。呕吐后进入十二指肠的胃酸减少,从而减少胰泌素及缩胆素的释放,减少了胰液胰酶的分泌。

(三)发热

大多数患者有中度以上发热,少数可超过 39.0℃,一般持续 3～5d。发热系胰腺炎症或坏死产物进入血循环,作用于中枢神经系统体温调节中枢所致。多数发热患者中找不到感染的证据,但如果高热不退强烈提示合并感染或并发胰腺脓肿。

(四)黄疸

黄疸可于发病后 1～2d 出现,常为暂时性阻塞性黄疸。黄疸的发生主要由于肿大的胰头部压迫了胆总管所致。合并存在的胆道病变如胆石症和胆道炎症亦是黄疸的常见原因。少数患者后期可因并发肝损害而引起肝细胞性黄疸。

(五)低血压及休克

出血坏死型胰腺炎常发生低血压和休克。患者烦躁不安,皮肤苍白、湿冷、呈花斑状,脉细弱,血压下降,少数可在发病后短期内猝死。发生休克的机制主要有:

(1)胰舒血管素原释放,被胰蛋白酶激活后致血浆中缓激肽生成增多。缓激肽可引起血管扩张,毛细血管通透性增加,使血压下降。

(2)血液和血浆渗出到腹腔或后腹膜腔,引起血容量不足,这种体液丧失量可达血容量的 30%。

(3)腹膜炎时大量体液流入腹腔或积聚于麻痹的肠腔内。

(4)呕吐丢失体液和电解质。

(5)坏死的胰腺释放心肌抑制因子使心肌收缩不良。

(6)少数患者并发肺栓塞、胃肠道出血。

(六)肠麻痹

肠麻痹是重型或出血坏死型胰腺炎的主要表现。初期,邻近胰腺的上腹部可见扩张的充气肠袢,后期则整个肠道均发生肠麻痹性梗阻。临床上以高度腹胀、肠鸣音消失为主要表现。肠麻痹可能是肠管对腹膜炎的一种反应。另外,炎症的直接作用,血管和循环的异常、低钠和低钾血症,肠壁神经丛的损害也是肠麻痹发生的重要促发因素。

(七)腹腔积液

胰腺炎时常有少量腹腔积液,由胰腺和腹膜在炎症过程中液体渗出或漏出所致。淋巴管受阻塞或不畅可能也起作用。偶尔出现大量的顽固性腹腔积液,多由于假性囊肿中液体外漏引起。胰性腹腔积液中淀粉酶含量甚高,以此可以与其他原因的腹腔积液区别。

(八)胸膜炎

常见于严重病例,系腹腔内炎性渗出透过横膈微孔进入胸腔所引起的炎性反应。

(九)电解质紊乱

胰腺炎时,机体处于代谢紊乱状态,可以发生电解质平衡失调,血清钠、镁、钾常降低。特别是血钙降低,约见于 25% 的病例,常低于 2.25mmol/L(9mg/dL),如低于 1.75mmol/L(7mg/dL)提示预后不良。血钙下降的原因是大量钙沉积于脂肪坏死区,同时胰高糖素分泌增加刺激,降钙素分泌,抑制了肾小管对钙的重吸收。

(十)皮下瘀血斑

出血坏死型胰腺炎,因血性渗出物透过腹膜后渗入皮下,可在肋腹部形成蓝绿-棕色血斑,称为 Grey-Turner 征;如在脐周围出现蓝色斑,称为 Cullen 征。此两种征象无早期诊断价值,但有确诊意义。

三、并发症

急性水肿型胰腺炎很少有并发症发生,而急性出血坏死型则常出现多种并发症。

(一)局部并发症

1.胰脓肿形成

出血坏死型胰腺炎起病 2~3 周以后,如继发细菌感染,于胰腺内及其周围可有脓肿形成。检查局部有包块,全身感染中毒症状。

2.胰假性囊肿

系由胰液和坏死组织在胰腺本身或其周围被包裹而成。常发生于出血坏死型胰腺炎起病后 3~4 周,多位于胰体尾部。囊肿可累及邻近组织,引起相应的压迫症状,如黄疸、门脉高压、肠梗阻、肾盂积水等。囊肿穿破可造成胰源性腹腔积液。

3.胰性腹膜炎

含有活性胰酶的渗出物进入腹腔,可引起化学性腹膜炎。腹腔内出现渗出性腹腔积液。如继发感染,则可引起细菌性腹膜炎。

4.其他

胰局部炎症和纤维素性渗出可累及周围脏器,引起脾周围炎、脾梗阻、脾粘连、结肠粘连(常见为脾曲综合征)、小肠坏死出血及肾周围炎。

(二)全身并发症

1.败血症

常见于胰腺炎并发胰腺脓肿时,病死率甚高。病原体大多数为革兰阴性杆菌,如大肠埃希菌、产碱杆菌、产气杆菌、铜绿假单胞菌等。患者表现为持续高热,白细胞升高,以及明显的全身毒性症状。

2.呼吸功能不全

因腹胀、腹痛,患者的膈运动受限,加之磷脂酶 A 和在该酶作用下生成的溶血卵磷脂对肺泡的损害,可发生肺炎、肺淤血、肺水肿、肺不张和肺梗死,患者出现呼吸困难,血氧饱和度降低,严重者发生急性呼吸窘迫综合征。

3.心律失常和心功能不全

因有效血容量减少和心肌抑制因子的释放,导致心肌缺血和损害,临床上表现为心律失常和急性心力衰竭。

4.急性肾衰竭

出血坏死型胰腺炎晚期,可因休克、严重感染、电解质紊乱和播散性血管内凝血而发生急性肾衰竭。

5.胰性脑病

出血坏死型胰腺炎时,大量活性蛋白水解酶、磷脂酶 A 进入脑内,损伤脑组织和血管,引起中枢神经系统损害综合征,称为胰性脑病。偶可引起脱髓鞘病变。患者可出现谵妄、意识模糊、昏迷、烦躁不安、抑郁、恐惧、妄想、幻觉、语言障碍、共济失调、震颤、反射亢进或消失及偏瘫等。脑电图可见异常。某些患者昏迷系并发糖尿病所致。

6.消化道出血

可为上消化道或下消化道出血。上消化道出血主要为胃黏膜炎性糜烂或应激性溃疡,或因脾静脉阻塞引起食道静脉破裂。下消化道出血则由于结肠本身或结肠血管受累所致。近年来发现胰腺炎时可发生胃肠型微动脉瘤,瘤破裂后可引起大出血。

7.糖尿病

约于 5%～35% 的患者在病程中出现糖尿病,常见于暴发性坏死型胰腺炎患者,系由 B 细胞遭到破坏,胰岛素分泌下降;A 细胞受刺激,胰高糖素分泌增加所致。严重病例可发生糖尿病酮症酸中毒和糖尿病昏迷。

8.慢性胰腺炎

重症胰腺炎病例可因胰腺泡大量破坏而并发胰外分泌功能不全,演变成慢性胰腺炎。

9.猝死

见于极少数病例,由胰腺-心脏性反应所致。

四、检查

实验室检查对胰腺炎的诊断具有决定性意义,一般对水肿型胰腺炎,检测血清淀粉酶和尿淀粉酶已足够,对出血坏死型胰腺炎,则需检查更多项目。

(一)淀粉酶测定

血清淀粉酶常于起病后 2～6h 开始上升,12～24h 达高峰,一般大于 500U。轻者 24～72h 即可恢复正常,最迟不超过 3～5d。如血清淀粉酶持续增高达 1 周以上,常提示有胰管阻塞或假性囊肿等并发症。病情严重度与淀粉酶升高程度之间并不一致,出血坏死型胰腺炎,因胰腺泡广泛破坏,血清淀粉酶值可正常甚至低于正常。若无肾功能不良,则尿淀粉酶常明显增高,一般在血清淀粉酶增高后 2h 开始增高,维持时间较长,在血清淀粉酶恢复正常后仍可增高。尿淀粉酶下降缓慢,为时可达 1～2 周,故适用于起病后较晚入院的患者。

胰淀粉酶分子量约 55 000D,易通过肾小球。急性胰腺炎时胰腺释放胰舒血管素,体内产生大量激肽类物质,引起肾小球通透性增加,肾脏对胰淀粉酶清除率增加,而对肌酐清除率无改变。故淀粉酶,肌酐清除率比率测定可提高急性胰腺炎的诊断特异性。正常人 Cam/Ccr 为

1.5％～5.5％。平均为 3.1±1.1％,急性胰腺炎为 9.8±1.1％,胆总管结石时为 3.2±0.3％。Cam/Ccr＞5.5％即可诊断急性胰腺炎。

(二)血清胰蛋白酶测定

应用放射免疫法测定,正常人及非胰病患者平均为 400ng/mL。急性胰腺炎时增高 10～40 倍。因胰蛋白酶仅来自胰腺,故具特异性。

(三)血清脂肪酶测定

血清脂肪酶正常范围为 0.2～1.5U。急性胰腺炎时脂肪酶血中活性升高,常人于 1.7U。该酶在病程中升高较晚,且持续时间较长,达 7～10d。在淀粉酶恢复正常时,脂肪酶仍升高,故对起病后就诊较晚的急性胰腺炎病例有诊断价值。特别有助于与腮腺炎加以鉴别,后者无脂肪酶升高。

(四)血清正铁清蛋白(MHA)测定

腹腔内出血后,红细胞破坏释放的血红蛋白经脂肪酸和弹性蛋白酶作用,转变为正铁血红蛋白。正铁血红蛋白与清蛋白结合形成 MHA。出血坏死型胰腺炎起病 12h 后血中 MHA 即出现,而水肿型胰腺炎呈阴性,故可作该两型胰腺炎的鉴别。

(五)血清电解质测定

急性胰腺炎时血钙通常不低于 2.12mmol/L。血钙＜1.75mmol/L。仅见于重症胰腺炎患者。低钙血症可持续至临床恢复后 4 周。如胰腺炎由高钙血症引起,则出现血钙升高。对任何胰腺炎发作期血钙正常的患者,在恢复期均应检查有无高钙血症存在。

(六)其他

测定 α_2－巨球蛋白、α_1－抗胰蛋白酶、磷脂酶 A_2、C－反应蛋白、胰蛋白酶原激活肽及粒细胞弹性蛋白酶等均有助于鉴别轻、重型急性胰腺炎,并能帮助病情判断。

五、护理

(一)休息

发作期绝对卧床休息,或取屈膝侧卧位等舒适体位,避免衣服过紧、剧痛而辗转不安者要防止坠床,保证睡眠,保持安静。

(二)输液

急性出血坏死型胰腺炎的抗休克和纠正酸碱平衡紊乱自入院始贯穿于整个病程中,护理上需经常、准确记录 24h 出入量,依据病情灵活调节补液速度,保证液体在规定的时间内输完,每日尿量应＞500mL。必要时建立两条静脉通道。

(三)饮食

饮食治疗是综合治疗中的重要环节。近来临床中发现,少数胰腺炎患者往往在有效的治疗后,因饮食不当而加重病情,甚至危及生命。采用分期饮食新法则取得较满意效果。胰腺炎的分期饮食分为禁食、胰腺炎Ⅰ号、胰腺炎Ⅱ号、胰腺炎Ⅲ号、低脂饮食五期。

1.禁食

绝对禁食可使胰腺安静休息,胰腺分泌减少至最低限度。患者需限制饮水,口渴者可含漱或湿润口唇。此期患者需静脉补充足够液体及电解质。禁食适用于胰腺炎的急性期,一般患者 2～3d,重症患者 5～7d。

2.胰腺炎Ⅰ号饮食

该饮食内不含脂肪和蛋白质。主要食物有米汤、果子水、藕粉、每日6餐,每次约100mL,每日热量约为1.4kJ(334卡),用于病情好转初期的试餐阶段。此期仍需给患者补充足够液体及电解质。Ⅰ号饮食适用于急性胰腺炎患者的康复初期,一般在病后5～7d。

3.胰腺炎Ⅱ号饮食

该饮食内含少量蛋白质,但不含脂肪。主要食物有小豆汤、果子水、藕粉、龙须面和少量鸡蛋清,每日6餐,每次约200mL,每日热量约为1.84kJ。此期可给患者补充少量液体及电解质。Ⅱ号饮食适用于急性胰腺炎患者的康复中期(病后8～10d)及慢性胰腺炎患者。

4.胰腺炎Ⅲ号饮食

该饮食内含有蛋白质和极少量脂类。主要食物有米粥、小豆汤、龙须面、菜沫、鸡蛋清和豆油(5～10g/d),每日5餐,每次约400mL,总热量约为4.5kJ。Ⅲ号饮食适用于急、慢性胰腺炎患者康复后期,一般在病后15d左右。

5.低脂饮食

该饮食内含有蛋白质和少量脂肪(约30g),每日4～5餐,用于基本痊愈患者。

(四)营养

急性胰腺炎时机体处于高分解代谢状态,代谢率可高于正常水平的20%～25%,同时由于感染使大量血浆渗出。因此如无合理的营养支持,必将使患者的营养状况进一步恶化、降低机体抵抗力、延缓康复。

1.全胃肠外营养(TPN)支持的护理

急性胰腺炎特别是急性出血坏死型胰腺炎患者的营养任务主要由TPN来承担。TPN具有使消化道休息、减少胰腺分泌、减轻疼痛、补充体内营养不良、刺激免疫机制、促进胰外漏自发愈合等优点。近来更有代谢调理学说认为通过营养支持供给机体所需的能源和氮源,同时使用药物或生物制剂调理体内代谢反应,可降低分解代谢,共同达到减少机体蛋白质的分解,保存器官结构和功能的目的。应用TPN时需严密监护,最初数日每6h检查血糖、尿糖,每1～2d检测血钾、钠、氯、钙、磷;定期检测肝、肾功能;准确记录24h出入量;经常巡视,保持输液速度恒定,不突然更换无糖溶液;每日或隔日检查导管、消毒插管处皮肤,更换无菌敷料,防止发生感染。一旦发生感染要立即拔管,尖端部分常规送细菌培养。TPN支持一般经过2周左右的时间,逐渐过渡到肠道营养(EN)支持。

2.EN支持的护理

EN即从空肠造口管中滴入要素饮食,混合奶、鱼汤、菜汤、果汁等多种营养。EN护理上要求:

(1)应用不能过早,一定待胃肠功能恢复、肛门排气后使用。

(2)EN开始前3d,每6h监测尿糖1次,每日监测血糖、电解质、酸碱度、血红蛋白、肝功能,病情稳定后改为每周2次。

(3)营养液浓度从5%开始渐增加到25%,多以20%以下的浓度为宜。现配现用,4℃下保存。

(4)营养液滴速由慢到快,从40mL/h(15～20滴/min)逐渐增加到100～120mL/h。由于小肠有规律性蠕动,当蠕动波近造瘘管时可使局部压力增高,甚至发生滴入液体逆流,因此在滴入过程中要随时调节滴速。

(5)滴入空肠的溶液温度要恒定在40℃左右,因肠管对温度非常敏感,故需将滴入管用温水槽或热水袋加温,如果应用不当很容易发生腹胀、恶心、呕吐、腹痛、腹泻等症状。

(6)灌注时取半卧位,滴注时床头升高45°,注意电解质补充,不足的部分可用温盐水代替。

3.口服饮食的护理

经过3~4周的EN支持,此时患者进入恢复阶段,食欲增加,护理上要指导患者订好食谱,少吃多餐,食物要多样化,告诫患者切不可暴饮暴食增加胰腺负担,防止再次诱发急性胰腺炎。

(五)胃肠减压

抽吸胃内容和胃内气体可减少胰腺分泌,防止呕吐。虽本疗法对轻-中度急性胰腺炎无明显疗效,但对并发麻痹性肠梗阻的严重病例,胃肠减压是不可缺少的治疗措施。减压同时可向胃管内间歇注入氢氧化铝凝胶等碱性药物中和胃酸,间接抑制胰腺分泌。腹痛基本缓解后即可停止胃肠减压。

(六)药物治疗的护理

1.镇痛解痉

予阿托品、654-2、普鲁苯辛、可待因、水杨酸、异丙嗪、哌替啶等及时对症处理减轻患者痛苦。据报道静脉滴注硫酸镁有一定镇痛效果。禁单用吗啡止痛,因其可引起奥狄括约肌痉挛加重疼痛。抗胆碱能药亦不宜长期使用。

2.预防感染

轻症急性水肿型胰腺炎通常无须使用抗生素。出血坏死型易并发感染,应使用足量有效抗生素。处理时应按医嘱正确使用抗生素,合理安排输注顺序,保证体内有效浓度,保持患者体表清洁,尤其应注意口腔及会阴部清洁,出汗多时应尽快擦干并及时更换衣、裤等。

3.抑制胰腺分泌

抗胆碱能药物、制酸剂、H_2受体拮抗剂、胰岛素与胰高糖素联合应用、生长抑素、降钙素、缩胆囊素受体拮抗剂(丙谷胺)等均有抑制胰腺分泌作用。使用时注意抗胆碱能药不能用于有肠麻痹者及老年人,H_2受体拮抗剂可有皮肤过敏。

4.抗胰酶药物

早期应用抗胰酶药物可防止向重型转化和缩短病程。常用药有FOY、Micaclid、胞磷胆碱、6-氨基己酸等。使用前二者时应控制速度,药液不可溢出血管外,注意测血压,观察有无皮疹发生。对有精神障碍者慎用胞磷胆碱。

5.胰酶替代治疗

慢性胰功能不全者需长期用胰浸膏。每餐前服用效佳。注意观察少数患者可出现过敏和叶酸水平下降。

(七)心理护理

对急性发作患者应予以充分的安慰,帮助患者减轻或去除疼痛加重的因素。由于疼痛持续时间长,患者常有不安和郁闷而主诉增多,护理时应以耐心的态度对待患者的痛苦和不安情绪,耐心听取其诉说,尽量理解其心理状态。采用松弛疗法,皮肤刺激疗法等方法减轻疼痛。对禁食等各项治疗处理方法及重要意义向患者充分解释,关心、支持和照顾患者,使其情绪稳定、配合治疗,促进病情好转。

第六节　慢性胰腺炎

慢性胰腺炎是一种伴有胰实质进行性毁损的慢性炎症,我国以胆石症为常见原因,国外则以慢性酒精中毒为主要病因。慢性胰腺炎可伴急性发作,称为慢性复发性胰腺炎。由于本病临床表现缺乏特异性,可为腹痛、腹泻、消瘦、黄疸、腹部肿块、糖尿病等,易被误诊为消化性溃疡、慢性胃炎、胆管疾病、肠炎、消化不良、胃肠神经官能症等。本病虽发病率不高,但近年来有逐步增高的趋势。

一、病因

慢性胰腺炎的发病因素与急性胰腺炎相似,主要有胆管系统疾病、酒精、腹部外伤、代谢和内分泌障碍、营养不良、高钙血症、高脂血症、血管病变、血色病、先天性遗传性疾病、肝脏疾病及免疫功能异常等。

二、临床表现

慢性胰腺炎的症状繁多且无特异性。典型病例可出现五联症,即上腹疼痛、胰腺钙化、胰腺假性囊肿、糖尿病及脂肪泻。但是同时具备上述五联症的患者较少,临床上常以某一或某些症状为主要特征。

(一)腹痛

腹痛为最常见症状,见于 60%～100%的病例,疼痛常剧烈,并持续较长时间。一般呈钻痛或钝痛,绞痛少见。多局限于上腹部,放射至季肋下,半数以上病例放射至背部。疼痛发作的频度和持续时间不一,一般随着病变的进展,疼痛期逐渐延长,间歇期逐渐变短,最后整天腹痛。在无痛期,常有轻度上腹部持续隐痛或不适。

痛时患者取坐位,膝屈曲,压迫腹部可使疼痛部分缓解,躺下或进食则加重(这种体位称为胰体位)。

(二)体重减轻

是慢性胰腺炎常见的表现,约见于 3/4 以上病例。主要由于患者担心进食后疼痛而减少进食所致。少数患者因胰功能不全、消化吸收不良或糖尿病而有严重消瘦,经过补充营养及助消化剂后,体重减轻往往可暂时好转。

(三)食欲减退

常有食欲欠佳,特别是厌油类或肉食。有时食后腹胀、恶心和呕吐。

(四)吸收不良

吸收不良表现疾病后期,胰脏丧失 90%以上的分泌能力,可引起脂肪泻。患者有腹泻,大便量多、带油滴、恶臭。由于脂肪吸收不良,临床上也可出现脂溶性维生素缺乏症状。糖类的消化吸收一般不受影响。

(五)黄疸

少数病例可出现明显黄疸(血清胆红素高达 20mg/dL),由胰腺纤维化压迫胆总管所致,但更常见假性囊肿或肿瘤的压迫所致。

（六）糖尿病症状

约 2/3 的慢性胰腺炎病例有葡萄糖耐量减低，半数有显性糖尿病，常出现于反复发作腹痛持续几年以后。当糖尿病出现时，一般均有某种程度的吸收不良存在。糖尿病症状一般较轻，易用胰岛素控制。偶可发生低血糖、糖尿病酸中毒、微血管病变和肾病变。

（七）其他

少数病例腹部可扪及包块，易误诊为胰腺肿瘤。个别患者呈抑郁状态或有幻觉、定向力障碍等。

三、并发症

慢性胰腺炎的并发症甚多，一些与胰腺炎有直接关系，另一些则可能是病因（如酒精）作用的后果。

（一）假性囊肿

见于 9％～48％的慢性胰腺炎患者。多数为单个囊肿，囊肿大小不一，表现多样。假性囊肿内胰液泄漏至腹腔，可引起胰性无痛性腹腔积液，呈隐匿起病，腹腔积液量甚大，内含高活性淀粉酶。

巨大假性囊肿，压迫胃肠道，可引起幽门或十二指肠近端狭窄，甚至压迫十二指肠空肠交接处和横结肠，引起不全性或完全性梗阻。假性囊肿破入邻近脏器可引起内瘘。囊肿内胰酶腐蚀囊肿壁内小血管可引起囊肿内出血，如腐蚀邻近大血管，可引起消化道出血或腹腔内出血。

（二）胆管梗阻

约 8％～55％的慢性胰腺炎患者发生胆总管的胰内段梗阻，临床上有无黄疸不定。有黄疸者中罕有需手术治疗者。

（三）其他

酒精性慢性胰腺炎可合并存在酒精性肝硬化。慢性胰腺炎患者好发口腔、咽、肺、胃和结肠癌肿。

四、实验室检查

（一）血清和尿淀粉酶测定

慢性胰腺炎急性发作时血尿淀粉酶浓度和 Cam/Ccr 比值可一过性地增高。随着病变的进展和较多的胰实质毁损，在急性炎症发作时可不合并淀粉酶升高。测定血清胰型淀粉酶同工酶（Pam）可作为反映慢性胰腺炎时胰功能不全的试验。

（二）葡萄糖耐量试验

可出现糖尿病曲线。有报告慢性胰腺炎患者中 78.7％试验阳性。

（三）胰腺外分泌功能试验

在慢性胰腺炎时约有 80％～90％病例胰外分泌功能异常。

（四）吸收功能试验

最简便的是做粪便脂肪和肌纤维检查。

（五）血清转铁蛋白放射免疫测定

慢性胰腺炎血清转铁蛋白明显增高，特别对酒精性钙化性胰腺炎有特异价值。

五、护理

(一)体位

协助患者卧床休息,选择舒适的卧位。有腹膜炎者宜取半卧位,利于引流和使炎症局限。

(二)饮食

脂肪对胰腺分泌具有强烈的刺激作用并可使腹痛加剧。因此,一般以适量的优质蛋白、丰富的维生素、低脂无刺激性半流质或软饭为宜,如米粥、藕粉、脱脂奶粉、新鲜蔬菜及水果等。每日脂肪供给量应控制在 20～30g,避免粗糙、干硬、胀气及刺激性食物或调味品。少食多餐、禁止饮酒。对伴糖尿病患者,应按糖尿病饮食进餐。

(三)疼痛护理

绝对禁酒、避免进食大量肉类饮食、服用大剂量胰酶制剂等均可使胰液与胰酶的分泌减少,缓解疼痛。护理中应注意观察疼痛的性质、部位、程度及持续时间,有无腹膜刺激征。协助取舒适卧位以减轻疼痛。适当应用非麻醉性镇痛剂,如阿司匹林、吲哚美辛、布洛芬、对乙酰氨基酚等非团体抗感染药。对腹痛严重,确实影响生活质量者,可酌情使用麻醉性镇痛剂,但应避免长期使用,以免导致患者对药物产生依赖性。给药 20～30 分钟后须评估并记录镇痛药物的效果及不良反应。

(四)维持营养需要量

蛋白-热量营养不良在慢性胰腺炎患者是非常普遍的。进餐前 30 分钟为患者镇痛,以防止餐后腹痛加剧,使患者惧怕进食。进餐时胰酶制剂同食物一起服用,可以保证酶和食物适当混合,取得满意效果。同时,根据医嘱及时给予静脉补液,保证热量供给,维持水、电解质、酸碱平衡。严重的慢性胰腺炎患者和中至重度营养不良者,在准备手术阶段应考虑提供肠外或肠内营养支持。护理上需加强肠内、外营养液的输注护理,防止并发症。

(五)心理护理

因病程迁延,反复疼痛、腹泻等症状,患者常有消极悲观的情绪反应,对手术及预后的担心常引起焦虑和恐惧。护理上应关心患者,采用同情、安慰、鼓励法与患者沟通,稳定患者情绪,讲解疾病知识,帮助患者树立战胜疾病的信心。

第七节　溃疡性结肠炎

溃疡性结肠炎是一种病因尚不十分明确的直肠和结肠慢性非特异性炎症性疾病。病变主要限于大肠黏膜与黏膜下层。临床表现为腹泻、黏液脓血便、腹痛。病情轻重不等,多呈反复发作的慢性病程。本病可发生在任何年龄,多见于 20～40 岁,亦可见于儿童或老年。男女发病率无明显差别。

一、症状

(一)腹泻

为最主要的症状,黏液脓血便是本病活动期的重要表现。大便次数及便血的程度可反映病情轻重,轻者每日排便 2～4 次,便血轻或无;重者每日 10 次以上,脓血显见,甚至大量便血。

(二)腹痛

轻型患者可无腹痛或仅有腹部不适。一般诉有轻度至中度腹痛,多为左下腹或下腹的阵痛,亦可涉及全腹。有疼痛-便意-便后缓解的规律,常有里急后重。

(三)其他症状

可有腹胀,严重病例有食欲缺乏、发热、恶心、呕吐等。

二、体征

患者呈慢性病容,精神状态差,重者呈消瘦、贫血貌。轻者仅有左下腹轻压痛,有时可触及痉挛的降结肠或乙状结肠。重型和暴发型患者常有明显压痛和鼓肠。若有腹肌紧张、反跳痛、肠鸣音减弱应注意中毒性巨结肠、肠穿孔等并发症。

三、评估要点

(一)一般情况

患者呈慢性病容、精神状态差,重者呈消瘦、贫血等不同程度的全身症状。

(二)专科情况

(1)腹痛的特点:是否间歇性疼痛,有无腹部绞痛,疼痛有无规律、有无关节痛。

(2)评估排便次数、颜色、量、性质是否正常。

(3)评估患者的出入量是否平衡,水、电解质是否平衡。

(三)实验室及其他检查

1.血液检查

可有红细胞和血红蛋白减少。活动期白细胞计数增高,血沉增快和 C 反应蛋白增高是活动期的标志。

2.粪便检查

肉眼检查常见血、脓和黏液,显微镜检查见多量红细胞、白细胞或脓细胞。

3.结肠镜检查

是本病诊断的最重要的手段之一,可直接观察病变肠黏膜并取活检。

4.X 线钡剂灌肠检查

可见黏膜粗乱或有细颗粒改变。

四、护理措施

(1)休息与活动:在急性发作期或病情严重时均应卧床休息,缓解期也应适当休息,注意劳逸结合。

(2)病情观察:严密观察腹痛的性质、部位以及生命体征的变化,以了解病情的进展情况。

(3)用药护理:遵医嘱给予柳氮磺吡啶(SASP)和(或)糖皮质激素,以减轻炎症,使腹痛缓解。注意药物的疗效及不良反应,嘱患者餐后服药,服药期间定期复查血常规;应用糖皮质激素者,要注意激素的不良反应,不可随意停药,防止反跳现象。

(4)给患者安排舒适、安静的环境,同时注意观察大便的量、性状、次数并做好记录,保持肛周皮肤的清洁和干燥。

(5)由于本病为慢性反复发作性的过程,患者会产生各种不良情绪,护士应做好心理疏导。指导患者及家属正确对待疾病,让患者保持情绪稳定,树立战胜疾病的信心。

第八节　原发性肝癌

原发性肝癌是指由肝细胞或肝内胆管上皮细胞发生的恶性肿瘤,是我国常见的恶性肿瘤之一,病死率较高,在恶性肿瘤死亡排位中占第二位。近年来发病率有上升趋势,肝癌的五年生存率很低,预后凶险。原发性肝癌的发病率有较高的地区分布性,本病多见于中年男性,男女性别之比在肝癌高发区中约 3∶1～4∶1,低发区则为 1∶1～2∶1。高发区的发病年龄高峰约为 40～49 岁。

一、病因及发病机制

病因及发病机制尚不清楚,根据高发区的流行病学调查结果表明,下列因素与肝癌的发病关系密切。

(一)病毒性肝炎

在我国,乙型肝炎是原发性肝癌发生的最重要病因,原发性肝癌患者中 1/3 曾有慢性肝炎病史。肝癌患者血清中乙型肝炎标志物高达 90% 以上,近年来丙型肝炎与肝癌关系也逐渐引起关注。

(二)肝硬化

原发性肝癌合并肝硬化者占 50%～90%,乙肝病毒持续感染与肝细胞癌有密切关系。其过程可能是乙型肝炎病毒引起肝细胞损害继而发生增生或不典型增生,从而对致癌物质敏感。在多病因参与的发病过程中可能有多种基因发生改变,最后导致癌变。

(三)黄曲霉毒素

在肝癌高发区,尤其南方以玉米为主粮的地方调查提示,肝癌流行可能与黄曲霉毒素对粮食的污染有关,其代谢产物黄曲霉毒素 B_1 有强烈致癌作用。

(四)饮水污染

江苏启东的流行病学调查结果发现,饮用池塘水者与饮用井水者的肝癌发病率和病死率有明显差异,可能与池塘水的蓝绿藻产生的微囊藻毒素污染饮用水源有关。

(五)遗传因素

在高发区肝癌有时出现家族聚集现象,尤以共同生活并有血缘关系者的肝癌罹患率高。可能与肝炎病毒垂直传播有关。

(六)其他

饮酒、亚硝胺、农药、某些微量元素含量异常如铜、锌、钼等、肝吸虫等因素也被认为与肝癌有关。吸烟和肝癌的关系还待进一步明确。

二、临床表现

(一)症状

肝癌起病隐匿,早期缺乏典型症状,多在肝病随访中或体检普查中,应用血清甲胎蛋白(AFP)及 B 超检查偶然发现肝癌,此时患者既无症状,体格检查亦缺乏肿瘤本身的体征,此期称之为亚临床肝癌。一旦出现症状而来就诊者其病程大多已进入中晚期。不同阶段的肝癌,其临床表现有明显差异。

1.肝区疼痛

最常见,半数以上患者呈间歇性或持续性的钝痛或胀痛,是由于肿块生长迅速、使肝包膜绷紧牵拉所致。当肿瘤侵犯膈肌时,疼痛可向右肩或右背部放射。向右后生长的肿瘤可致右腰疼痛。突然出现剧烈腹痛和腹膜刺激征提示癌结节包膜下出血或向腹腔破溃。

2.消化道症状

食欲缺乏、恶心、呕吐、腹泻、消化不良等,缺乏特异性。

3.全身症状

低热,发热与癌肿坏死物质吸收有关。此外还有乏力、消瘦、贫血、全身衰弱等,少数患者晚期呈恶病质。这是由于癌症所致的能量消耗和代谢障碍所致。

4.转移灶症状

如肺转移可出现咳嗽、咯血;胸膜转移可引起胸痛和血性胸腔积液;癌栓栓塞肺动脉,引起肺梗死,可突然出现严重呼吸困难和胸痛;癌栓栓塞下肢静脉,可出现下肢严重水肿;骨转移和脊柱转移,可引起局部压痛或神经受压症状;颅内转移可出现相应的神经定位症状和体征。

5.伴癌综合征

癌肿本身代谢异常,癌组织对机体发生影响而引起的内分泌或代谢异常的一组症候群称之为伴癌综合征。如自发性低血糖症、红细胞增多症,其他罕见的有高脂血症、高钙血症、类癌综合征等。

(二)体征

1.肝大

进行性肝大是常见的特征性体征之一。肝质地坚硬,表面及边缘不光滑,有大小不等结节,伴不同程度的压痛。如癌肿突出于右肋弓下或剑突下,上腹可出现局部隆起或饱满。

2.脾肿大

多见于合并肝硬化门静脉高压患者。因门静脉或脾静脉有癌栓或癌肿压迫门静脉引起。

3.腹腔积液

因合并肝硬化门静脉高压、门静脉或肝静脉癌栓所致。当癌肿表面破溃时可引起血性腹腔积液。

4.黄疸

当癌肿浸润、破坏肝细胞时,可引起肝细胞性黄疸;当癌肿侵犯肝内胆管或压迫胆管时,可出现阻塞性黄疸。

5.转移灶相应体征

锁骨上淋巴结肿大、胸腔积液的体征,截瘫、偏瘫等。

(三)并发症

肝性脑病;上消化道出血;肝癌结节破裂出血;血性胸腹腔积液;继发感染。上述并发症可由肝癌本身或并存的肝硬化引起,常为致死的原因。

三、辅助检查

(一)血清甲胎蛋白(AFP)测定

AFP是目前诊断肝细胞肝癌最特异性的标志物,是体检普查的项目之一。肝癌患者AFP

阳性率 70%～90%，诊断标准为：①AFP 大于 $500\mu g/L$ 持续 4 周。②AFP 在大于 $200\mu g/L$ 的中等水平持续 8 周。③AFP 由低浓度升高后不下降。

(二)影像学检查

(1)超声显像是目前肝癌筛查的首选检查之一，有助于了解占位性病变的血供。

(2)CT 在反映肝癌的大小、形态、部位、数目等方面有突出的优点，被认为是补充超声显像检查的非侵入性诊断的首选方法。

(3)肝动脉造影是肝癌诊断的重要补充方法，对直径 2cm 以下的小肝癌的诊断较有价值。

(4)MRI 优点是除显示如 CT 那样的横断面外，还能显示矢状位、冠状位以及任意切面。

(三)肝组织活检或细胞学检查

在超声或 CT 引导下活检或细针穿刺行组织学或细胞学检查，是目前确诊直径 2cm 以下小肝癌的有效方法。缺点是易引起近边缘的肝癌破裂，有促进转移的危险。在非侵入性操作未能确诊时考虑使用。

四、诊断要点

有慢性肝炎病史，原因不明的肝区不适或疼痛，或原有肝病症状加重伴有全身不适、明显的食欲缺乏和消瘦、乏力、发热；肝进行性肿大、压痛、质地坚硬、表面和边缘不光滑。对高危人群血清 AFP 的检测及影像学检查。对既无症状也无体征的亚临床肝癌的诊断主要靠血清 AFP 的检测联合影像学检查。

五、治疗要点

早期治疗是改善肝癌预后的最主要的因素，而治疗方案的选择取决于肝癌的临床分期及患者的体质。

(一)手术治疗

首选的治疗方法，是影响肝癌预后的最主要因素，是提高生存率的关键。

(二)局部治疗

1.肝动脉化疗栓塞治疗(TACE)

为原发性肝癌非手术的首选方案，效果较好，应反复多次治疗。机制为：先栓塞肿瘤远端血供，再栓塞肿瘤近端肝动脉，使肿瘤难以建立侧支循环，最终引起病灶缺血性坏死，并在动脉内灌注化疗药物。常用栓塞剂有吸收性明胶海绵和碘化油。

2.无水酒精注射疗法(PEI)

PEI 是肿瘤直径小于 3cm，结节数在 3 个以内，伴肝硬化不能手术患者的首选治疗方法。在 B 超引导下经皮肝穿刺入肿瘤内注入无水酒精，促使肿瘤细胞脱水变性、凝固坏死。

3.物理疗法

局部高温疗法，如微波组织凝固技术、射频消融、高功率聚焦超声治疗、激光等。

(三)其他治疗方法

1.放射治疗

在肝癌治疗中仍有一定地位。适用于肿瘤较局限，但不能手术者，常与其他治疗方法组成综合治疗。

2.化学治疗

常用阿霉素(ADM)及其衍生物、顺铂(CDDP)、5－氟尿嘧啶(5－Fu)、丝裂霉素(MMC)和氨甲蝶呤(MTX)等。主张联合用药,单一用药疗效较差。

3.生物治疗

常用干扰素、白介素、LAK细胞、TIL细胞等,作为辅助治疗之一。

4.中医中药治疗

用于晚期肝癌患者和肝功能严重失代偿无法耐受其他治疗者,可作为辅助治疗之一。

5.综合治疗

根据患者的具体情况,选择一种或多种治疗方法联合使用,为中晚期患者的主要治疗方法。

六、常用护理诊断

(一)疼痛——肝区痛

与肿瘤迅速增大、牵拉肝包膜有关。

(二)预感性悲哀

与获知疾病预后有关。

(三)营养失调——低于机体需要量

与肝功能严重损害、摄入量不足有关。

七、护理措施

(一)一般护理

1.休息与体位

给患者创造安静舒适的休息环境,减少各种不良刺激。协助并指导患者取舒适卧位。为患者创造安静、舒适环境,提高患者对疼痛的耐受性。

2.饮食护理

鼓励进食,给予高蛋白、适量热量、高维生素、易消化饮食,如出现肝性昏迷,禁食蛋白质。伴腹腔积液患者,限制水钠摄入。如出现恶心呕吐现象,做好口腔护理。在化疗过程中患者往往胃肠道反应明显,可根据其口味适当调整饮食。

3.皮肤护理

晚期肝癌患者极度消瘦,严重营养不良,因为疼痛影响,常拒绝体位变动。因此要加强翻身,皮肤按摩,如出现压疮,做好相应处理。

(二)病情观察

监测生命体征,观察有无肝区疼痛、发热、腹腔积液、黄疸、呕血、便血、24h尿量等,以及实验室各项血液生化和免疫学指标。观察有无转移征象。

(三)疼痛护理

晚期癌症患者大部分有中度至重度的疼痛,多为顽固性的剧痛,严重影响生存质量。通过询问病史、观察或运用评估工具来判断疼痛的部位、性质、程度。

1.三阶梯疗法

目前临床普遍推行WTO推荐的三阶梯疗法,其原则为:①按阶梯给药,依药效的强弱顺序递增使用。②无创性给药,可选择口服给药,直肠栓剂或透皮贴剂给药等方式。③按时给药,而不是按需给药。④剂量个体化。按此疗法多数患者能满意止痛。

(1)第一阶梯:轻度癌痛,可用非阿片类镇痛药,如阿司匹林等。

(2)第二阶梯:中度癌痛及第一阶梯治疗效果不理想时,可选用弱阿片类药,如可卡因。

(3)第三阶梯:重度癌痛及第二阶梯治疗效果不理想者,选用强阿片类药,如吗啡。多采用口服缓释或控释剂型。

癌痛的治疗中提倡联合用药的方法,加用一些辅助药以协同主药的疗效,减少其用量与不良反应,常用辅助药物有:①弱安定药,如地西泮和艾司唑仑等。②强安定药,如氯丙嗪和氟哌利多等。③抗抑郁药,如阿米替林。

向患者说明接受治疗的效果及帮助患者正确用药,对于已掌握的规律性疼痛,在疼痛发生前使用镇痛剂。疼痛减轻或停止时应及时停药。观察止痛疗效及不良反应。

2.其他方法

(1)放松止痛法:通过全身松弛可以阻断或减轻疼痛反应。

(2)心理暗示疗法:可结合各种癌症的治疗方法,暗示患者进行自身调节,告诉患者配合治疗就一定能战胜疾病。

(3)物理止痛法:可通过刺激疼痛周围皮肤或相对应的健侧达到止痛目的。

(4)转移止痛法:让患者取舒适体位,通过回忆,冥想听音乐、看书报等方法转移注意力,减轻疼痛反应。

(四)肝动脉栓塞化疗护理

肝动脉栓塞化疗护理是肝癌非手术治疗的首选方法,已在临床上广泛应用,是一种创伤性的非手术治疗。

1.术前护理

(1)向患者和家属解释治疗的必要性、方法、效果。

(2)评估患者的身体状况,必要时先给予支持治疗。

(3)做好各种检查,如血常规、出凝血时间、肝肾功能、心电图、影像学检查等;检查股动脉和足背动脉搏动的强度。

(4)做好碘过敏试验和普鲁卡因过敏试验,如碘过敏试验阳性可用非离子型造影剂。

(5)术前6h禁食禁饮。

(6)术前0.5h可给予镇静剂,并测量血压。

2.术中护理

(1)准备好各种抢救用品和药物。

(2)护士应尽量陪伴在患者的身边,安慰及观察患者。

(3)注射造影剂时,应严格控制注射速度,注射完毕后应密切观察患者有无恶心、心悸、胸闷、皮疹等过敏症状,观察血压的变化。

(4)注射化疗药物后应观察患者有无恶心、呕吐,一旦出现应帮助患者头偏向一侧,备污物盘,指导患者做深呼吸,如使用的化疗药物胃肠道反应很明显,可在注入化疗药物前给予止吐药。

（5）观察患者有无腹痛，如出现轻微腹痛，可向患者解释腹痛的原因，安慰患者，转移注意力；如疼痛较剧，患者不能耐受，可给予止痛药。

3.术后护理

（1）预防穿刺部位出血：拔管后应压迫股动脉穿刺点15min，绷带包扎后，用砂袋（1～2kg）压迫6～8h；保持穿刺侧肢体平伸24h；术后8h内，应每隔1h观察穿刺部位有无出血和渗血，保持敷料的清洁干燥；一旦发现出血，应立即压迫止血，重新包扎，砂袋压迫；如为穿刺点大血肿，可用无菌注射器抽吸，24h后可热敷，促进其吸收。

（2）观察有无血栓形成：应检查两侧足背动脉的搏动是否对称，患者有无肢体麻木、胀痛、皮肤温度降低等，出现上述症状与体征，应立即报告医师及时采取溶栓措施。

（3）观察有无栓塞后综合征：发热、恶心、呕吐、腹痛。如体温超过39℃，可物理降温，必要时用退热药。术中或术后用止吐药，可有效地预防和减轻恶心、呕吐的症状，鼓励患者进食，尽可能满足患者对食物的要求。腹痛是因肿瘤组织坏死、局部组织水肿而引起的可逐渐缓解，如疼痛剧烈，可使用药物止痛。

（4）密切观察化疗后反应，及时检查肝、肾功能和血常规，及时治疗和抢救。补充足够的液体，鼓励患者多饮水、多排尿，必要时应用利尿剂。

（五）心理护理

肝癌患者的五个阶段的心理反应往往比其他癌症患者更为明显。要充分认识患者的心理反应，对部分出现过激行为，如绝望甚至自杀的患者，要给予正确的心理疏导；同时建立良好的护患关系，减轻患者恐惧。对于晚期患者，特别要维护其尊严，并做好临终护理。

（六）健康教育

1.疾病知识指导

原发性肝癌应以预防为主。临床证明，肝炎－肝硬化－肝癌的关系密切。因此，患病毒性肝炎的患者应及时正确治疗，防止转变为肝硬化，非乙型肝炎病毒携带者应注射乙型肝炎疫苗。加强锻炼，增强体质，注意保暖。

2.生活指导

禁食含有黄曲霉素的霉变食物，特别是发霉的花生和玉米，禁饮酒。肝癌伴有肝硬化者，特别是伴食管－胃底静脉曲张的患者，应避免粗糙饮食。

3.用药指导

在化疗过程中，应向患者做好解释工作，消除紧张心理，并介绍药物性质、毒副反应，使患者心中有数。①药物反应较重者，宜安排在睡前或饭后用药，以免影响进食。呕吐严重者应少食多餐，辅以针刺足三里、合谷、曲池等穴，对减轻胃肠道反应有一定作用。②注意防止皮肤破损，观察皮肤有无瘀斑、出血点，有无牙龈出血、鼻出血、血尿及便血等症状。③鼓励患者多饮水或强迫排尿，使尿液稀释。遵医嘱适量地服用碳酸氢钠以碱化尿液。④常选用1：5000高锰酸钾溶液坐浴，预防会阴部感染。

4.自我监测指导

出现右上腹不适、疼痛或包块者应尽早到医院检查。肝癌的疗效取决于早发现、早治疗，一旦确诊应尽早治疗，以手术为主的综合治疗可明显延长患者生命。观察肿瘤有无并发症和有无远处转移的表现,应警惕肝癌结节破裂、肝性脑病、消化道出血和感染等。手术后的癌肿患者应观察有无复发,定期复诊。化疗患者应定期检查肝肾功能、心电图、血常规、血浆药物浓度等,及时了解脏器功能和有无药物蓄积。

第九节　胃癌

胃癌是源自胃黏膜上皮细胞的恶性肿瘤,是常见的消化道癌肿之一。临床有进行性上腹疼痛、体重下降,伴恶心呕吐、呕血、黑便、贫血等表现。胃癌是人类常见的恶性肿瘤,占全部恶性肿瘤 20％左右,居全球肿瘤发病和癌症病死率的第二位。其发病率和病死率与国家、种族及地区有很大的关系。日本、中国、智利、俄罗斯和冰岛为高发国家,我国西北地区发病率最高。胃癌可发生在任何年龄,高发年龄 40～60 岁,男女之比 2∶1～3∶1。发病率和病死率随年龄增长而上升。全国平均年病死率为 16/10 万。近年来,发病有下降趋势,与诊断手段提高,其他消化道癌症增加和环境改变有关。早诊断、早治疗为本病的关键,手术治疗为首选措施。若治疗护理得当,可延长患者的生命和提高患者的生活质量。

一、病因及发病机制

胃癌的病因尚未明确,一般认为与下列因素有关。

(一)饮食与环境因素

食物品种和饮食习惯是影响胃癌发生的重要因素,流行病学研究表明,长期食用霉变食品、咸菜、高盐食物、烟熏及腌制品均可增加发生胃癌的危险性。腌制食品中含有高浓度的硝酸盐,能在胃内被细菌还原酶转变成亚硝酸盐,与胺结合成为致癌的亚硝酸胺,长期作用可致胃黏膜发生癌变。环境因素也起到重要的作用,近期研究发现本病高发区与火山来源的土壤有关。

(二)幽门螺杆菌感染

大量研究表明,幽门螺杆菌是胃癌发病的危险因素。幽门螺杆菌所分泌的毒素能使胃黏膜病变,从而发生癌变。

(三)癌前病变

所谓癌前病变是指易恶变的全身性或局部疾病或状态。胃癌的癌前病变有:①慢性萎缩性胃炎伴有肠上皮化生和重度不典型增生者。②腺瘤型或绒毛型胃息肉,息肉＞2cm,癌变率约为 15％～40％。③残胃炎,毕氏Ⅱ式术后残胃癌较多见,其发生率为 5％～16％。④恶性贫血胃体黏膜有严重萎缩者,其发生率是正常人群的 5～10 倍。⑤胃溃疡患者约占 5％。

(四)遗传因素

胃癌的发病具有家族聚集倾向,可发生于同卵同胞,胃癌发病率较无家族史人群高 2～3 倍。据报道,致癌物质对遗传易感者作用更大。胃癌好发于胃窦部,其次为胃贲门与胃体,早期癌细胞浸润范围局限黏膜层,无局部淋巴转移,进展期癌细胞浸润黏膜下层及肌层;晚期癌细胞浸润浆膜层或其以外。胃癌的转移有直接扩散、淋巴转移、血行播散和种植性转移。

二、临床表现

(一)症状

1.早期胃癌

多无症状,有时出现上腹隐痛不适、嗳气、反酸、食欲减退等非特异性上消化道症状,容易被忽视。

2.进展期胃癌

最早出现的症状为上腹痛,伴食欲缺乏、厌食、体重下降,贫血等。开始仅为上腹饱胀不适,继之呈现持续性隐痛,进食后加重,解痉及抗酸剂无效。胃壁受累可有易饱感;胃窦部癌,因幽门梗阻而发生严重的恶心、呕吐;贲门癌和高位小弯癌累及食管下端,出现进食梗阻感,吞咽困难;溃疡型胃癌,因癌肿侵蚀血管,造成上消化道出血,常见呕血及黑便;癌肿破溃致胃黏膜急性穿孔,常见有剧烈腹痛。

3.并发症及转移症状

癌肿浸润胃血管壁可有消化道出血,幽门梗阻时出现呕吐,贲门癌累及食管下段可出现吞咽困难,癌肿溃疡可导致胃穿孔。此外,当癌转移至肝出现腹腔积液、肝大、黄疸,转移至骨骼可出现全身骨骼剧痛。

(二)体征

早期胃癌无明显体征。患者进展期可有消瘦、精神状态差。晚期出现上腹部肿块和其他转移表现:呈恶病质,上腹部可触及坚实、可移动结节状肿块,有压痛;发生肝转移时有肝大,并触及坚硬结节,常伴黄疸;发生腹膜转移时有腹腔积液,表现为移动性浊音;远处淋巴结转移时在左锁骨上内侧触到质硬、固定的淋巴结等。

三、辅助检查

(一)X线钡餐检查

早期呈局限性表浅的充盈缺损,边缘不规则的龛影,或黏膜有灶性积钡,胃小区模糊不清等;进展期为较大而不规则的充盈缺损,溃疡型为龛影位于胃轮廓内,边缘不整齐,周围黏膜有中断的皱襞,浸润型为胃壁僵硬、蠕动消失、胃腔狭窄。

(二)胃镜检查

观察病变部位、性质,取活组织检查。其准确率达95%～99%,是诊断早期胃癌的最佳方法。

(三)实验室检查

长期失血或营养缺乏患者的红细胞数减少,血红蛋白下降;粪便隐血实验对持续阳性,药物治疗不转阴,有诊断意义。

(四)CT检查

了解胃肿瘤侵犯情况,与周围脏器关系,有无切除可能。

四、诊断要点

有癌前病变患者,应定期做X线钡餐检查、胃镜检查及活组织病理检查,能够早期发现。

五、治疗要点

胃癌治疗效果取决于病期分类和病理组织分型。

(一)手术治疗

为首选治疗方法。只要患者心、肝、肾功能容许,无远处转移,应力求手术根治,残留的癌组织越少越好。

(二)化学治疗

多种抗癌药物联合应用,如5－氟尿嘧啶(5－Fu)、替加氟、亚叶酸钙(CF)丝裂霉素或阿霉素等,可增加抗癌的效果。抗癌药物多有骨髓抑制、消化道反应、肝肾功能损害、静脉炎、脱发和皮肤表现等不良反应。

(三)胃镜下治疗

对不宜行手术治疗者,可在胃镜直视下用激光、微波及注射无水酒精等达到根治效果。

(四)支持治疗

补充足够的营养,以提高机体体质,有利于耐受手术和化疗。应用免疫增强剂,如干扰素、白介素、LAK细胞、TIL细胞等可调节机体免疫力。

六、常用护理诊断

(一)营养失调

低于机体需要量,与疾病消耗、吞咽困难和手术化疗有关。

(二)疼痛

与肿瘤细胞浸润有关。

(三)活动无耐力

与食欲缺乏、疾病消耗、疼痛有关。

(四)有感染的危险

与化疗致机体免疫功能低下及营养不良有关。

七、护理措施

(一)一般护理

1.饮食护理

鼓励能进食的患者进食易消化、营养丰富的流质或半流质饮食;不能进食或进食不足者,如吞咽困难者或中、晚期患者,遵医嘱静脉输注高营养物质;幽门梗阻时,行胃肠减压,遵医嘱静脉补充液体,必要时输清蛋白、全血或血浆等。提高患者对手术的耐受力,择期手术患者采取少量多餐的饮食原则。

2.预防感染

患者因抵抗力低,易发生感染,每天给患者温水擦浴,保持皮肤清洁、干燥;长期卧床患者,定时更换卧位;床铺保持清洁、干燥、平整,避免潮湿、摩擦以及排泄物的刺激,防止患者发生压疮;鼓励和帮助患者做床上肢体运动,防止血栓性静脉炎;做好口腔护理,餐后及晚睡前或呕吐后,立即做口腔清洗。保持良好舒适的环境,适宜的温度、湿度,让患者在安静的环境下休养。

(二)病情观察

注意观察腹痛的部位、性质、持续时间,进食是否缓解;对呕血和黑便,突发性腹部剧痛,应注意有无消化道出血和穿孔的发生;对出现咳嗽、咯血、胸痛、腰酸、血尿、头痛、头晕、智力障碍、皮肤破溃、结节、黄疸、腹腔积液等表现,提示有癌肿转移。

（三）健康教育

1.疾病知识指导

向患者介绍疾病知识，使其了解疾病发生的原因及诱发因素；指导患者保持情绪稳定，学会放松、宣泄及缓解压力的技巧，以乐观态度面对人生。

2.生活指导

养成良好的饮食习惯，多食营养丰富、富含维生素 C、A 等食物；少进咸菜、高盐食物、烟熏及腌制品；避免生、冷、硬、辛辣等刺激性食物；合理科学的贮存粮食；遵循少量多餐的饮食原则，烹调方式忌煎、炸。

合理安排休息时间，尽可能做一些运动量较低的活动，如外出散步，做广播体操，以不感到疲劳为度。鼓励患者坚持做好个人卫生，保持室内空气流通，注意季节变化，外出加防护措施，尽量减少到人群集中的地方。

3.用药指导

嘱患者按医嘱用药，保证疗程，学习观察药物疗效和不良反应，学会减轻不良反应的办法，不要随意停药，避免影响疗效。

4.自我监测指导

大力推广普及防癌知识，提高防癌意识，监测易感人群，如 40 岁以上成人，近期发生上腹部不适，或有溃疡病史者，近期出现疼痛规律变化，大便潜血试验持续阳性等，及时到医院进行相关检查；癌前病变者，如胃溃疡、萎缩性胃炎、胃息肉等，定期检查，做到早期发现、早期诊断、早期根治。坚持定期复诊，发现异常及时治疗。

第十节　胰腺癌

一、概述

胰腺癌是一种较常见的恶性肿瘤。在我国胰腺癌的发病率也有逐年增多的趋势。40 岁以上好发，男性比女性多见。胰腺癌包括胰头癌和胰体尾部癌，前者在临床常与壶腹部癌和胆总管下段癌难以区别，过去统称壶腹部周围癌。胰腺癌 70%～80% 发生于头部，体尾部约占 25%，全胰腺癌少见，约占 5%。

胰腺癌多由胰管和腺泡发生，以导管细胞癌最多，其次为腺泡细胞癌、鳞状上皮细胞癌、黏液癌、囊腺癌等。胰腺癌的转移途径主要为淋巴转移和直接浸润，其次为血行转移和沿神经束蔓延。胰腺癌早期诊断困难，手术切除率低，预后很差。

二、诊断

（一）症状

1.上腹痛和上腹饱胀、不适

此为最常见的首发症状，易与胃肠、肝胆疾病相混淆。腹痛为隐痛、胀痛或钝痛，后期可呈持续性疼痛并且加重，向腰背部放射，夜间疼痛明显。

2.黄疸

梗阻性黄疸是胰腺癌最突出、最主要的症状。大部分患者出现黄疸时已属中晚期,黄疸呈进行性加重,伴皮肤瘙痒、大便呈白陶土色。

3.消瘦、乏力

消瘦、乏力是胰腺癌的常见症状。

4.消化道症状

食欲下降、腹胀、消化不良、腹泻或便秘,部分患者可有恶心、呕吐,晚期癌肿侵及十二指肠可出现上消化道梗阻或消化道出血。

5.其他

部分患者早期表现为轻度糖尿病,故对中老年人突发糖尿病应提高警惕,有患胰腺癌可能。少数为胆管感染表现。

(二)体征

1.一般情况

可有消瘦、贫血或营养不良、巩膜及皮肤黄染,晚期还可有锁骨上淋巴结肿大、肛门指检触及直肠外转移灶。

2.腹部体检

可有肝大、胆囊肿大,腹内肿块,移动性浊音阳性。

(三)检查

1.实验室检查

半乳糖转移同工酶－Ⅱ是恶性肿瘤的酶标志物,对胰腺癌的敏感性为 67.2%,特异度为 98.2%。黄疸患者其血清胆红素常超过 256.5μmol/L(15mg/dL),用于诊断胰腺癌的肿瘤标记有 CA19－9、POA、PCAA、CEA、CA50、Span－1、DU－PAN－2 等,其中 CA19－9 是特异度和敏感性较高的一种。

2.B超检查

可提示肝内外胆管有无扩张、肝外胆管梗阻的部位、胰头或胆总管下端有无肿块,能发现直径<2cm 的小胰癌,超声内镜可发现直径更小的肿瘤。

3.CT 检查

能清晰显示胰腺形态、肿瘤位置及肿瘤与邻近血管、器官的关系,是胰腺疾病具有高度可靠性的检查方法,可发现直径 1cm 的肿瘤。

4.ERCP

可观察十二指肠乳头改变,造影显示胆管狭窄和扩张,胰管扩张、中断,管壁僵硬,造影剂排空延迟。可收集胰液进行细胞学、生化、酶学和分子生物学检查。

5.PTC

可显示肝内、外胆管扩张、狭窄、充盈缺损、中断、移位、管壁僵硬改变。

6.磁共振胰胆管成像(MRCP)

是一新发展的无创性胰胆管检查方法,与 PTC 和 ERCP 相比,更能反映胰胆管系统的全貌,对胆管梗阻的存在及其水平、范围和病因的诊断准确率达 90%~100%,在胰管扩张、狭窄、充盈缺损方面与 ERCP 的一致率达 80%～100%。

(四)诊断要点

(1)不明原因的上腹痛或上腹饱胀、不适,进行性黄疸伴尿黄、大便白陶土色。通常无寒战、高热。

(2)食欲下降、腹胀、消化不良、腹泻或便秘、消瘦、乏力等症状。

(3)CA19-9、CEA 等血清肿瘤标志物增高。

(4)B 超、CT、ERCP、MRCP 等影像学检查发现胰腺占位和胆管扩张。

(五)鉴别诊断

1.急、慢性胆管疾病

胆管炎、胆总管结石可引起发作性右上腹和上腹部绞痛、畏寒发热和黄疸,腹部体征方面有不同程度的腹膜刺激征,血白细胞增高,B 超检查有助确诊。

2.慢性胰腺炎

常有胆管疾病或酗酒史,腹痛、体重下降、糖尿病和脂肪样泻为其四联症,血清 CA19-9 及 CT、ERCP 等影像学检查和 K-ras 基因突变检测有助诊断。

3.胆总管下段肿瘤

CT 显示肝内胆管及肿瘤梗阻以上肝外胆管扩张,胰腺无占位性病变;ERCP 可显示胆总管肿瘤。

三、治疗

(一)手术治疗

1.胰十二指肠切除术

适用于胰腺头部癌。切除范围包括胰腺头部、胃远端、十二指肠全部、空肠上段 10cm 和胆总管远端以及区域淋巴结。

手术指征:①患者全身情况较好,无肝转移和腹腔积液者。②术中检查癌肿未波及周围重要组织和器官,如门静脉、下腔静脉、肠系膜上动静脉。③术中检查幽门上、下无淋巴结转移者可行保留幽门的胰十二指肠切除术。

2.区域性胰十二指肠切除术

适用于胰腺头部癌侵犯门静脉系统而没有远处转移者。术中探查确有门静脉侵犯者,可行受累血管切除和重建。

3.胰腺体尾部及脾切除术

适用于胰体尾部癌无转移者。

4.全胰切除术

切除范围除胰十二指肠切除术范围外,还要切除余下的胰腺与清除脾脏、胰周围淋巴结、腹主动脉旁及肠系膜血管周围淋巴结。

手术指征:①胰头及体尾部多发癌无远处转移者。②胰头癌及体尾部有坏死者。③胰腺癌伴有慢性胰腺炎者。

5.姑息性手术

胰腺癌晚期不能行根治性手术者,行姑息性手术以改善全身情况,缓解胆总管和十二指肠梗阻症状,消除黄疸,延长生命。应用于胰腺癌已侵及肠系膜上动静脉.门静脉、肝转移或胰周围淋巴结广泛转移者。

(1)内引流减黄术:胆总管空肠 Roux－en－Y 手术;胆囊－空肠吻合术;胆总管－十二指肠吻合术。

(2)外引流减黄术:胆总管 T 形管引流术,胆囊造瘘术,术中经肝穿刺胆管引流术。

(3)胃－空肠吻合:解除十二指肠梗阻。

(4)胰管－空肠吻合:进行胰管减压,缓解背部疼痛等。

(5)化学性内脏神经切除术:50％～70％乙醇溶液 20～40mL 或 5％石炭酸杏仁油 40mL 进行内脏神经阻滞。

(二)化疗

对于胰腺癌尤其是手术不能切除的胰腺癌是不可缺少的辅助治疗方法,但是目前临床疗效尚难令人满意。氟尿嘧啶是胰腺癌化疗中应用最广泛的药物,其他药物包括丝裂霉素 C (MMC)、阿霉素(ADM)、链佐星等,近年用于临床的吉西他滨可抑制胰腺癌的发展而延长生存期。

(三)放疗

放疗适用于术后辅助治疗和无法切除肿瘤的治疗,单纯放疗对不能切除的胰腺癌可改善其预后,有姑息治疗的作用;术后联合化疗能够明显提高胰腺癌患者的生存期及肿瘤的局部控制率。目前术后放疗已成为胰腺癌患者提高肿瘤局部控制率、改善患者生活质量、延长患者生存期的重要方法之一。

四、护理措施

(1)消除恐惧心理:评估患者恐惧的表现,协助患者寻找恐惧的原因。建立良好的护患关系,尽量解答患者提出的问题和提供有益的信息,缩短患者期待诊断的焦虑期。

(2)遵医嘱给予营养支持:静脉高营养(胃肠外营养)、要素饮食(胃肠道营养)以增强机体防御功能和组织修复能力。

(3)观察、记录腹部疼痛的部位、性质、程度、时间及伴随症状。指导患者使用松弛术减轻患者对疼痛的感受性。遵医嘱给予镇痛药。遵循用药原则,严格掌握用药时间和剂量,并详细观察、记录用药后的效果。

(4)预防感染:加强皮肤护理,记录黄疸程度,保持床铺清洁、干燥,每 2h 协助患者翻身 1次,以预防皮肤破损而诱发感染。

(5)让患者了解胰腺癌的治疗方法、疗效、预后、不良反应等。化疗中应详细观察并记录患者所表现的各种不良反应并遵医嘱对症处理。

(6)观察和记录电解质失衡和脱水的症状、体征,遵医嘱给予静脉补水、电解质等,严格记录每日出入量。

五、应急措施

(1)出现出血征象时,密切观察生命体征变化,监测血常规各项指标。

(2)建立液路,遵医嘱静脉滴注止血药,输入新鲜血液。

(3)避免摔伤,禁食过硬、带渣食物,限制脂肪饮食。

(4)密切观察生命体征,准确记录出血量。

六、健康教育

(1)不饮烈性酒,禁止吸烟。

(2)保持生活规律,全面摄取营养,鼓励进高热量、高蛋白、低脂肪富含维生素饮食。

(3)指导患者了解疾病的治疗方法、药物的不良反应及处理方法。

(4)指导患者参加适宜的体育锻炼,增强机体抵抗力。

(5)指导患者正确使用止痛药物,了解三阶梯止痛知识。

(6)告知患者定期复查的时间。

第九章 内分泌疾病的护理

第一节 单纯性甲状腺肿

单纯性甲状腺肿是因缺碘、先天性甲状腺激素合成障碍或致甲状腺肿物质等多种原因引起的非炎症性、非肿瘤性甲状腺肿大,不伴甲状腺功能减退或亢进表现。也称非毒性甲状腺肿。散发的单纯性甲状腺肿患者约占人群的5%,女性发病率为男性的3～5倍。当一个地区儿童中单纯甲状腺肿的患病率超过10%时,称为地方性甲状腺肿。

一、病因及发病机制

(一)地方性甲状腺肿

1.碘缺乏

为最常见原因(碘缺乏性甲状腺肿)。多见于山区和远离海洋的地区,如云贵高原和陕西,山西、宁夏等地,由于山区中土壤碘盐被冲洗流失,以致食物及饮水中含碘不足,故得病者较多。碘是甲状腺合成甲状腺激素(TH)的重要原料之一,碘缺乏时合成 TH 不足,反馈引起垂体分泌过量的 TSH,刺激甲状腺增生肥大。甲状腺在长期 TSH 刺激下出现增生或萎缩的区域、出血,纤维化和钙化,也可出现自主性功能亢进。长期的非毒性甲状腺肿可以发展为毒性甲状腺肿。

2.摄碘过多

过多的碘盐使甲状腺中碘的有机化障碍,竞争过氧化物酶上的活性基团,酪氨酸碘化障碍而抑制 TH 的合成和释放,并可导致甲状腺肿,称高碘性甲状腺肿。

(二)散发性甲状腺肿

1.外源性因素

食物中致甲状腺肿物质过量如含硫氰酸盐的食物,阻碍 TH 合成。致甲状腺肿物质如硫脲类药物、保泰松、碳酸锂等可阻碍 TH 合成引起甲状腺肿。

2.内源性因素

儿童先天性甲状腺激素合成障碍,这些障碍包括甲状腺内的碘转运障碍、过氧化物酶活性缺乏,碘化酪氨酸偶联障碍、异常甲状腺球蛋白形成,甲状腺球蛋白水解障碍、脱碘酶缺乏等,上述的障碍导致 TH 合成减少,TSH 分泌反馈性增加,导致甲状腺肿。

二、临床表现

临床上一般无明显症状。

甲状腺常呈现轻、中度肿大,表面平滑,质地较软。若进一步增大,可出现颈部增粗和颈前肿块。扪及甲状腺,即重度肿大的甲状腺可引起压迫症状,出现咳嗽、气促、吞咽困难或声音嘶哑等。

胸骨后甲状腺肿可使头部、颈部和上肢静脉回流受阻。临床出现面部青紫、肿胀,颈部和胸前表浅静脉明显扩张。在地方性甲状腺肿流行地区,如自幼碘缺乏严重,可出现地方性呆小病;患者摄入过多的碘时,可诱发甲状腺功能亢进症。

三、医学检查

(一)甲状腺功能检查

血清 TT_3、TT_4 正常,TT_4/TT_3 常增高,血清 TSH 水平一般正常。

(二)甲状腺摄碘率及 T_3 抑制试验

摄[131]I 率增高但无高峰前移,可被 T_3 所抑制。当甲状腺结节有自主功能时,可不被 T_3 抑制。

(三)甲状腺扫描

可见弥散性甲状腺肿,常呈均匀分布。

(四)血清甲状腺球蛋白(Tg)测定

Tg 水平增高,增高的程度与甲状腺肿体积呈正相关。

四、治疗原则

(一)碘剂治疗

由碘缺乏所致者,可使用碘剂、甲状腺制剂。成年人,特别是结节性甲状腺肿患者,应避免大剂量碘治疗,以免诱发碘甲亢。

(二)甲状腺制剂治疗

无明显原因的单纯甲状腺肿患者,可采用甲状腺制剂治疗。

(三)手术治疗

单纯性甲状腺肿一般不直接手术治疗。当出现压迫症状,药物治疗无好转者,或疑有甲状腺结节癌变时应手术治疗,术后需长期用 TH 替代治疗。

五、护理诊断/问题

(一)自我形象紊乱

与甲状腺肿大致颈部增粗有关。

(二)知识缺乏

缺乏单纯性甲状腺肿的相关防治知识。

(三)焦虑或恐惧

与甲状腺激素分泌过多,对术前准备、手术治疗和预后等缺乏了解有关。

(四)营养失调

低于机体需要量与高代谢状态有关。

(五)潜在并发症

甲亢、呼吸困难、窒息。

六、护理措施

(一)休息与活动

指导患者正常休息与活动,避免劳累。

(二)病情观察

观察患者甲状腺肿大的程度,质地、有无结节和压痛以及颈部增粗的进展情况、有无伴随压迫症状如声音嘶哑、呼吸困难、吞咽困难、面部肿胀等，如患者出现肿胀压迫症状要立即通知医生，以便及时手术。观察患者的情绪变化。

(三)饮食护理

指导患者摄入碘盐和含碘丰富的食物如海带、紫菜等，避免摄入大量阻碍甲状腺激素合成的食物。

(四)用药护理

指导患者遵医嘱准确服药，不可随意更改剂量；服用碘剂时用吸管，用凉开水冲服，避免水温过高。碘剂要避光保存。观察甲状腺药物治疗的效果和不良反应。如患者出现心动过速、呼吸急促、食欲亢进、怕热多汗、腹泻等甲状腺功能亢进症表现，应及时向医生汇报。结节性甲状腺肿患者避免大剂量使用碘治疗，以免诱发甲亢。

(五)甲状腺肿大的护理

指导患者利用服饰进行外表修饰，完善自我形象。

(六)心理护理

消除患者因形体改变而引起的自卑与挫折感，正确认识疾病所致的形体外观改变。

七、健康教育

(一)防治宣教

在地方性甲状腺肿流行地区，开展防治的宣传教育工作，指导患者补充碘盐，这是预防缺碘性地方性甲状腺肿最有效的措施。

(二)饮食指导

指导碘缺乏患者和妊娠期妇女多进食含碘丰富的食物如海带、紫菜等海产类食品，并避免摄入大量阻碍甲状腺激素合成的食物。

(三)用药指导

嘱患者按医嘱准确服药和坚持长期服药，以免停药后复发。教会患者观察药物疗效及不良反应。

第二节　甲状腺功能亢进症

甲状腺毒症是指血循环中 TH 过多，引起以神经、循环、消化等系统兴奋性增高和代谢亢进为主要表现的一组临床综合征。根据甲状腺的功能状态，甲状腺毒症可分为甲状腺功能亢进类型和非甲状腺功能亢进类型。非甲状腺功能亢进类型包括破坏性甲状腺毒症和服用外源性甲状腺激素。甲状腺功能亢进症(甲亢)是指由多种病因导致甲状腺腺体本身产生甲状腺激素(TH)过多而引起的甲状腺毒症。临床上以高代谢综合征及甲状腺肿大为主要表现。各种原因所致的甲亢中，以弥散性毒性甲状腺肿即 Graves 病最多见，以下仅介绍 Graves 病。

Graves 病(GD)属于 TH 分泌增多的自身免疫性甲状腺病，是甲状腺功能亢进症最常见的病因，约占全部甲亢的 $80\%\sim85\%$。多见于成年女性，男∶女～1∶(4～6)，以 20～50 岁多见。西方患病率 $1.1\%\sim1.6\%$，我国是 1.2%。典型表现为甲状腺毒症、弥散性甲状腺肿和眼征。

一、病因及发病机制

本病病因及发病机制尚未完全阐明,但公认本病的发生与自身免疫有关,属于器官特异性自身免疫病。它与自身免疫甲状腺炎同属于自身免疫性甲状腺病。

(一)自身免疫

GD患者的血清中存在针对甲状腺细胞TSH受体的特异性自身抗体(TSH受体的特异性自身抗体),称为TSH受体抗体(TRAb)。TRAb有两种类型,即TSH受体刺激抗体(TSAb)和TSH受体阻断性抗体(TSBAb)。TSAb与TSH受体结合,激活腺苷酸环化酶信号系统,导致甲状腺细胞增生和甲状腺激素合成、分泌增加,所以,TSAb是GD的致病性抗体。95%未经治疗的GD患者TSAb阳性,母体的TSAb也可以通过胎盘,导致胎儿或新生儿发生甲亢。TSBAb与TSH结合,使TSH无法与TSH受体结合,产生抑制效应,甲状腺细胞萎缩,TH产生减少。

(二)遗传因素

该病有家族遗传倾向,患者家族中发生自身免疫性疾病者常多见。

(三)环境因素

感染、创伤、精神刺激、劳累等因素破坏机体免疫稳定性,使有遗传性免疫监护和调节功能缺陷者发病。

二、临床表现

(一)甲状腺毒症表现

1.高代谢综合征

由于T_3、T_4分泌过多促进营养物质代谢,患者产热与散热明显增多,以致出现怕热、多汗、皮肤温暖湿润,低热等。蛋白质分解增强致负氮平衡,体重下降。

2.精神神经系统

神经过敏,好言多动,易激动、紧张焦虑、注意力不集中、记忆力减退,失眠。腱反射亢进,伸舌和双手向前平伸时有细震颤。

3.心血管系统

心悸、胸闷、气短;心率增快、心肌收缩力增强,收缩压增高、舒张压降低致脉压增大,由于心肌收缩力增强可有收缩期杂音,心律失常以房性期前收缩最常见;重则出现严重心律失常、心脏扩大、心力衰竭,称甲亢性心脏病。

4.肌肉与骨骼系统

部分患者有肌无力,肌萎缩、行动困难,临床上呈慢性甲亢性肌病。周期性瘫痪多见于青年男性,可伴有重症肌无力。

5.消化系统

患者食欲亢进、消瘦,严重者呈现恶病质,大便频繁、甚至慢性腹泻。重者有肝大及肝功能异常,偶见显性黄疸。

6.血液系统

白细胞计数偏低,血小板寿命短,可出现紫癜,部分患者有轻度贫血。

7.生殖系统

女性常有月经稀少,闭经;男性多阳痿、乳房发育;男女生育能力均下降。

8.皮肤、毛发及肢端表现

皮肤光滑细腻,缺少皱纹,触之温暖湿润,颜面潮红,部分患者出现白癜风。毛发表现为脱落或斑秃。少数尚可见到指端软组织肿胀,呈杵状指,掌指骨骨膜下新骨形成,以及指或趾甲的邻近游离缘和甲床分离,称为指端粗厚症,亦为 GD 的特征性表现之一。

(二)甲状腺肿大

呈弥散性对称性肿大,随吞咽上下移动;质地较软,无压痛;甲状腺上下极可触及震颤,闻及血管杂音,为本病重要体征。甲状腺肿大程度与甲亢轻重无明显关系。

(三)眼征

1.单纯性突眼(良性突眼)

由于交感神经兴奋性增加,眼外肌群及上睑肌张力增高所致,随着治疗可恢复。单纯性突眼包括下述表现。

(1)轻度突眼:突眼度 19～20mm。

(2)Stellwag 征:瞬目减少和凝视。

(3)上睑挛缩,睑裂增宽。

(4)Von Graefe 征:上眼睑移动滞缓,眼睛向下看时,上眼睑不能及时随眼球向下移动,可在角膜上缘看到白色巩膜。

(5)Joffroy 征:眼球向上看时,前额皮肤不能皱起。

(6)Mobius 征:两眼看近物时,眼球辐辏不良。

2.浸润性突眼(恶性突眼)

GD 患者的眼征达到 ATA 分级的 4 级及以上者,称为 Graves 眼病(GO),又称甲状腺相关性眼病(TAO)。与自身免疫有关。眼球后水肿、淋巴细胞浸润,突眼度超过正常值上限 4mm,一般在 23mm 以上;患者主诉怕光,复视、视力减退,可合并眼肌麻痹;由于眼球高度突出致角膜外露,易受外界刺激,引起充血,水肿、感染,重则失明。

三、特殊的临床表现和类型

(一)甲状腺危象

系病情恶化时的严重症群,可危及生命。其发生原因可能与交感神经兴奋,垂体—肾上腺皮质轴反应减弱,大量 T_3、T_4 释放入血有关。

1.诱因

(1)应激状态:感染、手术、^{131}I 治疗等。

(2)严重躯体疾病:心力衰竭、低血糖症、败血症,脑卒中、急腹症或严重创伤等。

(3)口服过量 TH 制剂。

(4)严重精神创伤。

(5)手术中过度挤压甲状腺。

2.临床表现

(1)T≥39℃。

（2）心率≥140 次/分。

（3）恶心，畏食，呕吐、腹泻，大汗，休克。

（4）神情焦虑、烦躁，嗜睡或谵妄、昏迷。

（5）可合并心力衰竭、肺水肿等。

3.死亡原因

甲亢危象患者病死率 20％以上，死亡原因多为高热虚脱、心力衰竭、肺水肿及严重水、电解质代谢紊乱。

(二)甲状腺毒症性心脏病

主要表现为心房颤动，心力衰竭。10％～15％发生心房颤动；发生心力衰竭时，30％～50％并发心房颤动。心力衰竭包括两种类型：第一种是由心动过速和心脏排出量增加导致的心力衰竭，多发于年轻甲亢患者，又称为高排出量型心力衰竭，随甲亢控制，心功能恢复。第二种是诱发和加重已有的或潜在的缺血性心脏病发生的心力衰竭，多发于老年患者，又称为心脏泵衰竭。

(三)老年性甲亢

老年性甲亢也称淡漠型甲亢，起病隐袭，表现为神志淡漠、嗜睡乏力，反应迟钝、心动过缓，症状多不典型，常以某一系统的表现为突出，有时仅有厌食、腹泻等消化道表现；或以慢性肌病、甲亢性心脏病表现为主。易误诊。

(四)T_3 型甲状腺毒症(T_3 型甲亢)

本病由于甲亢时，产生 T_3、T_4 比例失调，T_3 产生量显著多于 T_4 所致。多见于碘缺乏地区和老年人。临床表现较轻。实验室检查血清 TT_3 和 FT_3 增高，而 TT_4、FT_4 正常甚而偏低。
TSH 降低，甲状腺摄 ^{131}I 率正常或偏高，但不受外源性 T_3 抑制。

(五)T_4 型甲状腺毒症(T_4 型甲亢)

本病以血 TT_4、FT_4 升高；TT_3 和 FT_3 正常或偏低为特征。主要见于 GD 伴严重躯体性疾病或碘甲亢。

(六)亚临床甲亢

主要依赖实验室检查结果即血 T_3、T_4 正常，TSH 降低，不伴或伴有轻微甲亢症状。

1.持续性亚临床甲亢病因

包括：外源性 TH 替代；甲状腺自主高功能腺瘤；多结节性甲状腺肿；Graves 病。

2.本病不良结果

发展为临床甲亢；心血管系统表现为全身血管张力下降，心率加快、心排血量增加、心房纤颤等；骨质疏松主要发生于绝经期女性，骨折发生频度增加。

(七)妊娠甲亢

主要有以下几种情况。

1.妊娠合并甲亢

诊断应依赖于 FT_3 和 TSH。因妊娠妇女由于雌激素水平增高，血 TBG（甲状腺激素结合球蛋白）升高，使血清 TT_3 和 TT_4 增高，凡此均易与甲亢混淆。GD 可导致早产、流产、妊娠毒血症及死胎；而妊娠可加重甲亢患者心血管负担。

2.妊娠一过性甲状腺毒症（HCG 相关性甲亢）

绒毛膜促性腺激素（HCG）在妊娠 3 个月达到高峰,它与 TSH 有相同的 α 亚单位、相似的 β 亚单位和受体亚单位,过量的 HCG 能够刺激 TSH 受体,产生妊娠一过性甲状腺毒症。

3.新生儿甲亢

本症主要发生于妊娠期患弥散性毒性甲状腺肿妇女所生婴儿。病因为母亲患甲亢未得到妥善治疗,母体的 TSAb 可以透过胎盘刺激胎儿的甲状腺引起胎儿或新生儿甲亢。患儿出生时就有甲亢的表现,如肤色潮红、烦躁、多汗、食量大但体重不增加、心率快、甲状腺肿大等。

4.产后 GD

产后由于免疫抑制的解除,GD 易于发生。

（八）胫前黏液性水肿

属自身免疫性病变,是本病的特异性表现之一,约有 5% 患者可见,白种人多见。多见于小腿胫骨前下 1/3 处,也可见于足背、踝关节,膝部肩部、手背或手术瘢痕处,偶见面部、上肢,甚至头部。皮损多为对称性,表现为初起皮肤粗厚,有广泛不等的棕红色或红褐色或暗紫色突起不平的斑块或结节,边界清楚,直径 5～30mm 不等,连片时更大,皮损周围的皮肤发亮,薄而紧张,病变表面及周围有毛增生、变粗、毛囊角化,可伴有感觉过敏或减退,或伴痒感;后期皮肤粗厚,如橘皮或树皮样,皮损融合,有深沟、覆以灰色或黑色疣状物,下肢粗大似象皮腿。可伴继发感染和色素沉着。

四、医学检查

（一）血清总 T_4（TT_4）、总三碘甲状腺原氨酸 T_3（TT_3）

TT_4、TT_3 为甲状腺功能基本筛选试验,不受外来碘干扰,甲亢时增高。TT_3、TT_4 受血清甲状腺结合球蛋白（TBG）的影响,妊娠等因素使 TBG 变化时不应依靠此项检查诊断。

（二）血清游离 T_4（FT_4）、游离三碘甲状腺原氨酸 T_3（FT_3）

FT_4、FT_3 是具有生理活性的甲状腺激素,不受 TBG 影响,是诊断甲亢的首选指标。

（三）促甲状腺激素（TSH）

血 TSH 浓度变化是反映甲状腺功能最敏感指标。甲亢时 TSH 降低。

（四）基础代谢率（BMR）

正常 BMR 为 -10%～$+15\%$,本病约 95% 的患者增高。测定应在禁食 12 小时、睡眠 8 小时以上、静卧空腹状态下进行。常用 BMR 简易计算公式:BMR%＝脉压＋脉率－111。

（五）甲状腺摄 ^{131}I 率

正常 2 小时为 5%～25%,24 小时为 20%～45%;甲亢患者摄碘率增高且高峰前移。不能反映病情严重程度与治疗中的病情变化,但可鉴别不同病因的甲亢。

（六）T_3 抑制试验

口服一定剂量 T_3 后再做摄 ^{131}I 率,甲亢时不受抑制,而单纯性甲状腺肿者受抑制,故此试验可作为甲亢与单纯性甲状腺肿的鉴别。

（七）促甲状腺激素释放激素（TRH）兴奋试验

甲亢时 T_3、T_4 增高,反馈抑制 TSH,故 TSH 不受 TRH 兴奋,TRH 给药后 TSH 增高可排除甲亢。

（八）TRAb 测定

TRAb 是鉴别甲亢病因,诊断 GD 的重要指标。新诊断的 GD 患者 75％～96％ TRAb(＋)。

（九）CT 或 MRI

眼部 CT 或 MRI 可排除其他原因所致的突眼,有助于 TAO 的早期诊断。

五、治疗原则

目前尚缺乏病因治疗。甲亢的治疗包括抗甲状腺药物治疗、放射性碘治疗及手术治疗三种。

（一）一般治疗

保证休息及营养,避免情绪波动,可适当使用镇静催眠剂,还可给予 β 受体阻滞剂等。

（二）抗甲状腺药物(ATD)

目前常用药物分为两类:硫脲类和咪唑类。硫脲类包括甲硫氧嘧啶(MTU)、丙硫氧嘧啶(PTU)等;咪唑类包括甲巯咪唑(MMI,他巴唑,赛治)、卡比马唑(CMZ,甲亢平)。作用机制为抑制甲状腺过氧化物酶,阻断甲状腺激素合成,具有一定的免疫抑制作用。

1.适应证

适用于所有甲亢患者的初始治疗。

2.禁忌证

青少年患者、症状较轻者、老年患者或有严重器质性疾病不能耐受手术者。

3.剂量与疗程

长程治疗包括初治期、减量期及维持期。

(1)初治期:PTU300～450mg/d 或 MMI30～40mg/d,分 3 次口服,持续 6～8 周,每 4 周复查 TH 一次,至症状缓解或血 TH 恢复正常时即可减量。

(2)减量期:约每 2～4 周减量一次,PTU 每次减 50～100mg/d,MMI 每次减 5～10mg,待症状完全消除,体征明显好转后再减量至最小维持量。

(3)维持期:PTU50～100mg/d,MMI5～10mg/d,如此维持 1～1.5 年,甚至更长。

（三）放射性 ^{131}I 治疗

利 ^{131}I 释放的 β 射线破坏甲状腺腺泡上皮,减少甲状腺素的合成与释放。放射性碘治疗具有迅速、简便、安全、费用低廉、疗效明显等优点。

1.适应证

中度甲亢(甲亢伴甲状腺肿大Ⅱ度以上);年龄在 25 岁以上者;对 ATD 有过敏等反应或治疗无效者;手术后复发;甲状腺毒症心脏病或甲亢伴其他病因的心脏病;甲亢合并白细胞或血小板减少或全血细胞减少;老年甲亢;甲亢合并糖尿病;毒性多结节性甲状腺肿;自主功能性甲状腺结节合并甲亢。

2.禁忌证

妊娠、哺乳期妇女禁用。

3.剂量

根据估计的甲状腺重量及最高摄 ^{131}I 率推算剂量。利用超声测量甲状腺的体积比较安全和精确。

4.并发症

甲状腺功能减退;放射性甲状腺炎;个别可诱发危象;可能导致浸润性突眼恶化。

(四)手术治疗

甲状腺次全切除术的治愈率可达 95％左右,复发率为 0.6％～9.8％,但可引起多种并发症,有的病例于术后多年仍可复发或出现甲状腺功能减退症。

1.适应证

中、重度甲亢,长期服药无效,停药后复发,或不能长期服药者;甲状腺巨大,有压迫症状者;胸骨后甲状腺肿;结节性甲状腺肿伴甲亢者。

2.禁忌证

伴严重浸润性突眼者;合并较重心、肝、肾、肺疾病,全身状况差不能耐受手术者;妊娠早期(第 3 个月前)及晚期(6 个月后)。

3.并发症

主要是甲状旁腺功能减退、喉返神经损伤。

(五)甲状腺危象的治疗

1.密切观察

将患者安置在安静、低温的环境中,密切观察神志变化,定时测量生命体征并做详细记录;昏迷者注意口腔及皮肤护理,预防压疮及肺部感染。

2.对症及处理并发症

高热可给予药物或物理降温,必要时进行人工冬眠;补充足量液体;持续低流量给氧;积极治疗感染,肺水肿等并发症。

3.抑制甲状腺激素合成及 T_4 转变 T_3

首选丙硫氧嘧啶,口服或胃管灌入。

4.抑制已合成的甲状腺激素释放入血

可选用碘化钠或卢格氏碘液。

5.降低和清除血浆中甲状腺素

当上述常规治疗疗效不满意时,可选用腹膜透析、血液透析或血浆置换等迅速降低血浆中甲状腺激素浓度。

(六)Graves 眼病的治疗

1.轻度 GO

病程一般呈自限性,不需要强化治疗。治疗以局部和控制甲亢为主。包括:戴有色眼镜,防止强光及灰尘刺激;角膜异物感者给予人工泪液滴眼,可减轻眼部局部刺激症状;夜间用抗生素眼膏,纱布或眼罩遮盖,以保护角膜;眶周水肿者抬高头部;轻度复视者予棱镜矫正;强制性戒烟;如有结膜水泡样膨出,可暂时缝合上下睑,以保护角膜。

2.中、重度 GO

上述治疗基础上予强化治疗。

(1)免疫抑制剂:泼尼松 40～80mg,每日 3 次,持续 2～4 周,早期疗效较好,症状好转后减量,每 2～4 周减量 2.5～10mg/d。持续 3～12 个月逐渐停药。

（2）眶部放疗：对近期的软组织炎症和近期发生的眼肌功能障碍效果较好。本疗法可单独使用或与糖皮质激素联合使用，可增加疗效。

（3）眼眶减压：切除眶壁和球后纤维脂肪组织，增加眶容积，适应于重症突眼的治疗。手术可能引起复视或者加重复视，尤其在手术切除范围扩大者。

（4）控制甲亢：首选抗甲状腺药治疗，可合用 $L-T_4$（左旋甲状腺片）50～100mg/d，以预防甲状腺功能低下加重突眼。

（七）妊娠期甲亢的治疗

1.ATD 治疗

首选 PTU，因该药不易通过胎盘。初治剂量 300mg/d，维持剂量 50～100mg/d 对胎儿是安全的。

2.手术治疗

发生在妊娠初期的甲亢，经 PTU 治疗控制甲亢症状后，可选择在妊娠中期（4～6 个月）做甲状腺次全切除。

3.哺乳期的 ATD 治疗

首选 PTU，一般认为 PTU300mg/d 对婴儿是安全的。

4.产后 GD

分娩以后，免疫抑制解除，GD 易于复发，ATD 的需要量也增加。

（八）甲状腺功能亢进性心脏病的治疗

1.ATD 治疗

立即给予足量抗甲状腺药物，控制甲功至正常。

2.^{131}I 治疗

经 ATD 控制甲状腺毒症症状后，尽早给予大剂量的^{131}I破坏甲状腺组织。

3.β 受体阻断药

普萘洛尔可以控制心动过速，也可以用于心动过速导致的心力衰竭。为了克服普萘洛尔引起的抑制心肌收缩的不良反应，需要同时使用洋地黄制剂。

六、护理诊断/问题

（一）营养失调

低于机体需要量与机体高代谢致代谢需求超过能量摄入有关。

（二）活动无耐力

与蛋白质分解增加、甲亢性心脏病、肌无力等有关。

（三）应对无效

与性格及情绪改变有关。

（四）有组织完整性受损危险

与浸润性突眼有关。

（五）自我形象紊乱

与突眼和甲状腺肿大引起的身体外观改变有关。

(六)潜在并发症

甲状腺危象。

七、护理措施

(一)休息与活动

避免各种刺激,保持病室安静、清爽,室温保持在 20℃左右,避免强光和噪音刺激。避免有精神刺激的言行,使其安静休养。轻者可适当活动,但不宜紧张和劳累,重者则应卧床休息。

(二)病情观察

(1)监测生命体征变化,如脉搏增快,血压增高提示出现甲亢性心脏病的可能。

(2)监测饮食摄入量,基础代谢率,消化道功能、体重、神志、精神状态,睡眠、活动能力,大小便及出入量等。如出现摄入量多,基础代谢率高而体重明显减少提示 TH 分泌过多。

(3)监测甲状腺肿大程度,有无压迫症状。

(4)突眼的程度和症状,是否存在视力下降等安全隐患。

(三)饮食护理

给予高热量、高蛋白、高脂肪、高维生素饮食,限制含纤维素高的食物,注意补充水分。避免进食含碘丰富的食物,忌食海带、紫菜等海产品,应食用无碘盐,慎食卷心菜、甘蓝等易致甲状腺肿的食物。禁止摄入刺激性的食物和饮料,忌饮酒、咖啡、浓茶等,以免引起患者精神兴奋。腹泻者,应限制含纤维高的饮食,并给予充足的水分,每天饮水 2000～3000mL,补充出汗、腹泻、呼吸加快等所丢失的水分,但并发心脏病者应避免大量饮水,以防因血容量增加而加重水肿和心力衰竭。

(四)用药护理

遵医嘱正确按疗程足量用药。抗甲状腺药物治疗分为初始期,减量期和维持期 3 个阶段。

药效显露往往需要 2 周左右,随时需要根据甲状腺功能调节药物用量,且维持时间长至 1.5～2年,所以护士应熟知药物的作用,要向患者讲清疗程和用法,不可自行减量或停药,并密切观察药物的疗效和不良反应,及时处理。尤其监测粒细胞减少症状。抗甲状腺药物不良反应及处理措施。

1.粒细胞减少

主要发生治疗开始后的 2～3 个月内。白细胞降低时,试用升白细胞药物,如维生素 B_4、鲨肝醇、利血生、脱氧核糖核酸、碳酸锂等,必要时给予泼尼松 30mg/d 口服。如外周血白细胞低于 $3×10^9/L$,或中性粒细胞低于 $1.5×10^9/L$,应考虑停药,并应严密观察。

2.皮疹

发生率 2％～3％。可用抗组胺药物,不必停药,但应严密观察;如皮疹加重,应立即停药,以免发生剥脱性皮炎。

3.其他

如中毒性肝病、胆汁淤积性黄疸、血管神经性水肿、中毒性肝炎、急性关节痛等,如发生应立即停药。

(五)对症护理

患者易出汗,应勤洗澡更衣,保持清洁舒适。腹泻较重者,注意保护肛周皮肤。有突眼者,应加强眼部护理,如经常点眼药水,外出时戴茶色眼镜,以避免强光与灰尘的刺激;当患者眼睛有异物、刺痛或流泪时,不要用手揉搓眼睛;可用 0.5%甲基纤维素或 0.5%氢化可的松滴眼,以减轻症状;经常用眼药水湿润眼睛,避免过度干燥;睡前涂眼药膏、戴眼罩,并抬高头部,低盐饮食,以减轻眼球后软组织水肿。眼睛勿向上凝视,以免加剧眼球突出和诱发斜视。

(六)甲状腺危象的抢救与护理

1.避免诱因

感染、精神刺激、创伤等。

2.警惕甲状腺危象

若原有甲亢症状加重,并出现发热(T＞39℃),严重乏力,烦躁、多汗、心悸、心率达 140 次/分以上,食欲减退、恶心、呕吐、腹泻、脱水等应警惕甲状腺危象发生,立即报告医师并协助处理。

3.紧急处理配合

(1)绝对卧床休息,呼吸困难者取半卧位,吸氧,迅速建立静脉通路。

(2)遵医嘱给予 PTU,复方碘溶液、β—肾上腺素能受体阻滞剂、氢化可的松等药物。使用丙硫氧嘧啶及碘剂时注意观察病情变化,严格掌握碘剂的剂量,并观察中毒或过敏反应。准备抢救物品,如镇静剂、血管活性药物、强心剂等。

(3)体温过高者给予物理降温如冰敷或酒精擦浴降温,如采用人工冬眠者,应观察并记录降温效果。

(4)烦躁不安者注意加强安全护理,给予床栏保护。

(5)昏迷患者应加强皮肤护理、口腔护理、预防压疮及肺炎发生。

八、健康教育

教育患者保持身心愉快,避免过度劳累和精神刺激;提供有关甲亢的疾病知识;坚持长期服药,并按时按量服用,不随意减量和停药。

每隔 1~2 个月做甲状腺功能测定,每日清晨起床前自测脉搏,定期测量体重,脉搏减慢、体重增加是治疗有效的标志。若出现高热、恶心、呕吐,腹泻、突眼加重等,应警惕甲状腺危象的可能,及时就诊。

对妊娠期甲亢患者,禁用[131]I 治疗,慎用普萘洛尔,产后如需继续服药,则不宜哺乳。

第三节 甲状腺功能减退症

甲状腺功能减退症简称甲减,是由各种原因导致低甲状腺激素血症或甲状腺激素抵抗而引起的全身性低代谢综合征,其病理特征是黏多糖在组织和皮肤堆积,表现为黏液性水肿。起病于胎儿或新生儿的甲减称为呆小病,又称克汀病,常伴有智力障碍和发育迟缓。起病于成人者称成年型甲减。国外报告临床甲减患病率为 0.8%~1.0%,发病率为 3.5/1000;我国学者报告的临床甲减患病率 1.0%,发病率为 2.9/1000。本节主要介绍成年型甲减。

一、分类

(一)原发性甲减

约占 90％以上,系甲状腺本身疾病所引起。

(二)中枢性甲减

由于下丘脑和垂体病变引起的 TSH 不足而继发甲状腺功能减退症。

(三)甲状腺激素抵抗综合征

外围组织对甲状腺激素反应减低。

二、病因及发病机制

(一)自身免疫损伤

最常见原因是自身免疫性甲状腺炎引起 TH 合成和分泌减少,包括桥本甲状腺炎、萎缩性甲状腺炎、亚急性淋巴细胞性甲状腺炎和产后甲状腺炎等。

(二)甲状腺破坏

包括手术、^{131}I 治疗等。

(三)下丘脑和垂体病变

垂体外照射、垂体大腺瘤、颅咽管瘤及产后大出血引起的 TRH 或 TSH 产生和分泌减少所致。

(四)碘过量

可引起具有潜在性甲状腺疾病者发生甲减,也可诱发和加重自身免疫性甲状腺炎。

(五)抗甲状腺药物

如锂盐、硫脲类,咪唑类等抑制 TH 合成。

三、临床表现

(一)一般表现

有畏寒、少汗、乏力、少言、体温偏低、动作缓慢、食欲减退而体重无明显减轻。典型黏液性水肿患者呈现表情淡漠,眼睑水肿、面色苍白,唇厚舌大,皮肤干燥、发凉,粗糙、脱屑,毛发稀疏,眉毛外 1/3 脱落。由于高胡萝卜素血症,手足皮肤呈姜黄色。

(二)各系统表现

1.精神神经表现

记忆力减退、智力低下、反应迟钝、嗜睡、精神抑郁、有神经质表现。

2.心血管系统表现

心肌黏液性水肿导致心肌收缩力减弱、心动过缓、心排出量下降。由于心肌间质水肿、非特异性心肌纤维肿胀,左心室扩张和心包积液导致心脏增大,称之为甲减性心脏病。久病者由于血胆固醇增高,易并发冠心病,10％患者伴有高血压。

3.消化系统表现

有畏食、腹胀、便秘等,严重者可出现麻痹性肠梗阻或黏液水肿性巨结肠。由于胃酸缺乏或维生素 B_{12} 吸收不良,可导致缺铁性贫血或恶性贫血。

4.呼吸系统表现

呈缺氧状态。

5.内分泌系统表现

有性欲减退,女性常月经过多、经期延长和不育;男性出现阳痿。

6.肌肉与关节表现

肌肉软弱乏力,寒冷时可有暂时性肌强直、痉挛,疼痛、咀嚼肌、胸锁乳突肌,股四头肌及手部肌肉可有进行性肌萎缩。部分患者可伴有关节病变,偶有关节腔积液。

7.血液系统表现

主要表现为贫血。导致贫血的原因:TH 缺乏引起血红蛋白合成障碍;肠道吸收铁障碍引起铁缺乏;肠道吸收叶酸障碍引起叶酸缺乏;恶性贫血是与自身免疫性甲状腺炎伴发的器官特异性自身免疫病。

(三)黏液性水肿昏迷

见于病情严重者。诱发因素有寒冷,感染,手术,严重躯体疾病,中断 TH 替代治疗和使用麻醉、镇静剂等。表现为嗜睡,低体温(体温<35℃),呼吸减慢,心动过缓,血压下降,四肢肌肉松弛,反射减弱或消失,甚至昏迷、休克。

四、医学检查

(一)一般检查

多为轻、中度正细胞正色素性贫血;血糖正常或偏低;血胆固醇、三酰甘油常增高。

(二)甲状腺功能检查

血清 TSH 升高;血 TT_4(或 FT_4)降低是诊断本病的必备指标,它早于 TT_3(或 FT_3);TT_3(或 FT_3)仅见于后期或病重者;甲状腺摄^{131}I 率降低。

五、治疗原则

甲减的治疗主要是对症处理和 TH 替代治疗。

(一)替代治疗

各种类型的甲减,均需用 TH 替代,永久性甲减者需终身服用。首选左甲状腺素($L-T_4$)口服。治疗目标为用最小剂量纠正甲减而不产生明显不良反应,将血清 TSH 和 TH 水平恢复到正常范围内,需要终身服药。剂量取决于患者病情、年龄、体重和个体差异。

(二)对症治疗

贫血者补充铁剂,B 族维生素,叶酸等;胃酸低者补充稀盐酸,与 TH 合用疗效好。

(三)亚临床甲减的处理

亚临床甲减引起的血脂异常可促使动脉粥样硬化,部分可发展为临床甲减。目前认为只要患者有高胆固醇血症、血清 TSH>10mU/L,就需要给予 $L-T_4$治疗。

(四)黏液性水肿昏迷的治疗

(1)补充 TH:立即静脉注射 T_3(首选),清醒后改口服维持治疗。

(2)保温、给氧,保持呼吸道通畅,必要时行气管切开、机械通气等。

(3)氢化可的松 200～300mg/d 持续静脉滴注,患者清醒后逐渐减量。

(4)根据需要补液,但补液量不宜过多。

（5）控制感染，治疗原发病。

六、护理诊断/问题

（一）便秘

与代谢率降低及体力活动减少引起肠蠕动减慢有关。

（二）体温过低

与机体基础代谢率降低有关。

（三）营养失调

高于机体需要量与代谢率降低致摄入大于需求有关。

（四）活动无耐力

与甲状腺激素合成分泌不足所致肌肉乏力，心功能减退、贫血有关。

（五）社交障碍

与甲状腺功能低下致精神情绪改变有关。

（六）有皮肤完整性受损的危险

与皮肤组织营养障碍有关。

（七）潜在并发症

黏液性水肿昏迷。

七、护理措施

（一）休息与活动

调节室温在 22～23℃，加强保暖。冬天外出时，戴手套，穿棉鞋，避免受凉。护士要指导和鼓励患者适当活动，对于活动能力和反应能力低下者，应注意保护，保证其活动范围内无障碍物，地面清洁、干燥，以防发生意外。

（二）病情观察

1.密切观察生命体征变化

观察患者有无颤抖、发冷，皮肤苍白等低体温现象，以及心律不齐、心动过缓。若体温低于35℃，考虑黏液性水肿昏迷，应及时报告医师。

2.观察神志和精神状态

注意监测患者身体与精神、智力的变化，发现精神异常如痴呆、幻想、木僵、昏睡等，及时报告医生，及时干预，确保患者安全。

（三）饮食护理

给予高蛋白、高维生素、低钠、低脂肪、清淡易消化饮食，鼓励患者摄取足够水分以防止脱水。多进食粗纤维食物，促进胃肠蠕动。

（四）用药护理

遵医嘱给药，注意药物的疗效及不良反应。指导患者按时服用 L－T_4，注意观察有无发生药物服用过量的症状；甲状腺制剂需长期或终身服用，不能随意间断或变更剂量，否则可能导致心血管疾病。对有心脏病、高血压、肾炎的患者，应特别注意剂量的调整；观察患者的体重和水肿情况，服用利尿剂时，需记录 24 小时液体出入量；替代治疗效果最佳的指标为血 TSH 恒定在正常范围内，应告知长期替代者每 6～12 个月检测 1 次。

(五)对症护理

1.皮肤护理

每日观察皮肤弹性与水肿情况,观察皮肤有无发红,发绀,起水疱或破损等。洗澡时避免使用肥皂。协助患者按摩受压部位,预防压疮。

2.便秘护理

为卧床患者创造良好的排便环境,教育患者每日定时排便,养成规律排便的习惯。指导患者每日进行适度的运动。教育患者应多食粗纤维食物,如蔬菜、水果或全麦制品,促进胃肠蠕动,保证大便通畅。必要时根据医嘱给予轻泻剂,并观察大便的次数、性质改变。

(六)黏液性水肿昏迷的护理

1.避免诱因

避免寒冷、感染、手术、使用麻醉剂等。

2.病情监测

观察神志、生命体征的变化及全身黏液性水肿情况,每天记录患者体重。患者若出现体温低于35℃、呼吸浅慢,心动过缓、血压降低,嗜睡等表现,或出现口唇发绀、呼吸深长,喉头水肿等症状,立即通知医师,备齐抢救用物,积极配合抢救。

3.抢救配合

迅速建立静脉通道,按医嘱给予急救药物;注意保暖,保持呼吸道通畅,及时吸氧,必要时配合医生行气管插管或气管切开术;监测生命体征、尿量及水、电解质,酸碱平衡、动脉血气分析的变化,记录液体出入量;按医嘱控制感染,配合休克、昏迷的抢救;注意保暖,避免局部热敷,以免烫伤和加重循环不良。

(七)心理护理

多与患者交谈,让患者倾诉自己的思想,鼓励患者家属及亲友探视,与患者多沟通,理解其行为,提供心理支持。鼓励患者多参加社交活动,结交朋友。

八、健康教育

告知患者发病原因及自我护理的注意事项。做好个人卫生,冬季要注意保暖,避免出入公共场所,预防感染和创伤,慎用安眠、镇静、止痛、麻醉等药物,以免加重病情。对需终身替代治疗者,向其解释终身服药的重要性和必要性。指导患者自我监测甲状腺素服用过量的症状,讲解黏液性水肿昏迷发生的原因及表现,使患者学会自我观察。若出现相应表现时,应及时就医。

第四节　库欣综合征

库欣综合征又称 Cushing 综合征,是由各种原因造成肾上腺皮质分泌过量糖皮质激素所致病症的总称。其中以垂体促肾上腺皮质激素分泌亢进所引起者最为多见,称为库欣病。本病可发生于任何年龄,成人多于儿童,女性多见,男:女为 1:(2~3),以 20~40 岁居多,约占 2/3。

一、病因及发病机制

Cushing 综合征根据病因不同可分为 ACTH 依赖性和非 ACTH 依赖性两类。

(一)依赖 ACTH 的库欣综合征

依赖 ACTH 的库欣综合征是指下丘脑－垂体病变(包括肿瘤)或垂体以外的某些肿瘤组织分泌过量的 ACTH 和(或)促肾上腺皮质激素释放激素(CRH),导致双侧肾上腺皮质增生并分泌过量的皮质醇。

1.库欣病

最常见,指垂体 ACTH 分泌过多,伴肾上腺皮质增生,分泌大量皮质醇,伴肾上腺皮质增生。垂体多有微腺瘤,少数为大腺瘤,也有未能发现肿瘤者,包括垂体 ACTH 腺瘤、垂体 ACTH 细胞瘤、垂体 ACTH 细胞增生、鞍内神经节细胞瘤、异位垂体瘤等。

2.异位 ACTH 综合征

系垂体以外肿瘤分泌大量 ACTH 或 ACTH 类似物,刺激肾上腺皮质增生,分泌过量的皮质醇。最常见为肺癌(50%)。

(二)不依赖 ACTH 的库欣综合征

不依赖 ACTH 的库欣综合征主要指原发性肾上腺皮质肿瘤分泌大量皮质醇,抑制垂体 ACTH 的释放。

二、临床表现

Cushing 综合征有多种类型。

典型病例:表现为向心性肥胖、满月脸、多血质、紫纹等,多为垂体性库欣病,肾上腺腺瘤、异位 ACTH 综合征中的缓进型。

早期病例:以高血压为主,肥胖,向心性不够显著。全身情况较好,尿游离皮质醇明显增高。

重型:主要特征为体重减轻、高血压、水肿、低血钾性碱中毒,由于癌肿所致重症,病情严重,进展迅速,摄食减少。

以并发症为主就诊者,如心力衰竭、脑卒中、病理性骨折、精神症状或肺部感染等,年龄较大,Cushing 综合征易被忽略。

典型病例的表现如下。

(一)向心性肥胖、满月脸、多血质

患者面圆而呈暗红色,胸、腹、颈、背部脂肪甚厚。至疾病后期,因肌肉消耗,四肢显得相对瘦小。多血质与皮肤菲薄,微血管易透见,可能与皮质醇刺激骨髓使红细胞数、血红蛋白增多有关。

(二)皮肤表现

皮肤薄,微血管脆性增加,轻微损伤即可引起瘀斑。下腹两侧、大腿外侧等处出现紫纹;手,脚、指(趾)甲、肛周常出现真菌感染。异位 ACTH 综合征及较重 Cushing 病患者皮肤色素沉着加深。

(三)代谢障碍

1.类固醇性糖尿病

大量皮质醇促进肝糖原异生,并拮抗胰岛素的作用,减少外周组织对葡萄糖的利用,由于

葡萄糖输出量增加,引起糖耐量减低,部分患者出现继发性糖尿病,称为类固醇性糖尿病。

2.明显的低血钾性碱中毒

大量皮质醇有潴钠、排钾作用,主要见于肾上腺皮质癌和异位 ACTH 综合征。

3.轻度水肿

低血钾使患者乏力加重,引起肾浓缩功能障碍,部分患者因潴钠而有轻度水肿。

4.骨质疏松

因皮质醇有排钙作用,病程较久者出现骨质疏松,脊椎可发生压缩畸形,身材变矮,有时呈佝偻、骨折。

5.生长发育受抑制

见于儿童患者。

(四)心血管表现

高血压最常见,与肾素－血管紧张素系统激活,对血管活性物质加压反应增强,血管舒张系统受抑制及皮质醇可做用于盐皮质激素受体等因素有关。常伴有动脉硬化和肾小动脉硬化。长期高血压可并发左心室肥大、心力衰竭和脑血管意外。由于凝血功能异常、脂代谢紊乱,易发生动静脉血栓,使心血管并发症发生率增加。

(五)对感染抵抗力减弱

长期皮质醇分泌增多使免疫功能减弱,患者容易发生各种感染,其中以肺部感染多见。

(六)性功能障碍

由于肾上腺雄激素产生过多以及皮质醇对垂体促性腺激素的抑制作用。女性患者大多出现月经减少、不规则或停经(多伴不孕),痤疮常见。男性患者性欲可减退,阴茎缩小,睾丸变软等。如出现明显男性化,要警惕肾上腺癌。

(七)全身及神经系统

表现肌无力,下蹲后起立困难;常有不同程度的精神,情绪变化,如情绪不稳定、烦躁、失眠,严重者精神变态,个别可发生偏执狂。

三、医学检查

(一)皮质醇测定

血浆皮质醇水平增高且昼夜节律消失;24 小时尿 17－羟皮质类固醇升高。

(二)地塞米松抑制试验

1.小剂量地塞米松抑制试验

尿 17－羟皮质类固醇不能降至对照值的 50% 以下。

2.大剂量地塞米松抑制试验

尿 17－羟皮质类固醇能降至对照值的 50% 以下者,病变大多为垂体性;不能被抑制者,可能为原发性肾上腺皮质肿瘤或异位 ACTH 综合征。

(三)ACTH 兴奋试验

垂体性库欣病和异位 ACTH 综合征者常有反应,高于正常;原发性肾上腺皮质肿瘤者大多数无反应。

四、治疗原则

本病治疗有手术、放疗、药物 3 种治疗方法。

(一)手术治疗

(1)垂体瘤切除术:经蝶窦切除垂体微腺瘤为治疗本病的首选方法,可治愈,仅少数患者术后复发。

(2)如经蝶窦手术未发现或未摘除垂体微腺瘤,或某种原因不宜做垂体手术,且病情严重者,宜做一侧肾上腺全切,另侧肾上腺大部分或全切除术,术后行激素替代治疗(氢化可的松或可的松)和垂体放疗。

(二)放射治疗

为避免手术后复发,可在术后辅以放射治疗。

(三)药物治疗

在放疗奏效前使用药物治疗,以控制肾上腺皮质激素分泌过度。

1.肾上腺皮质激素合成阻滞药

米托坦(双氯苯二氯乙烷)美替拉酮、氨鲁米特、酮康唑。

2.影响神经递质和神经调质作用的药物

利舍平、赛庚啶、甲麦角林、丙戊酸钠、溴隐亭、奥曲肽等。

五、护理诊断/问题

(一)身体意象紊乱

与库欣综合征引起身体外观改变有关。

(二)体液过多

与皮质醇增多引起水钠潴留有关。

(三)有感染的危险

与皮质醇增多导致机体免疫力下降有关。

(四)活动无耐力

与蛋白质代谢障碍引起肌肉萎缩有关。

(五)有皮肤完整性受损的危险

与皮肤干燥、菲薄、水肿有关。

(六)潜在并发症

骨折、心力衰竭、脑卒中、类固醇性糖尿病。

六、护理措施

(一)休息与活动

提供安全,舒适的环境,保证患者的睡眠,尽量取平卧位,抬高双下肢,以利于静脉回流,合理的休息可避免加重水肿。

(二)病情观察

(1)注意观察血压、心率、心律的变化,以早期发现高血压对心脏的影响。

(2)观察有无低钾血症的表现,如恶心、呕吐、腹胀、乏力、心律失常等。

(3)注意观察患者进食量和有无糖尿病表现,必要时及早做糖耐量试验或测空腹血糖,以明确诊断。

(4)评估患者水肿情况,每天测量体重变化,记录 24 小时液体出入量,监测电解质浓度和心电图变化。

(5)密切观察生命体征变化,定期监测血常规,注意有无感染征象。

(三)饮食护理

给予高蛋白、高钾、高钙、低钠、低热量、低糖类饮食,预防和控制水肿。鼓励患者多食含钾高的食物。避免刺激性食物,忌烟酒。

(四)用药护理

1.利尿剂

根据医嘱给予利尿剂,观察疗效及不良反应。如出现心律失常、恶心、呕吐、腹胀等低钾症状和体征时,及时处理。

2.糖皮质激素替代治疗的护理

在激素治疗过程中,应观察血压电解质。永久性替代治疗的患者应坚持服药,不宜中断药物,防止肾上腺危象发生。

3.肾上腺皮质激素合成阻滞药治疗

应用肾上腺皮质激素合成阻滞药治疗时,应注意观察疗效和不良反应。如低血压、头昏、口干、头痛、食欲减退、恶心、呕吐、腹泻、嗜睡、共济失调等,偶有皮疹和发热反应,定期复查肝功能等。

(五)对症护理

1.预防感染

本病存在感染易感性,保持病室环境清洁,避免患者暴露在污染的环境中,减少感染机会。严格执行无菌操作,尽量减少侵入性治疗措施以降低感染及交叉感染的危险。对患者及家属进行日常卫生指导,如保持皮肤、会阴部、衣着、用具等清洁卫生,减少感染机会;注意保暖,减少或避免到公共场所,以防上呼吸道感染。观察体温变化,注意早期发现感染灶。常见有咽部扁桃体感染、皮肤疖痈、口腔念珠菌及泌尿道真菌感染等。一旦发生感染应按医嘱及早治疗,以免扩散。

2.避免外伤

减少安全隐患,对有广泛骨质疏松和骨痛的患者,应嘱注意休息,避免过度劳累。移除环境中不必要的家具和摆设,浴室应铺上防滑脚垫,防止跌倒引起外伤和骨折。避免剧烈运动,严防摔伤,变换体位时动作轻柔,防止发生病理性骨折。给患者进行药物注射和护理操作时,动作应轻稳,避免碰击或擦伤皮肤,引起皮下出血。观察患者有无关节痛或腰背痛等情况,及时报告医师,必要时使用助行器辅助行动。

3.皮肤、口腔护理

协助患者做好个人卫生,避免皮肤擦伤和感染。长期卧床者宜定期翻身,注意保护骨突处,预防压疮发生。病重者做好口腔护理。

(六)心理护理

患者因体态、外貌改变有悲观情绪,应给予耐心解释和疏导,对有明显精神症状者应尽量减少情绪波动,如发现患者情绪由兴奋转为抑郁,应加强保护设施。

七、健康教育

指导患者在日常生活中注意预防感染,保持皮肤清洁,防止外伤、骨折的因素,定期复查。指导患者正确用药并掌握药物疗效和不良反应,如发生虚弱、头晕、发热,恶心,呕吐等肾上腺危象表现时应立即就诊。

第五节　糖尿病

糖尿病(DM)是由不同原因引起胰岛素分泌绝对或相对不足以及靶细胞对胰岛素敏感性降低,致使体内糖,蛋白质和脂肪代谢异常,以慢性高血糖为突出表现的内分泌代谢疾病。其临床特点为慢性长期高血糖、胰岛素分泌缺陷和(或)作用缺陷,伴长期糖类、脂肪、蛋白质代谢紊乱并可引起多系统损害,导致眼、肾、神经、心脏、血管等组织器官的慢性进行性病变、功能减退及衰竭;病情严重或应激时可发生急性严重代谢紊乱,如糖尿病酮症酸中毒、高血糖高渗状态等。

糖尿病是常见病、多发病,其患病率正随着人民生活水平的提高、人口老化、生活方式改变而迅速增加,呈逐渐增长的流行趋势,对社会和经济带来沉重负担,是严重威胁人类健康的世界性公共卫生问题。目前全球的糖尿病患者约 2.85 亿,预计到 2030 年可达 5 亿。在发达国家糖尿病已成为继心血管病和肿瘤之后的第三大非传染性疾病。我国患病总人数多,据估计,目前我国有糖尿病患者约 9240 万,居世界第一位。

一、分类

(一)1 型糖尿病

因胰岛 B 细胞破坏引起胰岛素绝对缺乏,胰岛呈现病毒性炎症或自身免疫破坏,可产生胰岛细胞抗体。1 型糖尿病的发病与遗传、自身免疫和环境因素有关,主要见于年轻人,易发生酮症酸中毒,需用胰岛素治疗。

(二)2 型糖尿病

主要与遗传有关,有家族性发病倾向,多见于 40 岁以上成人,超体重者占多数,常对胰岛素发生抵抗,应激情况下可发生酮症,必要时也需用胰岛素控制血糖。

(三)其他特殊类型糖尿病

继发性糖尿病相对少见,病因明确包括 B 细胞功能遗传性缺陷、胰岛素作用遗传性缺陷、胰腺外分泌疾病,内分泌病、药物或化学品所致糖尿病,感染,不常见的免疫介导糖尿病,其他可能与糖尿病相关的遗传性综合征。

(四)妊娠期糖尿病

妊娠期发生糖耐量减低称为妊娠期糖尿病,不包括在糖尿病诊断之后妊娠者。

二、病因及发病机制

(一)1 型糖尿病

绝大多数 1 型糖尿病为自身免疫性疾病,其病因和发病机制尚未明了,目前认为与遗传因素,环境因素及自身免疫因素有关。某些外界因素作用于有遗传易感性的个体,激活 T 淋巴细胞介导的一系列自身免疫反应,引起选择性胰岛 B 细胞破坏和功能衰竭,体内胰岛素分泌不足进行性加重,导致糖尿病。

1.多基因遗传因素

遗传在 1 型糖尿病的发病中有一定的作用。遗传学研究显示 1 型糖尿病是多基因、多因素共同相互作用的结果。1 型糖尿病存在遗传异质性,遗传背景不同的亚型其病因及临床表现不尽相同。

2.环境因素

与 1 型糖尿病发病有关的环境因素主要有病毒感染,化学物质及饮食因素等,以病毒感染最重要。

3.自身免疫因素

约 90％新发病患者循环血肿有多种胰岛 B 细胞自身抗体,目前发现至少有 10 种。当免疫耐受遭到破坏时,胰岛 B 细胞自身成分可能被当成抗原物质;或在环境因素作用下,病毒感染、化学毒物或食物因素直接或间接使胰岛 B 细胞自身抗原得以表达或因细胞损伤而被释放出来。抗原被巨噬细胞摄取,加工,交给并激活辅助性 T 淋巴细胞(Th)。活化的 Th 大量增生,分化成能杀伤 B 细胞的细胞毒性细胞并释放多种细胞因子,募集更多的炎症细胞,产生免疫放大效应,直接或间接造成 B 细胞损伤,促进胰岛炎症形成。1 型糖尿病胰岛 B 细胞破坏甚至坏死或凋亡,其中凋亡更重要。

(二)2 型糖尿病

2 型糖尿病也是复杂的遗传因素和环境因素共同作用的结果,目前对 2 型糖尿病的病因仍然认识不足,可能是一种异质性情况。

1.遗传因素

遗传因素在 2 型糖尿病的病因中较 1 型糖尿病更重要。

2.环境因素

流行病学研究表明,肥胖、高热量饮食、体力活动不足及人口老龄化是 2 型糖尿病最主要的环境因素。

3.胎儿和婴儿期低体重

低体重可能反映了生命早期营养不良或其他不利环境因素的影响,而生命早期营养不良可能导致 2 型糖尿病。

4.胰岛素抵抗和胰岛 B 细胞功能缺陷

是 2 型糖尿病的基本特征,也是 2 型糖尿病发病机制中的两个要素。在存在 IR 的情况下,如果 B 细胞能代偿性增加胰岛素分泌,则可维持血糖正常;当 B 细胞功能有缺陷、对胰岛素抵抗无法代偿时,就会发生 2 型糖尿病。

(1)胰岛素抵抗(IR):是指机体对一定量的胰岛素的生物学反应低于预计正常水平的一种现象。

(2)B 细胞功能缺陷:机体出现 IR 时胰岛素介导下的骨骼肌、脂肪组织对葡萄糖的摄取、利用或储存的效力减弱,对肝糖输出的抑制作用减弱,肝脏葡萄糖输出量增加,导致 B 细胞分泌更多的胰岛素维持代谢正常。当胰岛素抵抗进一步加重,B细胞因长期代偿过度而衰竭,对IR无法代偿时,血糖进一步升高,终致2型糖尿病。高血糖又可使B细胞分泌胰岛素反应受抑制并增强胰岛素抵抗,即"葡萄糖毒性",从而形成恶性循环。

三、临床表现

主要为代谢紊乱综合征。

(一)典型症状

典型症状为"三多一少"即多尿、多饮、多食和体重减轻。当胰岛素缺乏时,葡萄糖通过细胞膜的速率降低,且糖原的合成大大减少,致使体内有过多的糖却又无法贮存利用,导致血糖升高;血中葡萄糖增多超过肾糖阈,多余的糖以尿的形式排出,出现糖尿;肾排出糖的同时伴随大量水分排出,产生多尿,患者排尿次数及量均明显增多,可达3～5L/d以上。多尿失水,患者常烦渴多饮。葡萄糖供能不足,身体内贮存的脂肪、蛋白质转变成能量以供身体利用,如此恶性循环使脂肪、蛋白质不断消耗,体重下降。

(二)皮肤瘙痒

由于高血糖及末梢神经病变导致皮肤干燥和感觉异常,女性患者因尿糖刺激局部皮肤,出现外阴瘙痒。

(三)其他

视力模糊、四肢酸痛、麻木,腰痛、性欲减退、阳痿不育,月经失调、便秘等。

四、并发症

(一)急性并发症

1.糖尿病酮症酸中毒(DKA)

最常见。糖尿病代谢紊乱加重时,脂肪动员和分解加速,大量脂肪在肝脏经氧化产生大量分解产物即酮体(包括乙酰乙酸、3-羟丁酸、丙酮),引起血酮体水平升高及尿酮体出现,临床上称为酮症;代谢紊乱进一步恶化,酸性的酮体进一步堆积,超过体内酸碱平衡的调节能力,则血pH下降,随后出现恶心、呕吐、呼吸深快、头痛、烦躁,形成酮症酸中毒。

此并发症多见于1型糖尿病,2型糖尿病在某些诱因情况下也可发生。

(1)诱因:胰岛素、口服降糖药剂量不足或治疗中断;感染;饮食不当;应激状态(妊娠、分娩、创伤、麻醉、手术、严重精神刺激)。

(2)临床表现:早期酮症阶段仅有多尿、多饮、疲乏等,继之出现食欲减退、恶心、呕吐、头痛、嗜睡、呼吸深大、呼气中出现烂苹果味;后期脱水明显、尿少、皮肤干燥、血压下降、休克、昏迷以致死亡。

2.高血糖高渗状态

临床以严重高血糖、高血浆渗透压,脱水为特点,无明显酮症酸中毒,常有不同程度的意识障碍和昏迷。多见于50～70岁老年人,男女发病率相似,约2/3患者发病前无糖尿病病史或仅为轻型或糖耐量减低的患者。

(1)常见诱因:各种急性感染最常见;严重的急性应激状态;急性全身性疾病如急性胃肠炎、胰腺炎、脑卒中,严重肾疾患、尿毒症、大面积烧伤等。少数因运用了某些加重高渗状态或相关的诱发剂如高渗葡萄糖、血液或腹膜透析、甘露醇及相关的利尿药物后或服用相关的胰岛素抵抗药物如糖皮质激素、免疫抑制剂,西咪替丁、β 受体阻滞剂、苯妥英钠等诱发。

(2)临床表现:起病缓慢,常先有多尿、多饮,但多食不明显,或反而食欲减退;失水随病程进展逐渐加重,表现为皮肤干燥,口渴明显等脱水症状。晚期尿少甚至尿闭,就诊时常严重脱水、休克等外周循环衰竭表现,但无酸中毒样深大呼吸。神经精神症状更突出,患者表现为反应迟钝、烦躁或淡漠、嗜睡、幻觉、定向力障碍、偏盲、偏瘫、木僵等,最后陷入昏迷。

3.感染

皮肤瘙痒症,湿疹、疖痈等皮肤化脓性感染多见,可致败血症或脓毒血症;足癣、甲癣、体癣等皮肤真菌感染也较常见。口腔易致牙周病和龋齿。肺炎、肺结核发病率高,进展快,易形成空洞。女性常并发真菌性阴道炎、女性外阴瘙痒、肾盂肾炎等,常反复发作。

4.低血糖简述如下。

(1)诊断标准。一般将血浆葡萄糖浓度≤2.8mmol/L,糖尿病患者血糖≤3.9mmol/L 作为诊断标准。因个体差异,有的患者血糖不低于此值也出现低血糖症状。

(2)临床类型。

1)空腹低血糖:见于胰岛素剂量过大、注入血管内致胰岛素吸收过快、注射胰岛素未进食、胰岛素注射不当,注射胰岛素后运动或胰岛素拮抗激素缺乏等,如联合药物使用,使用外源性胰岛素,高胰岛素血症、胰岛素瘤等。

2)餐后低血糖:多见于 2 型糖尿病初期,餐后胰岛素分泌高峰延迟,大多数发生在餐后4～5小时,尤以单纯进食糖类时为主,以及见于功能性疾病如倾倒综合征、胃肠外营养治疗等。

(3)临床表现。

1)交感神经兴奋表现:自觉症状明显,如心慌、肌肉颤抖、心悸、出汗、强烈饥饿感、乏力、紧张、焦虑、流涎、面色苍白、心率加快、四肢冰冷等。严重患者可致昏厥、昏倒等。

2)脑功能障碍表现:初期注意力不集中,反应迟钝、定向力障碍、头晕、嗜睡、视物不清、步态不稳等。部分患者会出现幻觉、躁动、易怒,性格改变,认知障碍,严重时发生抽搐、昏迷。

(二)慢性并发症

1.糖尿病大血管病变

发病年龄较轻,病情进展快,主要表现为动脉粥样硬化。大、中动脉粥样硬化主要侵犯主动脉、冠状动脉、脑动脉、肾动脉和肢体外周动脉等,引起冠心病、缺血性或出血性脑血管病、肾动脉硬化、肢体动脉硬化等。肢体外周动脉粥样硬化常以下肢动脉病变为主,表现为下肢疼痛、感觉异常和间歇性跛行,严重供血不足可导致肢体坏疽。

2.糖尿病微血管病变

病变部位为肾、视网膜,神经、心肌组织,尤以肾脏和视网膜病变最重要。

(1)糖尿病肾病:指糖尿病性肾小球硬化症,一种以血管损害为主的肾小球病变。多见于糖尿病病史超过 10 年者,是 1 型糖尿病患者的主要死亡原因。其病理改变包括:结节性肾小球硬化型病变;弥散性肾小球硬化型病变;渗出性病变。

糖尿病肾病共分 5 期。

1)Ⅰ期:肾小球高滤过期。肾小球滤过率(GFR)＞150mL/min,影像学检查(CT 或 B 超)可发现肾脏增大。此期无肾病临床症状和体征。

2)Ⅱ期:静息期。此期无临床症状,尿清蛋白排出率(UAE)正常($<20\mu g/min$ 或 $<30mg/d$),部分患者在代谢控制不良和应激(如运动)时可出现微量蛋白尿,GFR 稍高于正常,休息后可恢复。但这一期肾小球已出现结构改变,肾小球毛细血管基底膜(GBM)增厚和系膜基质增加。

3)Ⅲ期:早期糖尿病肾病。UAE 以 $20\sim200\mu g/min$ 或 $30\sim300mg/d$ 为标志,尿常规化验蛋白仍呈阴性。GFR 下降到正常,血压正常或偏高。积极治疗,部分仍可逆转。此期开始出现肾小球的荒废。

4)Ⅳ期:临床糖尿病肾病或显性糖尿病肾病。特点是 UAE $>200\mu g/min$ 或 $>300mg/d$。GFR 减低,尿常规化验蛋白阳性,可出现高血压、贫血、水肿、视网膜病变、不同程度的大血管、周围神经及自主神经病变等。水肿严重,对利尿药反应差。

5)Ⅴ期:终末期肾衰竭,持续性尿蛋白,肾小球基底膜广泛增厚,肾小球毛细血管腔进行性狭窄和更多的肾小球荒废,肾脏滤过功能进行性下降,导致肾衰竭。高血压,水肿、贫血、蛋白尿等症状加重,相继出现电解质紊乱、酸中毒等,患者最终常死于尿毒症、昏迷、继发感染、心力衰竭或脑血管意外。其临床表现包括蛋白尿、水肿、高血压、肾功能不全、贫血、恶心、呕吐、食欲下降、抽搐等。

(2)糖尿病视网膜病变:是指视网膜血管硬化、脆弱、出血,纤维增生,最终导致视网膜脱离,是糖尿病患者失明的主要原因之一。除视网膜病变外,白内障、青光眼均易发生。按眼底改变可分为六期,分属两大类。

1)背景性视网膜病变(单纯型)包括:Ⅰ期:出现微血管瘤,小出血点;Ⅱ期:微血管瘤,小出血点、黄白色硬性渗出或并有出血斑;Ⅲ期:出现棉絮状软性渗出或并有出血斑。

2)增生性视网膜病变(增生型)包括:Ⅳ期:眼底有新生血管形成或并有玻璃体积血;Ⅴ期:机化物形成;Ⅵ期:并发视网膜剥离,失明。

3.糖尿病神经病变

非常多见,以双侧对称性周围神经病变最为常见。

(1)周围神经病变:最常见,可单侧或双侧,对称或不对称,但以双侧对称性常见。

1)对称性多发性周围神经病变:通常为两侧对称的远端感觉障碍,下肢较上肢严重,病情进展缓慢,是最常见的类型。四肢远端感觉异常,分布如袜套、手套状,伴麻木、针刺、灼热或如踏棉垫感,有时伴痛觉过敏。随后有肢痛,呈隐痛、刺痛或烧灼样痛,自发性闪电痛或刀割样痛,还可有蚁行感、发热和触电样异常感,夜间及寒冷季节加重。后期运动神经受累,出现肌张力减弱,肌力减弱以致肌萎缩和瘫痪。

2)非对称性多发性单神经病变:可出现皮肤苍白、青紫、少汗、无汗、脱毛、皮肤营养障碍等神经营养失调现象,以四肢近端尤其是下肢损害为主,起病较急,常有肌无力,肌萎缩。

(2)自主神经病变:可累及心血管系统,消化系统、泌尿系统、生殖系统、瞳孔、汗腺等,是糖尿病神经病变中最复杂的。它起病隐匿,患者多无主诉,其症状易与其他疾病混淆。

1)心血管系统:主要是血管运动反射受损害,常表现为静息时心动过速、直立性低血压,无痛性心肌梗死,可导致严重心源性休克、心力衰竭,甚至猝死。

2)汗腺分泌异常:可出现足腿以及躯干下部出汗减少,而上半身出现多汗,尤其吃饭时大汗淋漓。

3)消化系统:常出现胃排空迟缓、胃轻瘫、糖尿病性腹泻与便秘交替等。

4)不察觉性低血糖:极易导致低血糖昏迷。

5)无张力性膀胱:即神经源性膀胱,早期可无症状,以后可表现为尿流变细,排尿时间延长,直至出现排尿不尽,滴沥等现象。膀胱排空困难,残余尿增多,引起尿潴留,继而易发生反复尿路感染,甚至累及肾脏,引起肾盂肾炎、肾衰竭。

6)性功能紊乱:男性可出现阳痿、早泄、逆性射精、不育;女性可有月经紊乱、不孕。

7)瞳孔调节异常:瞳孔缩小,外形不规则,双侧不对称不等大,对光反射不灵敏。

(3)中枢神经病变

1)糖尿病性脊髓病较少见,表现为走路不稳、步态蹒跚,如踩棉花感。如有感觉障碍,则出现共济失调。

2)脑部病变以缺血性脑血管病多见。根据发生部位的不同,可发生偏瘫、偏盲、失语、智力障碍、血管性痴呆、帕金森病等。

4.糖尿病足(DF)

下肢远端神经异常和不同程度的周围血管病变引起足部(踝关节或踝关节以下的部分)感染,溃疡和(或)深层组织破坏。患者从皮肤到骨与关节的各层组织均可受害,其主要临床表现为足溃疡和坏疽,糖尿病患者尤其是老年患者最痛苦的一种慢性并发症,更因为其高昂的治疗费用和治疗难度,已作为糖尿病最严重并发症之一,成为糖尿病患者截肢、致残主要原因。

(1)诱因:鞋创伤、切割伤、温度创伤、重复应激、压疮、医源性损伤、甲沟炎、鸡眼及其他皮肤病、皮肤水肿、趾间或足部皮肤瘙痒而搔抓致皮肤溃破、水疱破裂,烫伤、碰撞伤、修脚损伤及新鞋磨破伤等。

(2)临床表现:皮肤干而无汗,发凉,颜色变暗或苍白灼痛,肢端刺痛、麻木,感觉迟钝或消失,感觉异常、足外形改变,骨质破坏发生病理性骨折、足溃疡等。

(3)临床多采用 Wagner 分级法对 DF 的严重程度进行分级。

1)0 级:有发生足溃疡的高危因素,目前无溃疡。

2)1 级:足皮肤表面溃疡,临床上无感染。

3)2 级:较深的、穿透性溃疡,常合并软组织感染,但无骨髓炎或深部脓肿,溃疡部位可存在一些特殊的细菌,如厌氧菌、产气菌。

4)3 级:深部溃疡,常影响到骨组织,并有深部脓肿或骨髓炎。

5)4 级:缺血性局限性溃疡,局部的或足特殊部位的坏疽。通常合并神经病变,没有严重疼痛,坏死组织的表面可有感染,常见于趾、足跟或前足背。

6)5 级:坏疽影响到大部分或全足。

五、医学检查

(一)血糖

血糖升高是诊断糖尿病的主要依据,也是评价疗效的主要指标。空腹血糖≥7.0mmol/L(126mg/dl)和(或)餐后 2 小时血糖≥11.1mmol/L(200mg/dl)可确诊本病。

(二)尿糖

尿糖阳性是诊断糖尿病的重要线索,但不能作为诊断依据。尿糖阳性只是提示血糖值超过肾糖阈,尿糖阴性也不能排除糖尿病的可能。尿酮体阳性提示有酮症酸中毒;尿蛋白阳性提示可能有肾脏的继发损害。

(三)口服葡萄糖耐量试验(OGTT)

适用于血糖高于正常范围但又未达到糖尿病诊断标准者,或疑有 DM 倾向者,需进行 OGTT。注意事项:一是 OGTT 应在不限制饮食和正常体力活动 2～3 天后的清晨空腹进行,试验前禁食至少 8～10 小时,其间可以饮水。应避免使用影响糖代谢的酒精和利尿剂、避孕药等药物,且前 3 天每天饮食需含糖类至少 150g,试验日晨禁止注射胰岛素。二是取空腹血标本后,成人饮用含有 75g 葡萄糖或 82.5g 含 1 分子水的葡萄糖(单糖)的水溶液 250～300mL,在 5 分钟内饮完,儿童按 1.75g/kg 葡萄糖服用,总量＜75g。在服用后 0.5 小时、1 小时、2 小时和 3 小时采取血标本。三是试验中禁烟、酒、咖啡和茶,不做剧烈运动,无须绝对卧床。

(四)糖化血红蛋白测定

可反映取血前 8～12 周的血糖水平。

(五)血浆胰岛素和 C—肽释放试验

主要用于胰岛 B 细胞功能的评价。

(六)血脂测定

本病多伴有血脂异常,可有高胆固醇、高三酰甘油及高密度脂蛋白降低等。

(七)血气分析

酮症酸中毒时,pH＜7.30,HCO_3^-＜15mmol/L 时证实有代谢性酸中毒存在。

六、治疗原则

国际糖尿病联盟(IDF)提出糖尿病治疗 5 要点,即糖尿病教育、饮食治疗、运动锻炼、药物治疗和自我监测以及降糖、降压、降脂和改变不良生活习惯四项措施。

(一)糖尿病教育

糖尿病需终身治疗,其治疗效果在很大程度上取决于患者的主动性。糖尿病教育的内容包括糖尿病防治专业人员的培训、医务人员的继续医学教育、患者及其家属和公众的卫生保健教育。提高医务人员综合防治水平,将科学的糖尿病知识、自我保健技能深入浅出的传授给患者,使患者了解治疗不达标的危害,只要医患长期密切合作,患者完全可以达到正常的生活质量。

(二)饮食治疗

饮食治疗是糖尿病最基本的治疗措施,其目的在于维持标准体重,保证未成年人的正常生长发育,减轻胰岛负担,降低血糖。不论糖尿病的类型、病情轻重,也不论是否应用药物治疗,所有糖尿病患者都应严格和长期执行。饮食治疗应以控制总热量为原则,实行低糖、低脂(以不饱和脂肪酸为主)、适当蛋白质高纤维素、高维生素饮食。饮食治疗应特别强调定时、定量。

(三)运动治疗

根据年龄、性别、体力、病情及有无并发症等条件,循序渐进和长期坚持。在胰岛素相对不足时运动可使肝糖输出增加、血糖升高;在胰岛素相对过多时运动使肌肉摄取和利用葡萄糖增加,有可能诱发低血糖反应。故对 TIDM 运动宜在餐后,运动量不宜过大,持续时间不宜过长。运动对肥胖 2 型糖尿病尤佳。适当运动可以增加胰岛素敏感性,减轻体重,改善血糖情况。因此,坚持规律运动是控制糖尿病的基本措施。一般坚持规律运动 12～14 年,可以显著降低病死率。

(四)药物治疗

1.口服降糖药

口服降糖药分为以下三类。

(1)促胰岛素分泌剂

简述如下。

1)磺胺类(SUs)。a.作用机制:刺激胰岛 B 细胞分泌胰岛素。因此,SUs 的降糖作用有赖于尚存在的相当数量(30％以上)有功能的胰岛 B 细胞。b.适应证:2 型糖尿病非肥胖者。用于饮食和运动控制血糖不理想时。年龄＞40 岁,病程＜5 年,空腹血糖＜10mmol/L 时效果较好。c.禁忌证:1 型糖尿病、有严重并发症或晚期的 2 型糖尿病、儿童糖尿病、孕妇、哺乳期妇女、大手术的围手术期和全胰切除术后、高胰岛素血症、肝肾功能障碍,白细胞减少者。d.常用药物:格列本脲(优降糖)、格列齐特(达美康)、格列喹酮(糖适平)、格列波脲和格列苯脲(亚莫利)、格列吡嗪(美吡达、灭糖脲、灭特尼)、格列吡嗪控释片(瑞易宁)等。e.药物选择及剂量:治疗应从小剂量开始,甲苯磺丁脲通常每次服 0.5～1.0g,1 日 3 次,于 3 餐前口服。f.不良反应:低血糖反应、体重增加、皮肤过敏反应、上腹不适、食欲减退等,偶有肝功损害、胆汁淤滞性黄疸等。

2)非磺胺类(格列奈类)。a.作用机制:与磺胺类相似。直接刺激胰岛 B 细胞分泌胰岛素,改善早相胰岛素分泌。降糖作用快而短,主要用于控制餐后高血糖。当血糖水平在 3～10mmol/L 时才有刺激作用。b.适应证:2 型糖尿病早期餐后高血糖阶段或以餐后高血糖为主的老年患者。c.禁忌证:同磺胺类。d.常用药物:瑞格列奈、那格列奈。e.注意事项:应在餐前半小时或进餐时服用。低血糖发生率低、程度较轻且限于餐后期间。

(2)增加胰岛素敏感性药物简述如下。

1)双胍类。a.作用机制:作用于胰外周组织,抑制肝糖易生及分解,降低肝糖的输出。同时促进外周组织对葡萄糖的摄取和利用。延缓葡萄糖在肠道吸收,促进糖的酵解,并改善外周组织对胰岛素的敏感性,减轻胰岛素抵抗。b.适应证:超重或肥胖以及血脂异常、高血压或高胰岛素血症 2 型糖尿病患者一线药物,可单独或联合其他药物应用。1 型糖尿病不宜单独使用,与胰岛素联合应用有可能减少胰岛素用量和血糖波动。c.禁忌证:高热、严重缺氧、心力衰竭、肝肾功能减退、慢性胃肠病、合并严重感染外伤、大手术、孕妇和哺乳期者禁用。d.常用药物:二甲双胍(格华止),每日剂量 500～1500mg,分 2～3 次口服,最大剂量每天不超过 2g。e.不良反应:胃肠道反应、过敏反应、乳酸性酸中毒。

2)噻唑烷二酮类(TZD,格列酮类)。a.作用机制:增强靶组织对胰岛素的敏感性,减轻胰岛素抵抗;改善胰岛 B 细胞功能。b.适应证:2 型糖尿病,尤其肥胖、明显胰岛素抵抗者,可单独或与其他类口服降糖药、胰岛素联合应用。c.禁忌证:有心力衰竭倾向或肝病者慎用;65 岁以上老人、1 型糖尿病、酮症酸中毒、孕妇、哺乳期妇女和儿童慎用。d.常用药物:罗格列酮、吡格列酮。e.不良反应:主要为水肿,有心脏病、心力衰竭或肝病者禁用。

(3)α 葡萄糖苷酶抑制剂(AGI)

1)作用机制:通过抑制小肠黏膜上皮细胞表面的 α 葡萄糖苷酶而延缓糖类的吸收,降低餐后血糖。

2)适应证:2 型糖尿病尤其空腹血糖正常(或偏高)而餐后血糖明显升高者。

3)禁忌证:肝肾功能不全、胃肠功能紊乱者,孕妇、儿童、哺乳期者,合并感染、创伤、酮症酸中毒等。

4)常用药物:阿卡波糖(拜糖平),起始剂量 50~100mg,1 日 3 次,日最大剂量为 300mg;伏格列波糖(倍欣),起始剂量 0.2mg,1 日 3 次,日最大剂量为 0.9mg,进餐时嚼服。

5)用法:应在进食第一口食物后服用。

6)不良反应:胃肠道反应如腹胀、排气增加、腹痛、腹泻等。

2.胰岛素

(1)适应证:1 型糖尿病;糖尿病急,慢性并发症者;对口服降糖药无效的 2 型糖尿病;糖尿病合并应激或其他情况,如手术、妊娠、分娩、严重感染、心脑血管急症、肝肾疾患等。

(2)剂型:根据作用时间分为速效、短效(普通)、中效、长效及预混胰岛素 5 类制剂。速效和短效胰岛素主要控制一餐饭后高血糖;中效胰岛素主要控制两餐饭后高血糖,以第二餐为主;长效胰岛素无明显作用高峰,主要提供基础水平胰岛素;预混胰岛素是短效和中效的预混物或速效和长效的混合制剂。

(3)使用原则胰岛素剂量取决于血糖水平、胰岛 B 细胞功能缺陷程度、胰岛素抵抗程度、饮食和运动状况等。一般小剂量开始,根据血糖水平逐渐调整。力求模拟生理性胰岛素分泌模式,包括持续基础分泌和进餐后胰岛素追加分泌。

(4)治疗方案简述如下。

1)1 型糖尿病的治疗:强化胰岛素治疗方案。a.三餐前短效加睡前中效或长效胰岛素注射,3~4 次/天。b.胰岛素泵:也称持续皮下胰岛素输注(CSII)泵,是一种更为完善的强化胰岛素治疗方法,放置速效胰岛素或速效胰岛素类似物的容器通过导管分别与针头和泵连接,针头置于腹部皮下组织,用可调程序微型电子计算机控制胰岛素输注,模拟持续胰岛素持续基础分泌和进餐时脉冲式释放。它是以基础量和餐前追加量的形式,模拟人体自身胰岛素的持续基础分泌和餐时释放,保持体内胰岛素维持在一个基本水平,保证患者生理需要,使血糖控制得更理想。

2)2 型糖尿病的胰岛素治疗:胰岛素补充治疗方案。用于经合理的饮食和口服降糖药治疗仍未达到良好控制目标的患者,通常白天继续服用口服降糖药,睡前注射一次中效胰岛素或每天注射 1~2 次长效胰岛素。

(5)注意事项采用强化胰岛素治疗方案后,有时早晨空腹血糖仍然较高,其可能原因有:

1)夜间胰岛素作用不足。

2)"黎明现象":即夜间血糖控制良好,也无低血糖发生,仅于黎明一段短时间出现高血糖。可能为清晨皮质醇、生长激素等胰岛素拮抗素激素分泌增多所致;出现此现象者应该增加睡前胰岛素的用量。

3)Somogyi效应:即在夜间曾有低血糖,在睡眠中未被察觉,但导致体内胰岛素拮抗激素分泌增加,继而发生低血糖后的反跳性高血糖。出现者应减少睡前胰岛素的用量或改变剂型,睡前适量加餐。夜间多次(0、3、6时)测定血糖,有助于鉴别早晨高血糖的原因。

(五)胰腺和胰岛细胞移植

治疗对象主要为1型糖尿病患者,目前尚局限于伴终末期肾病的患者。但因复杂的外分泌处理和严重并发症而受到限制,尚处于临床试验阶段。

(六)手术治疗

2009年美国糖尿病学会在2型糖尿病治疗指南中正式将代谢手术列为治疗肥胖症2型糖尿病患者的措施之一。

(七)糖尿病急性并发症的治疗

1.糖尿病酮症酸中毒的治疗

(1)补液是抢救DKA的首要措施。本病常有较严重的失水,需给予大量补充。输液量及速度非常重要,DKA失水量可达体重的10%以上,一般根据患者体重和失水程度估计已失水量。开始时输液速度较快,最初2小时应快速输入1000～2000mL,以迅速补充血容量,改善周围循环和肾功能。如治疗前已有低血压或休克,快速输液不能有效升高血压,应输入胶体溶液并采用其他抗休克措施。以后根据血压、心率、尿量、末梢循环状况及中心静脉压等决定输液速度和量,一般每4～6小时输液1000mL。24小时输液量应包括已失水量和部分继续失水量,一般4000～6000mL,严重失水者6000～8000mL,如患者清醒,可鼓励饮水。

(2)胰岛素治疗小剂量短效胰岛素0.1U/(kg·h)加入生理盐水持续静脉滴注或泵入,同样剂量亦可采用间歇静脉注射或间歇肌内注射。血糖下降速度一般以每小时降低3.9～6.1mmol/L为宜,每1～2小时复查血糖,若在补足液量情况下2小时后血糖下降不理想或反而升高,提示患者对胰岛素敏感性较低,胰岛素剂量应加倍。当血糖降至13.9mmol/L左右时改输5%葡萄糖液加入短效胰岛素(按每2～4g葡萄糖加1U胰岛素计算),继续静脉滴注并4～6小时复查血糖。尿酮体消失后,根据血糖、尿糖及进食情况调整胰岛素剂量或每4～6小时皮下注射胰岛素1次,病情平稳后逐渐恢复胰岛素常规皮下注射。

(3)纠正电解质和酸碱平衡失调有以下几个方面。

1)补钾:DKA患者有不同程度失钾。根据治疗前血钾水平及尿量决定补钾时机、补钾量和速度。如治疗前血钾低于正常,立即开始补钾;如治疗前血钾正常,尿量40mL/h以上,可在输液和胰岛素治疗同时补钾;如治疗前血钾高于正常水平(≥6.0mmol/L)或无尿时暂缓补钾。治疗过程中定时监测血钾和尿量,调整补钾量和速度。病情恢复后仍应继续口服钾盐数天。

2)纠正酸中毒:轻症经输液和胰岛素治疗后,酮体水平下降,酸中毒可自行纠正,可不必补碱。严重酸中毒时可影响心血管、呼吸和神经系统功能,可给予等渗碳酸氢钠(1.25%～1.4%)静脉滴注。一般仅给1～2次。补碱不宜过多过快,以免诱发或加重脑水肿、组织缺氧加重、血钾下降和反跳性碱中毒等。

(4)治疗并发症积极抗感染、纠正脱水、休克、心力衰竭、脑水肿等。

2.低血糖的治疗

(1)清醒患者:指导进食含糖类食物和饮料等。

（2）昏迷患者：及时建立静脉通道，静推 50% 葡萄糖 20mL，15 分钟后血糖仍低于 3.9mmol/L，继续给予静推 60～100mL，直到患者清醒后可改为口服或进食升糖治疗。一般进食或静推高糖后 15～30 分钟内监测血糖变化，直到血糖监测恢复正常。24～48 小时继续监测血糖，同时注意低血糖诱发的心脑血管疾病等。

（八）糖尿病慢性并发症的治疗

1.糖尿病足的治疗

（1）全身治疗：严格控制血糖、血压、血脂，改善全身营养不良状态和纠正水肿等。

（2）神经性足溃疡的治疗：90% 的神经性溃疡可以通过彻底清创、引流、保湿、减轻压力、促进肉芽组织生长、促进上皮生长和创面愈合等保守治疗而愈合。

（3）缺血性病变的处理：对于轻度缺血、血管阻塞不是十分严重或没有手术指征者可采取保守治疗，静脉滴注扩血管和改善血液循环的药物如丹参、川芎嗪、肝素等；近年来有人报告静脉滴注前列地尔和口服培达有较好改善周围血液循环的作用。如患者有严重的周围血管病变，应尽可能行血管重建手术，如血浆置换、血管成形或血管旁路术、血管腔内介入治疗。只有当患者出现足部坏疽且在休息时有疼痛，或病变广泛不能通过血管重建手术改善者，才考虑截肢。

（4）感染的治疗：要根据细菌培养的结果和药物敏感试验选用合适的抗生素。口服治疗可以持续数周，深部感染可用抗生素，但是在开始时应从静脉给药同时还需要排脓减压、外科引流，切除感染的坏死组织、不良肉芽、死骨等。

（5）外科治疗：难治性溃疡可以通过外科手术治疗，当糖尿病足感染或坏疽的面积较大时，外科医生应根据具体情况具体分析。

2.糖尿病高血压、血脂紊乱和大血管病变

治疗原则与非糖尿病相似，但要求更严格。血压应控制在 130/80mmHg 以下；如 24 小时尿蛋白＞1g，血压控制应低于 125/75mmHg。低密度脂蛋白的目标值为＜2.6mmol/L（100mg/dl）。

3.糖尿病肾病

早期肾病应用血管紧张素转换酶抑制剂（ACEI）或血管紧张素Ⅱ受体拮抗剂（ARB）除可降血压外，还可减轻微量清蛋白尿；减少蛋白质摄入量对早期肾病及肾功能不全的防治均有利，临床肾病Ⅳ期即要开始低蛋白饮食。GFR 下降后进一步减至 0.6g/（kg·d）并加用复方 α-酮酸；尽早给予促红细胞生成素纠正贫血、尽早进行透析治疗，注意残余肾功能的保存等。

4.糖尿病视网膜病变

由专科医生对糖尿病视网膜病变定期进行检查，必要时尽早应用激光光凝治疗，争取保存视力。

5.糖尿病神经病变

对糖尿病周围神经病变尚缺乏有效治疗方法，通常在综合治疗基础上，采用多种维生素、醛糖还原酶抑制剂、肌醇以及对症治疗等可改善症状。

七、护理诊断/问题

（一）营养失调

低于机体需要量与胰岛素缺乏所致代谢紊乱有关。

(二)有感染的危险

与蛋白质代谢紊乱所致抵抗力低下、营养不良、微循环障碍等因素有关。

(三)潜在并发症

酮症酸中毒、高血糖高渗状态。

(四)潜在并发症

低血糖、糖尿病足。

八、护理措施

(一)运动锻炼

1.原则

强调因人而异、循序渐进、相对定时、定量、适可而止。

2.运动的种类

根据个人兴趣和易掌握的程度选择散步、打拳、慢跑、跳舞等。

3.运动时间及强度

餐后 1 小时开始运动,每天 1 次或每周 3~4 次,每次 30~40 分钟。运动量的简单计算方法:脉率=170-年龄。

4.运动注意事项

运动前评估糖尿病控制情况,根据患者具体情况决定运动方式、时间及运动量。避免空腹及感觉不适时运动,防低血糖。运动时随身携带糖果,发生低血糖反应时立即进食,同时注意补充水分。运动时有人做伴,并随身携带糖尿病救助卡。运动中出现胸闷、胸痛、视力模糊等应停止运动。运动后记录,以便观察疗效和不良反应。

(二)病情观察

糖尿病患者入院后首先要了解该患者病情轻重程度,有无并发症,因此需密切观察。

(1)有无泌尿道、皮肤、肺部等感染,女性有无外阴部皮肤瘙痒。

(2)有无食欲减退、恶心、呕吐、嗜睡、呼吸加快、加深、呼吸呈烂苹果样气味及脱水等酮症酸中毒表现。

(3)有无低血糖症状。

(4)有无四肢麻木等周围神经炎的表现。

(三)饮食护理

1.热量计算

按照理想体重计算每日总热量。理想体重(kg)=身高(cm)-105;±10%均属于理想体重,以理想体重结合患者的年龄、生理需要、劳动强度等进行计算;成人休息状态下每日 83.7~125.5kJ(20~30kcal/kg),轻体力劳动 125.5~146.4kJ(30~35kcal/kg),中等体力劳动 146.4~167.4kJ(35~40kcal/kg),重体力劳动 167.4kJ(40kcal/kg)以上。生长发育期,孕妇、哺乳期妇女、营养不良及消耗性疾病患者热量相应增加 10%~20%,过重或肥胖者相应减少 10%~20%。

2.食物饮养成分分配

糖类占总热量 55%~60%,以主食为主,脂肪<30%,蛋白质不超过总热量的 15%,特殊

情况可酌情增减蛋白质。每克糖类及每克蛋白质释放热量 16.7kJ(4kcal),每克脂肪释放热量 37.6kJ(9kcal)。根据具体条件及饮食习惯查看食物成分表,折算出可行食谱。

3.三餐热量分配

可根据饮食习惯,选择 1/5、2/5、2/5 或 1/3、1/3、1/3 等均可,但要基本固定,主张少食多餐,这样可防止血糖波动过大。对用胰岛素的患者,为避免低血糖,可于两餐中或睡前加餐,但应包括在总热量中。

4.注意事项

血糖和尿糖的变化和饮食控制好坏有密切的关系,应让患者明确饮食控制的重要性,自觉遵守饮食规定,不进其他食物和甜食。应严格定时进食,对于使用胰岛素治疗的患者尤应注意。控制饮食的关键在于控制总热量,治疗开始,患者会因饮食控制而出现易饥饿的感觉,此时可以增加蔬菜、豆制品等副食。定期测量体重,一般每周 1 次。若为肥胖者,希望能逐渐接近标准体重。要有计划地更换食品,以免患者感到进食单调乏味。

(四)应用胰岛素治疗的护理

(1)未开封胰岛素制剂贮藏冰箱中 4~8℃冷藏,切勿冰冻保存,温度太低也可使胰岛素变性。使用中的胰岛素可放置在 28℃以下的室温中,避免过冷、过热和光照,存放阴凉干燥的地方。

(2)应用时注意计量换算,同时注意胰岛素的有效期。

(3)计量必须准确,采用 1mL 注射器抽药,抽吸药液时避免震荡。

(4)两种胰岛素合用时,应先抽吸胰岛素,后抽长效胰岛素,以免将长效胰岛素混入短效胰岛素内,而影响其速效特性。

(5)胰岛素常用皮下注射法,宜选择皮肤疏松部位,如腹部、上臂三角肌、大腿前侧等部位。若患者自己注射,以大腿内侧和腹部最方便。

(6)不良反应观察及处理。

1)低血糖反应:多发生在注射后作用最强的时间或因注射后没有及时进食而发生(参见本节低血糖的治疗和护理)。

2)过敏反应:以局部反应为主。表现有注射部位红肿、瘙痒、荨麻疹,通常在几天或几周内消失,如有发生,立即告知医生。

3)注射部位皮下脂肪营养不良:注射部位出现凹陷或硬结,可能与胰岛素制剂中有杂质有关。采用多点、多部位皮下注射和及时更换针头、更换高纯度的胰岛素局部理疗等可预防发生。若发生则该部位停止注射可缓慢恢复。

4)水肿:初用胰岛素的 DM 患者,有的在用药后数日内因水、钠潴留出现轻重不同的水肿,以颜面与四肢多见,一般数日内可自行吸收。

5)视力模糊:部分患者在胰岛素治疗的早期出现一过性视物模糊,可能与胰岛素治疗后血糖迅速下降,引起眼晶体、玻璃体渗透压改变,晶体内水分外溢而导致屈光率下降,一般 2~4 周自愈。

(五)糖尿病足的护理

1.评估有无足溃疡的危险因素

(1)既往足溃疡史。

(2)神经病变症状或体征和缺血性血管病变的体征。

(3)严重的足畸形

(4)其他因素:视力下降,膝、髋或脊柱关节炎,鞋袜不合适等。

(5)个人因素:社会经济条件差、老年人或独居生活、拒绝治疗和护理等。

2.足部观察与检查

每天检查双足 1 次,了解足部有无感觉减退、麻木、刺痛感。每年至少进行 1 次足部的专科检查。观察足部皮肤有无颜色、温度改变及足背动脉搏动情况。注意检查趾甲、趾间、足底部皮肤有无胼胝、鸡眼、甲沟炎、甲癣,是否发生红肿、青紫、水疱、溃疡、坏死等损伤。定期做足部保护性感觉的测试如尼龙单丝测试,及时了解足部感觉功能,主要测试关节位置觉、振动觉、痛觉、温度觉、触觉和压力觉。

3.保持足部清洁,避免感染

指导患者勤换鞋袜,每天温水泡脚,不能烫脚,温度应低于 37℃,可用手肘或请家人代试水温,并适当用双脚按摩互搓,促进足底血液循环,洗的时间不宜过长,10 分钟左右为宜;洗完后用柔软的浅色毛巾擦干,尤其是脚趾间。皮肤干燥者必要时可涂羊毛脂,但不可常用,以免皮肤过度浸软。

4.预防外伤

指导患者不要赤脚走路,以防刺伤;外出时不可穿拖鞋,以免踢伤;应选择轻巧柔软、透气性好的面料,前端宽大、圆头、有带或鞋袢的鞋,鞋底要平、厚,鞋内部平整光滑,避免穿小鞋、硬底鞋、高跟鞋、尖头鞋。

运动时穿运动鞋,保持鞋内卫生,勤洗鞋底和袜子,保持鞋内干燥,积极预防脚气。最好下午买鞋,需穿袜子试穿,新鞋第一次穿 20~30 分钟后应脱下,检查双脚皮肤是否有异常,之后再逐渐增加穿鞋时间。穿鞋前应检查鞋,清除异物和保持里衬平整。袜子选择浅色、弹性好、吸汗、透气及散热性好的棉毛质地为佳,大小适中,袜边不要太紧,内部接缝不粗糙,无破洞。修剪趾甲时应把边缘磨光滑,且不要修剪得过深。冬天不要使用热水袋、电热毯或烤灯保暖,谨防烫伤,可用厚袜及毛毯保温。同时防冻伤。夏天注意避免蚊虫叮咬。避免足部针灸、修脚等,防止意外感染。

5.促进肢体血液循环

防止患肢受压,抬高患肢,卧位时注意勤翻身,减少局部受压时间,必要时使用支被架。对因动脉供血不足而引起的溃疡,指导和协助患者采用多种方法促进肢体血液循环,如步行和腿部运动。避免盘腿坐或跷二郎腿。

6.积极控制血糖,戒烟

足溃疡的预防教育应从早期指导患者控制和监测血糖开始。同时说服患者戒烟,防止因吸烟导致局部血管收缩而进一步促进足溃疡的发生。

（六）心理护理

指导患者正确处理疾病所致的生活压力,树立与糖尿病长期斗争及战胜疾病的信心。

九、健康教育

糖尿病教育的重点是让患者知晓糖尿病的心理、饮食、运动、药物治疗和病情监测的原则和重要性,教会患者规律生活,戒烟酒,注意个人卫生,以及如何预防、发现和治疗急、慢性并发症。采取多种教育方法,如讲解、放录像、发放宣传资料等,提高患者对治疗的依从性。指导患者外出随身携带识别卡,以便发生紧急情况时及时处理。

指导患者定时进行病情监测与随访,每 3～6 个月复查糖化血红蛋白,血脂异常者每 1～2 个月监测 1 次,体重每 1～3 个月监测 1 次。每年全面体检 1～2 次,以尽早防治慢性并发症。

第六节 痛 风

痛风是慢性嘌呤代谢障碍所致的一组异质性疾病,临床特点为高尿酸血症、痛风性急性关节炎反复发作、痛风石沉积、特征性慢性关节炎和关节畸形、尿酸性肾病,常累及肾脏引起慢性间质性肾炎和尿酸性尿路结石。

一、病因及发病机制

（一）高尿酸血症的形成

病因尚不清楚,可能受地域、民族、饮食习惯的影响,痛风的生化标志是高尿酸血症。尿酸是嘌呤代谢的终产物,主要由细胞代谢分解的核酸和其他嘌呤类化合物以及食物中的嘌呤经酶的作用分解而来。在人体,尿酸的主要来源为内源性,大约占总尿酸的 80%,从富含嘌呤或核酸蛋白食物而来的仅占 20%。高尿酸血症的发生,内源性嘌呤代谢紊乱较外源性更重要。尿酸排泄障碍是引起高尿酸血症的重要因素。痛风患者中 80%～90% 的个体具有尿酸排泄障碍,而且上述异常都不同程度地存在,但以肾小管尿酸的分泌减少最为重要;而尿酸的生成大多数正常。

（二）痛风的发生

临床上仅有部分高尿酸血症患者发展为痛风,在酸性环境下,尿酸可析出结晶,沉积在骨关节、肾脏和皮下等组织,造成组织病理学改变,导致痛风性关节炎、痛风性肾病和痛风石等时,才能称为痛风。

二、临床表现

临床多见于 40 岁以上的男性,女性多在更年期后发病,常有家族遗传史。

（一）无症状期

仅有波动性或持续性高尿酸血症,但随年龄增长痛风的患病率增加,其症状出现与高尿酸血症的水平和持续时间有关。

（二）急性关节炎期

（1）急性关节炎为痛风的首发症状,多在午夜或清晨突然起病,多呈剧痛,突然发作下肢远端单一关节红、肿、热、痛和功能障碍,最常见为第一跖趾关节,其余依次为踝、膝、腕、指、肘等关节。

（2）多于春秋发病,酗酒、过度疲劳、关节受伤、手术、感染、寒冷、摄入高蛋白和高嘌呤食物等为常见诱因。

（3）初次发作常呈自限性,数日内自行缓解,此时受累关节局部皮肤出现脱屑和瘙痒,为本病特有的表现。

（4）可伴高尿酸血症,但部分患者急性发作时血尿酸水平正常。

(三)痛风石期

痛风石是痛风的特征性损害,常见于耳轮、趾、指间和掌指关节,常有多关节受累,且多见于关节远端,受累关节可表现为以骨质缺损为中心的关节肿胀僵硬及畸形,无一定形状且不对称。严重时痛风石处皮肤发亮、菲薄、容易向皮肤表面破溃,并有豆渣样的白色物质排出,瘘管周围组织呈慢性肉芽肿不易愈合,但很少继发感染。

(四)肾病变期

1.痛风性肾病

是痛风特征性的病理变化之一。起病隐匿,早期仅有间歇性蛋白尿,随着病情的发展而呈持续性,伴有肾浓缩功能受损时,夜尿增多,晚期可发展为肾功能不全,表现为水肿、高血压、血尿素氮和肌酐升高,最终可因肾衰竭或合并心血管病而死亡。

2.尿酸性尿路结石

10%～25%的痛风患者有肾尿酸结石,呈泥沙样,常无症状,结石较大者可发生肾绞痛、血尿。引起梗阻时可导致肾积水、肾盂肾炎、肾积脓。

三、医学检查

(一)血尿酸测定

正常血尿酸男性为 $150\sim380\mu mol/L$,女性为 $100\sim300\mu mol/L$;当男性$>420\mu mol/L$,女性$>350\mu mol/L$ 时可确定为高尿酸血症。

(二)尿尿酸测定

限制嘌呤饮食 5 天后,每日尿酸排出量超过 $3.57mmol/L$,可认为尿酸生成增多。

(三)滑囊液或痛风石内容物检查

行关节腔穿刺或结节自行破溃物及穿刺结内容物,在旋光显微镜下,见白细胞内有双折光现象的针形尿酸盐结晶,是确诊本症的依据。

(四)X 线检查

急性关节炎期可见非特征性软组织肿胀;慢性期或反复发作后可见软骨缘破坏,关节面不规则,痛风的 X 线特征性改变为穿凿样、虫蚀样圆形或弧形的骨质透亮缺损。

四、治疗原则

(一)一般治疗

（1）调节饮食,控制饮食总热量,适当运动,防止超重、肥胖。

（2）限制饮酒和限制高嘌呤食物,如心、肝、肾等动物内脏的摄入。

（3）多饮水,每天 2000mL 以上,增加尿酸的排泄。

（4）慎用抑制尿酸排泄的药物,如噻嗪类利尿药等。

(二)高尿酸血症的治疗

(1)肾功能良好的患者,应用排尿酸药,用药期间应多饮水。

(2)应用碱性药物,可碱化尿液,使尿酸不易在尿中积聚形成结晶。碳酸氢钠口服 3～6g/d。

(三)急性痛风性关节炎期的治疗

绝对卧床,抬高患肢,避免受累关节负重。

1.秋水仙碱

是治疗急性痛风性关节炎的特效药物。

2.非甾体抗感染药

常用药物有吲哚美辛、双氯芬酸钠、布洛芬、罗非昔布等。

3.糖皮质激素

上述药物常规治疗无效、因严重不良反应不能使用秋水仙碱和非甾体抗感染药时或治疗无效时可考虑使用。

(四)发作间歇期和慢性期的处理

治疗目的是维持血尿酸正常水平。

1.排尿酸药

适合肾功能尚好的患者,主要是抑制近端肾小管对尿酸盐的重吸收,增加尿酸的排泄,从而降低尿酸水平。常用药物有苯溴马隆、丙磺舒、磺吡酮(苯磺唑酮)。

2.抑制尿酸生成药物

主要有别嘌呤醇,通过抑制黄嘌呤氧化酶,使尿酸的生成减少,适用于尿酸生成过多者或不适合使用排尿酸药物者,较大痛风石或经皮溃破者可手术剔除。

五、护理诊断/问题

(一)疼痛

关节痛与尿酸盐结晶、沉积在关节引起炎症反应有关。

(二)躯体活动障碍

与关节受累、关节畸形有关。

(三)知识缺乏

缺乏与痛风有关的饮食知识。

六、护理措施

(一)休息与活动

急性关节炎期,患者表现关节红、肿、热、痛和功能障碍。发热,应绝对卧床休息,抬高患肢,避免受累关节负重。也可在病床上安放支架支托盖被,减少患部受压。待关节痛缓解 72 小时后,逐渐恢复活动。

(二)病情观察

(1)观察关节疼痛的部位、性质、间隔时间,有无午夜因剧痛而惊醒等情况,观察患者受累关节局部有无红、肿、热和功能障碍。

(2)了解患者有无饱餐或食用高嘌呤饮食、饮酒、过度疲劳、寒冷、潮湿、紧张、脚扭伤等诱发因素。

(3)观察患者有无痛风石的体征,了解痛风石存在的部位及有无症状。

(4)观察患者的体温变化,有无发热等。

(5)监测血尿酸、尿尿酸的变化。

(三)饮食护理

(1)饮食宜清淡、易消化,忌辛辣和刺激性食物。每天热量应限制在 $5020\sim6276kJ/d$($1200\sim1500kcal/d$)。蛋白质控制在 $1g/(kg\cdot d)$,糖类占总热量的 $50\%\sim60\%$。

(2)避免进食高嘌呤食物,如动物内脏、鱼虾类、蛤蟹、肉类、菠菜、蘑菇、黄豆、扁豆、豌豆、浓茶、饮酒等。

(3)指导患者进食碱性食物,如牛奶、鸡蛋、马铃薯、各类蔬菜、柑橘类水果,使尿液的 pH 在 7.0 或以上,减少尿酸盐结晶的沉积。

(4)多饮水,每天应饮水 2000mL 以上,最好饮用矿泉水,碱化尿液,促进尿酸排泄。

(四)用药护理

指导患者遵医嘱服药,严格按医嘱剂量、按时执行,观察药物疗效,及时处理不良反应。

(五)局部护理

手、腕或肘关节受累时,为减轻疼痛,可用夹板固定制动,也可在受累关节给予湿敷,发病 24 小时内可使用冰敷或 25% 硫酸镁湿敷,减少局部炎性渗出,消除关节的肿胀和疼痛。24 小时后可使用热敷,促进局部组织渗出物的吸收。痛风石严重时,可能导致局部皮肤破溃发生,故要注意维持患部清洁,避免发生感染。

(六)心理护理

患者常表现情绪低落、忧虑、无望,护士应宣教痛风有关知识,讲解饮食与疾病的关系及控制高血尿酸症的方法,帮助患者树立控制疾病的信心,并给予精神上的安慰和鼓励。

七、健康教育

(一)知识宣教

向患者和家属讲解本病是一种终身性疾病,但经积极有效治疗,患者可维持正常生活和工作。教育患者生活要有规律;肥胖者应减轻体重;应防止受凉、劳累、感染、外伤等。指导患者严格控制饮食,避免进食高蛋白和高嘌呤的食物,忌饮酒,每天至少饮水 2000mL,特别是在用排尿酸药时更应多饮水,有助于尿酸随尿液排出。

(二)运动指导

教育患者在日常生活中要适度运动,注意保护关节。

(1)运动后疼痛超过 $1\sim2$ 小时,应暂时停止此项运动。

(2)使用大肌群,如能用肩部负重者不用手提,能用手臂者不要用手指。

(3)交替完成轻、重不同的工作,不要长时间持续进行重体力工作。

(4)经常改变姿势,保持受累关节舒适,若有局部温热和肿胀,尽可能避免其活动。

第七节　骨质疏松症

骨质疏松症(OP)是以低骨量和骨组织微细结构破坏为特征,导致骨的脆性增加,易于发生骨折的一种全身代谢性骨骼疾病。常见于老年人,尤其是绝经后女性,其发病率居所有代谢性骨病的首位。

一、分类

(一)原发性骨质疏松

随着年龄的增长必然发生的一组生理性退行病变。

(二)继发性骨质疏松

继发性骨质疏松是由其他疾病或药物等因素所诱发。

(三)特发性骨质疏松

多伴有遗传家族史。多见于8~12岁的青少年或成人,女性多于男性,妊娠妇女及哺乳期女性所发生的骨质疏松也列入特发性骨质疏松。

二、病因及发病机制

原发性骨质疏松的病因和发病机制尚未完全阐明,目前认为凡可引起骨的净吸收增加,促进骨微结构紊乱的因素都会促进骨质疏松症的发生。

(一)骨吸收及其影响因素

1.妊娠和哺乳

妊娠期饮食钙含量不足,易导致母体OP或骨软化症。

2.性激素

雌激素缺乏使破骨细胞功能增强,加速骨的丢失,是绝经后骨质疏松症的主要原因。

3.降钙素

当降钙素水平降低时,不利于成骨细胞的增生与钙在骨基质中沉着,因此可抑制骨吸收,降低血钙。

4.甲状旁腺素

是促进骨吸收的重要递质。甲状旁腺素分泌增加加速了破骨细胞介导的骨吸收过程。

(二)骨形成及其影响因素

1.遗传因素

决定了70%~80%的峰值骨量。

2.钙摄入量

当钙摄入不足时,可造成峰值骨量下降。

3.生活方式和生活环境

足够的体力活动有助于提高峰值骨量。吸烟、酗酒、高蛋白和高盐饮食、大量饮咖啡、维生素D摄入量不足或光照少等均为OP的易发因素。

4.骨重建功能衰退

可能是老年性OP的重要发病原因。

三、临床表现

(一)骨痛和肌无力

在无症状的早期,被称为"寂静之病",疼痛是骨质疏松症最常见、最主要的症状。多数患者在严重的骨痛或骨折后才知道,以腰背痛、乏力或全身骨痛多见,占疼痛患者的70%～80%。通常为弥散性,无固定部位,仰卧或坐位时疼痛减轻,直立时后伸或久立久坐时疼痛加剧,日间疼痛轻,夜间和清晨醒来时加重,弯腰、肌肉运动、咳嗽、大便用力时加重,不能负重或负重能力下降为其特点。

(二)椎体压缩

多见于绝经后骨质疏松,身长缩短、驼背是继腰背痛后出现的重要体征之一。老年人椎体每缩短2mm左右,身长平均缩短3～6cm。随着年龄增长骨质疏松加重,加剧形成驼背。腰椎压缩性骨折常导致胸廓畸形,可出现胸闷、气短、呼吸困难等,严重者还可引起心排出量下降、心血管功能障碍、肺活量下降等。

(三)骨折

当骨量丢失超过20%时,在扭转身体持物等日常活动中,即使没有较大的外力作用也可发生骨折。骨折发生的部位比较固定,最常见、危害最大的是髋部(股骨颈骨折),病死率可达10%～20%,致残率达50%;再发生反复骨折的概率显著增加;患者自理能力下降,处于长期卧床状态,从而加重骨丢失,骨折处极难愈合。

四、医学检查

(一)骨量的测定

骨矿含量和骨矿密度测定是判断低骨量、确定骨质疏松的重要手段,是评价骨丢失率和疗效的重要客观指标,包括单光子吸收测定法、双能X线吸收测定法等。

(二)生化检查测定

血、尿的矿物质及相关生化指标有助于判断骨代谢状态及骨更新率的快慢,对骨质疏松的鉴别诊断有重要意义。

(三)X线检查

X线检查是一种较易普及的检查骨质疏松症的方法。

五、治疗原则

(一)病因治疗

1.适当运动

运动类型、方式和运动量根据患者具体情况而定,避免肢体制动。

2.合理膳食

补充足够蛋白质有助于骨质疏松的治疗。老年人增加含钙丰富食物的摄入,同时增加富含维生素及铁的食物,以利于钙的吸收。少饮酒、咖啡和浓茶,不吸烟。

3.补充

补充钙剂和维生素D。

(二)药物治疗

1.性激素补充疗法

雌激素是女性绝经后骨质疏松症的首选药物。如无禁忌可应用雄激素替代治疗5年。雄激素可用于男性老年患者。

2.骨吸收抑制药物

二磷酸盐能抑制破骨细胞生成和骨吸收,增加骨密度,缓解骨痛。常用制剂有依替膦酸二钠、帕米膦酸钠和阿伦膦酸钠。

3.介入治疗

适用于有疼痛症状的新鲜或陈旧性骨质疏松性椎体压缩性骨折。

六、护理诊断/问题

(一)有受伤的危险

与骨质疏松导致骨骼脆性增加有关。

(二)疼痛

骨痛与骨质疏松症有关。

(三)健康维护能力低下

与日常体力活动不足有关。

(四)躯体活动障碍

与骨骼变化引起活动范围受限有关。

(五)活动无耐力

与逐步衰老、骨质疏松性骨折有关。

七、护理措施

(一)休息与活动

注意保暖及寒冷刺激,平时洗用水宜温;冷暖交替时,注意衣服的添减,睡卧时盖好衣被,避免风寒侵袭;多走平地,勿持重物。睡硬板床,鼓励患者多进行户外活动,多晒太阳,保证环境安全,注意减少和避免患者受伤的可能性。如因骨痛需暂时卧床,也应鼓励在床上尽可能进行四肢和腹背肌肉的主动或被动运动。疼痛改善后,应早日争取起床行走锻炼。

(二)病情观察

观察疼痛发生的部位、性质、程度和持续时间等。介入手术治疗者应注意观察创口疼痛、渗液情况;观察患者下肢远端感觉和运动功能,逐步进行肢体功能锻炼。

(三)饮食护理

应进食高蛋白、高能量、高纤维素、高维生素饮食,摄入足够的钙。老年人一般每日摄入钙应不少于 850mg。若已发生了骨质疏松症,则每日应不少于 1000~2000mg。

(四)用药护理

遵医嘱服药,注意药物的疗程和不良反应。

(1)服用钙剂时注意增加饮水量,同时加用维生素 D。

(2)服用二磷酸盐时,应指导患者空腹服用,同时饮清水 200~300mL,服药后至少半小时内不能进食或喝饮料,也不能平卧,应采取立位或坐位,以减轻对食管的刺激。

(3)性激素必须在医生指导下使用,剂量准确。

(4)服用降钙素应注意观察不良反应,如食欲减退、恶心、颜面潮红等。

(五)疼痛护理

(1)为减轻疼痛,可使用硬板床,取仰卧位或侧卧位,卧床休息数天到1周,疼痛可缓解。

(2)使用骨科辅助物:必要时使用背架、紧身衣等。

(3)物理疗法:对疼痛部位给予湿热敷,可促进血液循环、减轻疼痛,也可借助超短波、微波疗法、低频及中频电疗法。

(六)预防并发症的护理

对于卧床的患者要保持床单位整洁,定时翻身防止发生压疮;鼓励患者做深呼吸和扩胸运动以防肺部感染;保持会阴部清洁,鼓励多喝水,以防泌尿系感染。对于患有股骨颈或股骨粗隆骨折的患者患肢置于外展中立位,防止外旋和内收。

(七)心理护理

针对不同患者和家属的具体病情,给予必要安慰,减轻思想负担,减少对患者康复治疗不利的心理因素。

八、健康教育

(一)提高对本病的认识

养成良好的生活习惯,戒烟酒,避免咖啡因的摄入,少喝碳酸饮料,少吃糖及食盐等。多吃含钙、蛋白质和维生素丰富的食物。

(二)加强体育锻炼

多进行步行、游泳、慢跑等户外运动,避免剧烈、有危险的运动。

(三)促进体内钙的吸收

增加户外活动、多晒太阳可促进肠钙吸收及肾小管对钙、磷的重吸收,有利于防止骨质疏松症。

第八节　尿崩症

尿崩症(DI)是指精氨酸加压素(AVP)[又称抗利尿激素(ADH)],严重缺乏或部分缺乏(称中枢性尿崩症),以及肾脏对AVP不敏感,致肾远曲小管和集合管对水的重吸收减少(称肾性尿崩症),从而引起多尿、烦渴、多饮与低密度尿为特征的一组综合征。正常人每日尿量仅1.5L左右。任何情况使ADH分泌不足或不能释放,或肾脏对ADH不反应都可使尿液无法浓缩而有多尿,随之有多饮。尿崩症可发生于任何年龄,但以青少年为多见。男性多于女性,男女之比为2:1。

一、病因分类

(一)中枢性尿崩症

任何导致AVP合成、分泌与释放受损的情况都可引起本症的发生,中枢性尿崩症的病因有原发性、继发性与遗传性3种。

1.原发性

病因不明者占1/3~1/2。此型患者的下丘脑视上核与室旁核内神经元数目减少,Nissil

颗粒耗尽。AVP 合成酶缺陷,神经垂体缩小。

2.继发性

中枢性尿崩症可继发于下列原因导致的下丘脑:神经垂体损害,如颅脑外伤或手术后、肿瘤等;感染性疾病,如结核、梅毒、脑炎等;浸润性疾病,如结节病、肉芽肿病;脑血管病变,如血管瘤;自身免疫性疾病,有人发现患者血中存在针对下丘脑 AVP 细胞的自身抗体;Sheehan 综合征等。

3.遗传性

一般症状轻,可无明显多饮多尿。临床症状包括尿崩症、糖尿病、视神经萎缩和耳聋,是一种常染色体隐性遗传疾病,常为家族性,患者从小多尿,本症可能因为渗透压感受器缺陷所致。

(二)肾性尿崩症

肾脏对 AVP 产生反应的各个环节受到损害导致肾性尿崩症,病因有遗传性与继发性两种。

1.遗传性

呈 X 连锁隐性遗传方式,由女性遗传,男性发病,多为家族性。近年已把肾性尿崩症基因即 G 蛋白耦联的 AVP－V2R 基因精确定位于 X 染色体长臂端粒 Xq28 带上。

2.继发性

肾性尿崩症可继发于多种疾病导致的肾小管损害,如慢性肾盂肾炎、阻塞性尿路疾病、肾小管性酸中毒、肾小管坏死、淀粉样变、骨髓瘤、肾脏移植与氮质血症。代谢紊乱如低钾血症、高钙血症也可导致肾性尿崩症。多种药物可致肾性尿崩症,如庆大霉素、头孢唑林、诺氟沙星、阿米卡星、链霉素、大剂量地塞米松、过期四环素、碳酸锂等。应用碳酸锂的患者中 20％～40％可致肾性尿崩症,其机制可能是锂盐导致了细胞环磷酸腺苷(c－AMP)生成障碍,干扰肾脏对水的重吸收。

二、诊断要点

(一)临床特征

(1)大量低密度尿,尿量超过 3L/d。

(2)因鞍区肿瘤过大或向外扩展者,常有蝶鞍周围神经组织受压表现,如视力减退、视野缺失。

(3)有渴觉障碍者,可出现脱水、高钠血症、高渗状态、发热、抽搐等,甚至脑血管意外。

(二)实验室检查

(1)尿渗透压:为 50～200mmol/L,明显低于血浆渗透压,血浆渗透压可高于 300mmol/L(正常参考值为 280～295mmol/L)。

(2)血浆抗利尿激素值:降低(正常基础值为 1～1.5pg/mL),尤其是禁水和滴注高渗盐水时仍不能升高,提示垂体抗利尿激素储备能力降低。

(3)禁水试验:是最常用的诊断垂体性尿崩症的功能试验。

方法:试验前测体重、血压、尿量、尿密度、尿渗透压。以后每 2 小时排尿,测尿量、尿密度、尿渗透压、体重、血压等,至尿量无变化、尿密度及尿渗透压持续两次不再上升为止。

抽血测定血浆渗透压,并皮下注射抗利尿激素(水剂)5U,每小时再收集尿量,测尿密度、尿渗透压 1～2 次。一般需禁水 8～12 小时以上。如有血压下降、体重减轻 3kg 以上时，应终止试验。

三、鉴别要点

(一)精神性多饮性多尿

有精神刺激史，主要表现为烦渴、多饮、多尿、低密度尿，与尿崩症极相似，但 AVP 并不缺乏，禁水试验后尿量减少，尿密度增高，尿渗透压上升，注射加压素后尿渗透压和尿密度变化不明显。

(二)糖尿病多饮多尿

糖尿病为高渗性利尿，尿糖阳性，尿密度高，血糖高。

(三)高钙血症

甲旁亢危象时血钙增高。尿钙增高，肾小管对抗利尿激素反应下降，产生多饮多尿，也是高渗利尿，尿密度增高。

(四)其他

如慢性肾功能不全、肾上腺皮质功能减退。

四、规范化治疗

(一)中枢性尿崩症

1.病因治疗

针对各种不同的病因积极治疗有关疾病，以改善继发于此类疾病的尿崩症病情。

2.药物治疗

轻度尿崩症患者仅需多饮水，如长期多尿，每日尿量大于 4000mL 时因可能造成肾脏损害而致肾性尿崩症，需要药物治疗。

(1)抗利尿激素制剂：①1−脱氨−8−右旋精氨酸血管升压素(DDAVP)：为目前治疗尿崩症的首选药物，可由鼻黏膜吸入，每日 2 次，每次 10～20μg(儿童患者为每次 5μg，每日 1 次)，肌内注射制剂每毫升含 4μg，每日 1～2 次，每次 1～4μg(儿童患者每次 0.2～1μg)。②加压素针(鞣酸加压素油剂注射液)：每毫升油剂注射液含 5U，从 0.1mL 开始肌内注射，必要时可加至 0.2～0.5mL。疗效持续 5～7 天。长期应用 2 年左右可因产生抗体而减效，过量则可引起水潴留，导致水中毒。故因视病情从小剂量开始，逐渐调整用药剂量与间隔时间。③粉剂垂体后叶粉：每次吸入 20～50mg，每 4～6 小时 1 次。长期应用可致萎缩性鼻炎，影响吸收或过敏而引起支气管痉挛，疗效也减弱。④赖氨酸血管升压素粉剂(尿崩灵)：为人工合成粉剂，由鼻黏膜吸入，疗效持续 3～5 小时，每日吸入 2～3 次。长期应用也可发生萎缩性鼻炎。⑤神经垂体后叶素水剂：每次 5～10μg，每日 2～3 次，皮下注射。作用时间短，适用于一般尿崩症，注射后有头痛、恶心、呕吐及腹痛不适等症状，故多数患者不能坚持用药。⑥抗利尿素纸片：每片含 AVP 10μg，可于白天或睡前舌下含化，使用方便，有一定的疗效。⑦神经垂体后叶素喷雾剂：赖氨酸血管升压素与精氨酸血管升压素均有此制剂，疗效与粉剂相当，久用也可致萎缩性鼻炎。

(2)口服治疗尿崩症药物：①氢氯噻嗪：小儿每日 2mg/kg，成人每次 25mg，每日 3 次，或 50mg，每日 2 次，服药过程中应限制钠盐摄入，同时应补充钾(每日 60mg 氯化钾)。②氯磺丙脲：每次 0.125～0.25g，每日 1～2 次，一般每日剂量不超过 0.5g。服药 24 小时后开始起作用，4 日后出现最大作用，单次服药 72 小时后恢复疗前情况。③氯贝丁酯：用量为每次 0.5～0.75g，每日 3 次，24～48 小时迅速起效，可使尿量下降，尿渗透压上升。④卡马西平：为抗癫痫药物，其抗尿崩作用机制大致同氯磺丙脲，用量每次 0.2g，每日 2～3 次，作用迅速，尿量可减至 2000～3000mL，不良反应为头痛、恶心、疲乏、眩晕、肝损害与白细胞计数减低等。⑤吲达帕胺：为利尿、降压药物，其抗尿崩作用机制可能类似于氢氯噻嗪。用量为每次 2.5～5mg，每日 1～2 次。用药期间应监测血钾变化。

(二)肾性尿崩症

由药物引起的或代谢紊乱所致的肾性尿崩症，只要停用药物，纠正代谢紊乱，就可以恢复正常。如果为家族性的，治疗相对困难，可限制钠盐摄入，应用噻嗪类利尿剂、前列腺素合成酶抑制剂(如吲哚美辛)，上述治疗可将尿量减少 80％。

五、护理措施

(一)病情观察

(1)准确记录患者尿量、尿比重、饮水量，观察液体出入量是否平衡，以及体重变化。

(2)观察饮食情况，如食欲缺乏以及便秘、发热、皮肤干燥、倦怠、睡眠不佳等症状。

(3)观察脱水症状，如头痛、恶心、呕吐、胸闷、虚脱、昏迷。

(二)对症护理

(1)对于多尿、多饮者应给予扶助与预防脱水，根据患者的需要供应水。

(2)测尿量、饮水量、体重，从而监测液体出入量，正确记录，并观察尿色、尿比重等及电解质、血渗透压情况。

(3)患者因夜间多尿而失眠、疲劳以及精神焦虑等，应给予护理照料。

(4)注意患者出现的脱水症状，一旦发现要尽早补液。

(5)保持皮肤、黏膜的清洁。

(6)有便秘倾向者及早预防。

(7)药物治疗及检查时，应注意观察疗效及不良反应，嘱患者准确用药。

(三)一般护理

(1)患者夜间多尿，白天容易疲倦，要注意保持安静舒适的环境。

(2)在患者身边经常备足温开水。

(3)定时测血压、体温、脉搏、呼吸及体重，以了解病情变化。

(四)健康指导

(1)患者由于多尿、多饮，要嘱患者在身边备足温开水。

(2)注意预防感染，尽量休息，适当活动。

(3)指导患者记录尿量及体重变化。

(4)准确遵医嘱给药，不得自行停药。

(5)门诊定期随访。

第九节　皮质醇增多症

皮质醇增多症又称库欣综合征,是由于多种原因使肾上腺皮质分泌过盛的糖皮质激素所引起的综合征,主要表现为向心性肥胖、多血质貌、皮肤紫纹高血压等,女性多于男性,成人多于儿童。

一、病因

肾上腺皮质通常是在 ACTH 作用下分泌皮质醇,当皮质醇超过生理水平时,就反馈抑制ACTH 的释放。本病的发生表明皮质醇或 ACTH 分泌调节失衡;或肾上腺无须 ACTH 作用就能自行分泌皮质醇;或是皮质醇对 ACTH 分泌不能发挥正常的抑制作用。

(一)原发性肾上腺皮质病变——原发于肾上腺的肿瘤

其中皮质腺瘤约占 20%,皮质腺癌约占 5%,其生长与分泌不受 ACTH 控制。

(二)垂体瘤或下丘脑-垂体功能紊乱

继发于下丘脑垂体病者可引起肾上腺皮质增生型皮质醇增多症或库欣病(约占70%)。

(三)异源 ACTH 综合征

由垂体以外的癌瘤产生类 ACTH 活性物质,少数可能产生类促肾上腺皮质激素释放因子(CRF)样物质,刺激肾上腺皮质增生,分泌过多的皮质类固醇。多见于肺燕麦细胞癌(约占50%),其次是胸腺癌与胰腺癌(约占 10%)。

(四)医源性糖皮质激素增多症

由于长期大量应用糖皮质激素治疗所致。

二、临床表现

(一)体型改变

因脂肪代谢障碍造成头、颈、躯干肥胖,即水牛背;尤其是面部,由于两侧颊部脂肪堆积,造成脸部轮廓呈圆形,即满月脸;嘴唇前突微开,前齿外露,多血质面容,四肢消瘦为临床诊断提供线索。

(二)蛋白质分解过多

蛋白质分解过多表现为皮肤变薄,真皮弹力纤维断裂出现紫纹、肌肉消瘦、乏力、骨质疏松,容易发生骨折。

(三)水钠潴留

患者表现为高血压、足踝部水肿。

(四)性腺功能障碍

性腺功能障碍表现为多毛、痤疮、女性月经减少或停经或出现胡须、喉结增大等,男性可出现性欲减退、阴茎缩小、睾丸变软等。

(五)抵抗力降低

患者易发生霉菌及细菌感染,甚至出现菌血症、败血症。

(六)精神障碍

患者常有不同程度的情绪变化,如烦躁、失眠、个别患者可发生偏狂。

三、检查

(一)生化检查

(1)尿 17-羟皮质类固醇(17-OHCS)＞20mg/24 小时。

(2)小剂量地塞米松抑制试验不能被抑制。

(3)尿游离皮质醇＞110μg/24 小时。

(4)血浆皮质醇增高,节律消失。

(5)低血钾性碱中毒。

(二)肾上腺病变部位检查

腹膜后充气造影,肾上腺同位素扫描、B 超或 CT 扫描检查等。

(三)蝶鞍部位检查

X 线蝶鞍正侧位片或断层,CT 扫描,如发现蝶鞍扩大,骨质破坏,说明垂体有占位性病变。

四、护理

(一)观察要点

(1)病情判断:皮质醇增多的临床表现如前所述,但由于病因不同,可有不同表现,应仔细观察,以提供临床诊断依据。

肾上腺肿瘤所致的库欣综合征没有色素沉着,而垂体性库欣病和异源 ACTH 综合征由于血浆 ACTH 高,皮肤色素加深,且以异源 ACTH 综合征更为明显。肾上腺恶性肿瘤多见于儿童,并且多有性征改变。异源 ACTH 综合征由恶性肿瘤所致,消瘦、水肿明显,并且有严重低血钾性碱中毒。

(2)观察体型异常状态的改变。

(3)观察心率、有无高血压及心脑缺血表现。

(4)观察有无发热等各种感染症状。

(5)观察皮肤、肌肉、骨骼状态:皮肤干燥、皮下出血、痤疮、创伤化脓、四肢末梢发绀、水肿、多毛、肌力低下、乏力、疲劳感,骨质疏松与病理性骨折等。

(6)观察尿量、尿液性状改变:有无血尿、蛋白尿、尿糖。

(7)观察有无失眠、烦躁不安,抑郁、兴奋、精神异常等表现。

(8)有无电解质紊乱和糖尿病等症状。

(9)有无月经异常、性功能改变等。

(二)检查的护理

皮质醇增多症的确诊、病理分类及定位诊断依赖于实验室检查。有没有皮质醇增多症存在,是什么原因引起,在做治疗之前,都需要检查清楚。

(1)筛选试验:检查有无肾上腺皮质分泌的异常,方法有:①24 小时尿 17-OHCS、17-KS、游离皮质醇测定。②血浆皮质醇测定。③皮质醇分泌节律检查:正常皮质醇分泌呈昼夜节律性改变。清晨高,午夜低。检查时可分别于 8：00、16：00、24：00 抽血测皮质醇。皮质醇增多症患者不但分泌量改变,而且节律消失,下午血皮质醇浓度等于或高于清晨血皮质醇浓度。皮质醇节律消失是该病的早期表现。④小剂量地塞米松抑制试验:(服地塞米松 0.5mg,6 小时 1 次,共 48 小时)皮质醇增多症者不受小剂量地塞米松抑制。

(2)定性试验:为了进一步鉴别肾上腺皮质为增生或肿瘤、可行大剂量地塞米松抑制试验。将地塞米松增加至 2mg,方法同小剂量法。对肾上腺皮质增生者至少可抑制 50% 以上,而肾上腺肿瘤或异源 ACTH 综合征呈阴性结果。

(3)其他:头颅、胸、肾的 X 线照片、CT、MRI 检查、血生化指标等。

在这些检查中,除了保证方法和收集标本正确外,试验药物的服用时间、剂量的准确是试验成败的关键,护士一定要按量、按时投送药物并看患者服下全部药物,如有呕吐,要补足剂量。

(三)预防感染

(1)患者由于全身抵抗力下降,易引起细菌或真菌感染,但感染症状不明显。因此,对患者的日常生活要进行卫生指导。

(2)早期发现感染症状,如出现咽痛、发热、尿路感染等症状,及时报告医师,及时处理。

(四)观察精神症状、防止发生意外

(1)患者多表现为精神不安、抑郁状态、失眠或兴奋状态。失眠往往是精神症状的早期表现,应予重视。护理人员需特别注意抑郁状态之后企图自杀者,患者身边不宜放置危险物品。

(2)患者情绪不稳定时,避免讲刺激性的言语,要耐心倾听其谈话。

(3)要理解患者由于肥胖等原因引起容貌、体态的变化而产生的苦闷,多给予解释、安慰。

(五)饮食护理

(1)给予高蛋白、高维生素、低钠、高钾饮食。

(2)患者每餐进食不宜过多或过少,宜均匀进餐,指导患者采用正确摄取营养平衡的饮食。

(3)并发糖尿病者,应按糖尿病饮食要求限制主食摄入量。

(六)防止外伤、骨折

(1)患者容易发生肋骨、脊柱自发性骨折,如有骨质疏松、肌力低下,容易挫伤、骨折,应关心患者日常生活活动的安全,防止受伤。

(2)本病患者皮肤菲薄,易发生皮下瘀斑,注射、抽血后按压针眼时间宜长,嘱患者要穿着柔软的睡衣,不要系紧腰带;勿用力搓澡,防止碰伤。

(3)嘱患者在疲劳、倦怠时,不要勉强参加劳动,活动范围与运动量也应有所限制。指导患者遵守日常生活制度。

(七)治疗护理

1.病因治疗

对已查明的垂体或肾上腺腺瘤或腺癌给予手术和(或)放射治疗,去除病因。异位分泌 ACTH 的肿瘤亦争取定位,行手术和(或)放射治疗。

2.抑制糖皮质激素合成的药物

适用于:①存在严重代谢紊乱(低血钾、高血糖、骨质疏松)患者作术前准备。②对不能手术治疗的异位分泌 ACTH 肿瘤患者行姑息性治疗。服药剂量宜由小至大,注意药物不良反应,多于饭后服用,以减少胃肠道反应。

3.并发症的预防与护理

皮质醇增多症如果不予治疗,患者可于数年内死于感染、高血压或自杀,所以对于本病应争取早期诊断、早期治疗,防止并发症、预防感染和外伤,控制高血压及糖尿病;更应注意精神护理,防止自杀。

(八)心理护理

(1)绝大多数患者呈向心性肥胖、满月脸、水牛背等特殊状态改变,心理上不愿承受这一现实,医护人员切勿当面议论其外表。

(2)手术是治疗本病的重要手段,患者往往对手术有顾虑而焦躁不安、情绪低落、不思饮食,有的患者因手术费用高,担心预后等也可引起情绪的改变,针对以上心理状态,医护人员应向其讲解手术治疗的效果、手术成功事例及术前注意事项,以消除其顾虑,树立战胜疾病的信心。

第十节 高脂血症

高脂血症是指脂质代谢或运转异常而使血浆中一种或几种脂质高于正常的一类疾病。由于血脂在血液中是以脂蛋白的形式进行运转的,因此高脂血症实际上也可认为是高脂蛋白血症。老年人高脂血症的发病率明显高于年轻人。血浆低密度脂蛋白(LDL)、血清总胆固醇(TC)、高密度脂蛋白(HDL)与临床心血管病事件发生密切相关。

一、护理评估

(一)健康史

(1)询问患者病史,主要是引起高脂血症的相关疾病,如有无糖尿病、甲状腺功能减退症、肾病综合征、透析、肾移植、胆道阻塞等。

(2)询问患者有无高脂饮食、嗜好油炸食物、酗酒、运动少等不良生活和饮食习惯。

(二)临床表现

患者血脂中一项或多项脂质检测指标超过正常值范围。此外,部分患者的临床特征是眼睑黄斑瘤、肌腱黄色瘤及皮下结节状黄色瘤(好发于肘、膝、臀部)。易伴发动脉粥样硬化、肥胖或糖尿病。少数患者有肝、脾大。此外,患者常有眩晕、心悸、胸闷、健忘、肢体麻木等自觉症状,但多数患者虽血脂高而无任何自觉症状。

(三)实验室及其他检查

1.血脂

常规检查血浆 TC 和 TG 的水平。我国血清 TC 的理想范围是低于 5.20mmol/L,5.23～5.69mmol/L 为边缘升高,高于 5.72mmol/L 为升高。TG 的合适范围是低于 1.70mmol/L,高于 1.70mmol/L 为升高。

2.脂蛋白

正常值 LDL＜3.12mmol/L,3.15～3.61mmol/E 为边缘升高,＞3.64mmol/L 为升高;正

常 HDL≥1.04mmol/L,<0.91mmol/L 为减低。

(四)心理—社会状况

了解老年患者对高脂血症的认识和患病的态度,治疗的需求。

二、主要护理诊断

1.活动无耐力

与肥胖导致体力下降有关。

2.知识缺乏

患者缺乏高脂血症的有关知识。

3.个人应对无效

与不良饮食习惯有关。

三、护理目标

(1)患者体重接近或恢复正常。

(2)患者血脂指标恢复正常或趋于正常。

(3)患者自觉饮食习惯得到纠正。

四、主要护理措施

1.建立良好的生活习惯,纠正不良的生活方式

(1)饮食:由于降血脂药物的不良反应及考虑治疗费用,并且大部分人经过饮食控制可以使血脂水平有所下降,故提倡首先采用饮食治疗。

饮食控制应长期坚持地进行。膳食宜清淡、低脂肪。烹调食用油用植物油,每日低于25g。少吃动物脂肪、内脏、甜食、油炸食品及含热量较高的食品,宜多吃新鲜蔬菜和水果,少饮酒、不吸烟。设计饮食治疗方案时应仔细斟酌膳食,尽可能与患者的生活习惯相吻合。以便使患者可接受而又不影响营养需要的最低程度。主食每天不要超过300g,可适当饮绿茶,以利降低血脂。

(2)休息:生活要有规律,注意劳逸结合,保证充足睡眠。

(3)运动:鼓励老年人进行适当的体育锻炼,如散步、慢跑、太极拳、门球等,不仅能增加脂肪的消耗、减轻体重,而且可减轻高脂血症。活动量应根据患者的心脑功能、生活习惯和身体状况而定,提倡循序渐进,不宜剧烈运动。运动后个人最大心率的80%,若经过饮食和调节生活方式达半年以上,血脂仍未降至正常水平,则可考虑使用药物治疗。

2.用药护理

对饮食治疗无效,或有冠心病、动脉粥样硬化等危险因素的患者应考虑药物治疗。治疗前应向患者进行药物治疗目的、药物的作用与不良反应等方面的详细指导,以利长期合作。向患者详述服药的剂量和时间,并定期随诊,监测血脂水平。常用的调节血脂药有以下几种:

(1)羟甲基戊二酰辅酶 A:主要能抑制胆固醇的生物合成。

(2)贝特类:此类药不良反应较轻微,主要有恶心、呕吐、腹泻等胃肠道症状。肝肾功能不全者忌用。

(3)胆酸螯合树脂质:此类药阻止胆酸或胆固醇从肠道吸收,使其随粪便排出。不良反应有胀气、恶心、呕吐、便秘,并干扰叶酸、地高辛,甲状腺素及脂溶性维生素的吸收。

（4）烟酸:有明显的调脂作用。主要不良反应有面部潮红、瘙痒、胃肠道症状。

3.心理护理

主动关心患者,耐心解答其提出的各种问题,使患者明了本病经过合理的药物和非药物治疗病情可控制,解除患者思想顾虑,使其保持乐观情绪,树立战胜疾病的信心,并长期坚持治疗,以利控制病情。

五、健康教育

（1）向患者及其家属讲解老年高脂血症的有关知识,使其明了糖尿病、肾病综合征和甲减等可引起高脂血症,积极治疗原发病。

（2）引导患者及其家属建立健康的生活方式,坚持低脂肪、低胆固醇、低糖、清淡的饮食原则,控制体重;生活规律,坚持运动,劳逸结合;戒烟、戒酒。

（3）嘱咐患者严格遵医嘱服药,定期监测血脂、肾功能等。

第十一节 肥胖症

肥胖症指体内脂肪堆积过多和（或）分布异常、体重增加,是包括遗传和环境因素在内的多种因素相互作用所引起的慢性代谢性疾病。肥胖症分单纯性肥胖症和继发性肥胖症两大类。临床上无明显内分泌及代谢性病因所致的肥胖症,称单纯性肥胖症。若作为某些疾病的临床表现之一,称为继发性肥胖症,约占肥胖症的 1%。据估计,在西方国家成年人中,约有半数人超重和肥胖。我国肥胖症患病率也迅速上升,据报道,我国成人超重率为 22.8%,肥胖率为 7.1%。肥胖症已成为重要的世界性健康问题之一。

一、病因与发病机制

病因未明,被认为是包括遗传和环境因素在内的多种因素相互作用的结果。总的来说,脂肪的积聚是由于摄入的能量超过消耗的能量。

1.遗传因素

肥胖症有家族聚集倾向,但遗传基础未明,也不能排除共同饮食、活动习惯的影响。

2.中枢神经系统

体重受神经系统和内分泌系统双重调节,最终影响能量摄取和消耗的效应器官而发挥作用。

3.内分泌系统

肥胖症患者均存在血中胰岛素升高,高胰岛素血症可引起多食和肥胖。

4.环境因素

通过饮食习惯和生活方式的改变,如坐位生活方式、体育运动少、体力活动不足使能量消耗减少、进食多、喜甜食或油腻食物,使摄入能量增多。

5.其他因素

（1）与棕色脂肪组织（BAT）功能异常有关:可能由于棕色脂肪组织产热代谢功能低下,使能量消耗减少。

（2）肥胖症与生长因素有关：幼年起病者多为增生型或增生肥大型，肥胖程度较重，且不易控制；成年起病者多为肥大型。

（3）调定点说：肥胖者的调定点较高，具体机制仍未明了。

二、临床表现

肥胖症可见于任何年龄，女性较多见。多有进食过多和（或）运动不足，肥胖家族史。引起肥胖症的病因不同，其临床表现也不相同。

1.体型变化

脂肪堆积是肥胖的基本表现。脂肪组织分布存在性别差异，通常男性型主要分布在腰部以上，以颈项部、躯干部为主，称为苹果型。女性型主要分布在腰部以下，以下腹部、臀部、大腿部为主，称为梨型。

2.心血管疾病

肥胖患者血容量、心排血量均较非肥胖者增加而加重心脏负担，引起左心室肥厚、扩大；心肌脂肪沉积导致心肌劳损，易发生心力衰竭。由于静脉回流障碍，患者易发生下肢静脉曲张、栓塞性静脉炎和静脉血栓形成。

3.内分泌与代谢紊乱

常有高胰岛素血症、动脉粥样硬化、冠心病等，且糖尿病发生率明显高于非肥胖者。

4.消化系统疾病

胆石症、胆囊炎发病率高，慢性消化不良、脂肪肝、轻至中度肝功能异常较常见。

5.呼吸系统疾病

由于胸壁肥厚，腹部脂肪堆积，使腹内压增高、横膈升高而降低肺活量，引起呼吸困难。严重者导致缺氧、发绀、高碳酸血症，可发生肺动脉高压和心力衰竭。还可引起睡眠呼吸暂停综合征及睡眠窒息。

6.其他

恶性肿瘤发生率升高，如女性子宫内膜癌、乳腺癌；男性结肠癌、直肠癌、前列腺癌发生率均升高。因长期负重易发生腰背及关节疼痛。皮肤皱褶易发生皮炎、擦烂、并发化脓性或真菌感染。

三、医学检查

肥胖症的评估包括测量身体肥胖程度、体脂总量和脂肪分布，其中后者对预测心血管疾病危险性更为准确。常用测量方法如下。

1.体重指数（BMI）

测量身体肥胖程度，BMI＝体重（kg）/身长（m）^{2}，是诊断肥胖症最重要的指标。我国成年人 BMI 值≥24 为超重，≥28 为肥胖。

2.腰围（WC）

目前认为测定腰围更为简单可靠，是诊断腹部脂肪积聚最重要的临床指标。WHO 建议男性 WC>94cm、女性 WC>80cm 为肥胖。中国肥胖问题工作组建议，我国成年男性 WC≥85cm、女性 WC≥80cm 为腹部脂肪积蓄的诊断界限。

3.腰臀比（WHR）

反映脂肪分布。腰围测量髂前上棘和第 12 肋下缘连线的中点水平，臀围测量环绕臀部的骨盆最突出点的周径。正常成人 WHR 男性<0.90,女性<0.85,超过此值为中央性(又称腹内型或内脏型)肥胖。

4.CT 或 MRI

计算皮下脂肪厚度或内脏脂肪量。

5.其他

身体密度测量法、生物电阻抗测定法、双能 X 线(DEXA)吸收法测定体脂总量等。

四、诊断要点

目前国内外尚未统一。根据病史、临床表现和判断指标即可诊断。在确定肥胖后,应鉴别单纯性或继发性肥胖症,并注意肥胖症并非单纯体重增加。

五、治疗

治疗要点:减少热量摄取、增加热量消耗。

1.行为治疗

教育患者采取健康的生活方式,改变饮食和运动习惯,并自觉地长期坚持。

2.营养治疗

控制总进食量,采用低热卡、低脂肪饮食。对肥胖患者应制订能为之接受、长期坚持下去的个体化饮食方案,使体重逐渐减轻到适当水平,再继续维持。

3.体力活动和体育运动

体力活动和体育运动与医学营养治疗相结合,并长期坚持,尽量创造多活动的机会,减少静坐时间,鼓励多步行。运动方式和运动量应适合患者具体情况,注意循序渐进,有心血管并发症和肺功能不好的患者必须更为慎重。

4.药物治疗

长期用药可能产生药物不良反应及耐药性,因而选择药物必须十分慎重,减重药物应根据患者个体情况在医生指导下应用。

5.外科治疗

外科治疗仅用于重度肥胖、减重失败、又有能通过体重减轻而改善的严重并发症者。对伴有糖尿病、高血压和心肺功能疾病的患者应给予相应监测和处理。可选择使用吸脂术、切脂术和各种减少食物吸收的手术,如空肠回肠分流术、胃气囊术、小胃手术或垂直结扎胃成形术等。

6.继发性肥胖

应针对病因进行治疗。

六、护理诊断/问题

1.营养失调

高于机体需要量与能量摄入和消耗失衡有关。

2.身体意像紊乱

与肥胖对身体外形的影响有关。

3.有感染的危险

与机体抵抗力下降有关。

七、护理措施

1.安全与舒适管理

肥胖症患者的体育锻炼应长期坚持,并提倡进行有氧运动,包括散步、慢跑、游泳、跳舞、太极拳、球类活动等,运动方式根据年龄、性别、体力、病情及有无并发症等情况确定。

(1)评估患者的运动能力和喜好。帮助患者制定每天活动计划并鼓励实施,避免运动过度和过猛。

(2)指导患者固定每天运动的时间。每次运动30~60分钟,包括前后10分钟的热身及整理运动,持续运动20分钟左右。如出现头昏、眩晕、胸闷或胸痛、呼吸困难、恶心、丧失肌肉控制能力等应停止活动。

2.饮食护理

(1)评估。评估患者肥胖症的发病原因,仔细询问患者单位时间内体重增加的情况,饮食习惯,了解患者每天进餐量及次数,进食后感觉和消化吸收情况,排便习惯。有无气急、行动困难、腰痛、便秘、怕热、多汗、头晕、心悸等伴随症状及其程度。是否存在影响摄食行为的精神心理因素。

(2)制定饮食计划和目标。与患者共同制定适宜的饮食计划和减轻体重的具体目标,饮食计划应为患者能接受并长期坚持的个体化方案,护士应监督和检查计划执行情况,使体重逐渐减轻(每周降低0.5~1kg)直到理想水平并保持。①热量的摄入:采用低热量、低脂肪饮食,控制每日总热量的摄入。②采用混合的平衡饮食,合理分配营养比例,进食平衡饮食:饮食中蛋白质占总热量的15%~20%,碳水化合物占50%~55%,脂肪占30%以下。③合理搭配饮食:饮食包含适量优质蛋白质、复合糖类(如谷类)、足量的新鲜蔬菜(400~500g/d)和水果(100~200g/d)、适量维生素及微量营养素。④养成良好的饮食习惯:少食多餐、细嚼慢咽、蒸煮替代煎炸、粗细搭配、少脂肪多蔬菜、多饮水、停止夜食及饮酒、控制情绪化饮食。

3.疾病监测

定期评估患者营养状况和体重的控制情况,观察生命体征、睡眠、皮肤状况,动态观察实验室有关检查的变化。注意热量摄入过低可引起衰弱、脱发、抑郁、甚至心律失常,应严密观察并及时按医嘱处理。对于焦虑的患者,应观察焦虑感减轻的程度,有无焦虑的行为和语言表现;对于活动无耐力的患者,应观察活动耐力是否逐渐增加,能否耐受日常活动和一般性运动。

4.用药护理

对使用药物辅助减肥者,应指导患者正确服用,并观察和处理药物的不良反应。①服用西布曲明患者可出现头痛、口干、畏食、失眠、便秘、心率加快,血压轻度升高等不良反应,故禁用于冠心病、充血性心力衰竭、心律失常和脑卒中的患者。②奥利司他主要不良反应为胃肠胀气、大便次数增多和脂肪便。由于粪便中含有脂肪多而呈烂便、脂肪泻、恶臭,肛门常有脂滴溢出而容易污染内裤,应指导患者及时更换,并注意肛周皮肤护理。

5.心理护理

鼓励患者表达自己的感受;与患者讨论疾病的治疗及预后,增加战胜疾病的信心;鼓励患者自身修饰;加强自身修养,提高自身的内在气质;及时发现患者情绪问题,及时疏导,严重者建议心理专科治疗。

八、健康指导

1.预防疾病

加强患者的健康教育,特别是有肥胖家族史的儿童,妇女产后及绝经期,男性中年以上或病后恢复期尤应注意。说明肥胖对健康的危害,使其了解肥胖症与心血管疾病、高血压、糖尿病、血脂异常等密切相关。告知肥胖患者体重减轻5%～10%,就能明显改善以上与肥胖相关的心血管病危险因素以及并发症。

2.管理疾病

向患者宣讲饮食、运动对减轻体重及健康的重要性,指导患者坚持运动,并养成良好的进食习惯。

3.康复指导

运动要循序渐进并持之以恒,避免运动过度或过猛,避免单独运动;患者运动期间,不要过于严格控制饮食;运动时注意安全,运动时有家属陪伴。

第十章　血液疾病的护理

第一节　缺铁性贫血

缺铁性贫血(irondeficiencyanemia,IDA)是体内贮存铁缺乏,导致血红蛋白合成减少而引起的一种小细胞低色素性贫血。机体铁的缺乏可分为三个阶段:贮存铁耗尽、缺铁性红细胞生成和缺铁性贫血。缺铁性贫血是机体铁缺乏症的最终表现,也是各类贫血中最常见的一种,以生长发育期的儿童和育龄妇女发病率较高。主要表现为面色苍白、乏力。实验室检查为小细胞性贫血。

一、一般护理

1.休息

严重贫血(血红蛋白<60g/L)应卧床休息,必要时输血。

2.饮食护理

(1)纠正不良的饮食习惯,食物是机体内铁的重要来源。不良的饮食习惯,如偏食或挑食,是导致铁摄入量不足的主要原因。无规律、无节制、刺激性过强的饮食容易造成胃肠黏膜的损害,也不利于食物铁的吸收。

(2)增加含铁丰富食物的摄取。鼓励患者多吃含铁丰富且吸收率较高的食物(如红色肉类、动物肝脏、血豆腐、蛋黄、海带、绿色蔬菜、黑木耳等)或铁强化食物。

(3)促进食物铁的吸收。不合理的饮食结构或搭配往往不利于铁的吸收,如食物中蔬菜类过多而肉、蛋类不足,富含铁的食物与牛奶、浓茶、咖啡同服等。

3.健康指导

给予中重度贫血患者预防跌倒的健康指导,告知改变体位要缓慢。女性患者告知不要化妆,如口红、腮红、指甲油等,不利于病情观察。

5.预防感染

保持口腔清洁,防止口腔炎、口角炎的发生。

6.心理护理

给予患者心理疏导,解除焦虑、恐惧心理,向患者介绍缺铁性贫血的病因及治疗方法,避免过度紧张影响疾病治疗。

二、病情观察

1.关注患者的自觉症状,特别是原发病及贫血的症状和体征。以便了解患者治疗的依从性、治疗效果及药物的不良反应。

2.严密观察红细胞计数及血红蛋白浓度、网织红细胞数。

3.严密观察铁代谢的有关实验指标的变化等。

4.观察贫血程度及症状,了解化验结果。

5.若出现吞咽困难、肢端麻木、刺痛等重度缺铁引起的神经症状时,应及时协助处理。

三、用药护理

1.口服铁剂的应用与指导

(1)铁剂不良反应及其预防。口服铁剂的常见不良反应有恶心、呕吐、胃部不适、排黑便等胃肠道反应,严重者可致患者难以耐受而被迫停药。因此,建议患者饭后或餐中服用,反应过于强烈者宜减少剂量或从小剂量开始。

(2)应避免铁剂与牛奶、茶、咖啡同服。为促进铁的吸收,还应避免同时服用抗酸药以及 H2 受体拮抗剂。可服用维生素 C 以及乳酸或稀盐酸等酸性药物或食物。

(3)口服液体铁剂时须使用吸管,避免牙染黑。

(4)服铁剂期间,粪便会变成黑色,此为铁与肠内硫化氢作用而生产黑色的硫化铁所致,应做好解释,以消除患者顾虑。

(5)强调要按剂量、按疗程服药,定期复查相关实验室检查,以保证有效治疗、补足贮存铁。避免药物过量而引起中毒或相关病变的发生。

2.注射铁剂护理

(1)注射铁剂的不良反应主要有:注射局部肿痛、硬结形成,皮肤发黑和过敏反应。铁剂过敏常表现为脸色潮红、头痛、肌肉关节痛和荨麻疹,严重者可出现过敏性休克。

(2)为减少或避免局部疼痛与硬结形成,注射铁剂应采用深部肌内注射,并经常更换注射部位。

(3)首次用药须用 0.5mL 的试验剂量进行深部肌内注射,同时备用肾上腺素,做好急救的准备。若 1h 后无过敏反应即可按医嘱给予常规剂量治疗。

(4)为了避免药液溢出引起皮肤染色,可采取:①不在皮肤暴露部位注射;②抽取药液后,更换注射针头;③采用"Z"型注射法或留空气注射法。

(5)注射铁剂时应避免同时口服铁剂给药,以免引起中毒。

四、健康教育

1.饮食指导

(1)提倡均衡饮食,荤素搭配,以保证足够热量、蛋白质、维生素及相关营养素(尤其铁)的摄入。

(2)为增加食物铁的吸收,可同时服用弱酸类食物,避免与抑制铁吸收的食物、饮料或药物同服。

2.易患人群食物铁或口服铁剂的预防性补充

(1)如婴幼儿要及时添加辅食,包括蛋黄、肝泥、肉末和菜泥等。

(2)生长发育期的青少年要注意补充含铁丰富的食物,避免挑食或偏食。

(3)妊娠与哺乳期的女性应增加食物铁的补充,必要时可考虑预防性补充铁剂,特别是妊娠期的妇女,每天可口服元素铁 10~20mg。

3.相关疾病的预防和治疗:慢性胃炎、消化性溃疡、肠道寄生虫感染、长期腹泻、痔疮出血或月经过多等疾病的预防和治疗,不仅是缺铁性贫血治疗的关节,也是预防缺铁性贫血的重点。

4.提高患者及其家属对疾病的认识,如缺铁性贫血的病因、临床表现、治疗、护理等相关知识,让患者及其家属能主动参与疾病的治疗与康复。

5.自我监测自觉症状,如静息状态下呼吸与心率变化、能否平卧、有无水肿及尿量变化等。一旦出现自觉症状加重,静息状态下呼吸、心率加快,不能平卧,下肢水肿或尿量减少,多提示病情加重,应及时就医。

五、护理质量评价标准

1.患者情绪稳定,能积极配合治疗。

2.患者了解疾病的相关知识及合理用药的重要性。

3.患者掌握合理饮食及其对该病的重要性,并主动坚持治疗。

4.按时完成治疗护理,病情变化观察及时,并积极配合处理。无护理并发症。

第二节　巨幼细胞性贫血

巨幼细胞贫血(megaloblasticanemia,MA)指由于叶酸、B族维生素$_{12}$缺乏或某些影响核苷酸代谢药物的作用,导致细胞核脱氧核糖核酸合成障碍所引起的贫血。其中 90% 为叶酸、B族维生素$_{12}$缺乏引起的营养性巨幼细胞贫血。在我国巨幼细胞贫血,叶酸缺乏过度为多,山西、陕西、河南等地为高发区。在欧美国家则以 B 族维生素$_{12}$缺乏及体内产生内因子抗体所致的恶性贫血多见。

一、一般护理

1.急性患者绝对卧床休息,慢性不严重者可适当休息。

2.给予中重度贫血患者预防跌倒的健康指导,告知改变体位要缓慢。

3.饮食护理

(1)改变不良的饮食习惯,进食丰富的叶酸、B族维生素$_{12}$食品。

(2)减少食物中叶酸的破坏,烹调时不宜温度过高或时间过长,烹煮后不宜放置过久。

(3)改善食欲,对胃肠道症状明显或吸收不良的患者,出现腹胀,食欲减退,可建议少量多餐,细嚼慢咽,进温凉清淡软食。出现口腔炎和舌炎的患者应注意保持口腔清洁,饭前饭后用多贝尔溶液漱口,减少感染机会,促进食欲。

4.保持皮肤清洁,定期更换内衣及被服;每晚用 1:5000 高锰酸钾溶液坐浴。卧床患者应定时更换体位,预防压疮。

5.注意口腔卫生,三餐后及睡前刷牙或用氯己定漱口液漱口,必要时给予口腔护理。

6.保持病室空气新鲜,每天至少通风 2 次。

二、病情观察

1.胃肠道反应

如食欲缺乏、恶心、腹胀、腹泻和便秘以及口腔炎、舌炎的发生。指导患者少食多餐,进清淡温凉软食,保持口腔的清洁。

2.神经系统表现

主要是末梢神经炎。深感觉障碍、共济失调、失眠、记忆力下降。注意保护,局部保暖,避免跌倒等损伤;共济失调者,行走要有人陪伴。

三、用药护理

1.遵医嘱正确用药,应注意药物疗效和不良反应的观察与预防。

2.肌内注射 B 族维生素$_{12}$偶有过敏反应,甚至休克,要密切观察,并及时处理。

3.遵医嘱预防性补钾时应加强观察。

4.注意观察用药后患者的自觉症状。一般 1～2d 患者食欲开始好转,2～4d 网织红细胞增加,1 周后血红蛋白上升,4～6 周血红蛋白恢复正常,半年到 1 年后神经系统症状得到改善。

四、健康教育

1.指导患者采取科学合理的烹饪方式,改变不良的饮食习惯,预防预防性补充叶酸,B 族维生素$_{12}$。

2.告知患者、家属叶酸、B$_{12}$缺乏的病因,介绍临床表现、治疗等方面的知识,使患者配合治疗和护理。

3.加强个人卫生,注意保暖,预防损伤与感染。

4.指导患者正规用药,按医嘱用药,定期复查血常规。

五、护理质量评价标准

1.患者了解疾病形成因素,积极地配合治疗。

2.按医嘱正确正规用药,并定期复查。

3.患者的贫血得到纠正,神经系统症状得到改善。

第三节 再生障碍性贫血

再生障碍性贫血(aplasticanemia,AA),简称再障,是由多种原因导致造血干细胞的数量减少,功能障碍所引起的一类贫血,又称骨髓造血功能衰竭症。临床主要表现为骨髓造血功能低下,红骨髓总容量减少,代以脂肪髓,进行性贫血、感染、出血和全血细胞减少。再障的年发病率在我国为 7.4/100 万人口欧美为(4.7～13.7)/100 万人口,日本为(14.7～24)/100 万人口,可发生于各年龄段。老人发病率较高,男、女发病率无明显差异。

一、一般护理

1.休息:急性型和病情危重者绝对卧床休息;慢性型无严重贫血者可适当活动,但防止碰撞、跌跤等。

2.饮食:给予高蛋白、多维生素、易消化饮食,避免带刺、骨的食物,必要时遵医嘱静脉补充营养素,以满足机体需要,提高患者的抗病能力。

3.预防感染

(1)呼吸道感染的预防。保持病室内空气清新、物品清洁,定期使用消毒液擦拭室内家具、地面,并用紫外线或臭氧照射消毒,每周 2～3 次,每次 20～30min。秋冬季节要注意保暖,防止受凉。限制探视人数及次数,避免到人群聚集的地方或与上呼吸道感染的患者接触。

(2)口腔感染的预防。督促患者养成进餐前后、睡前、晨起用生理盐水、氯己定、复方茶多酚含漱液或复方朵贝液交替漱口的习惯。

(3)皮肤感染的预防。保持皮肤清洁、干燥,勤沐浴、更衣和更换床上用品。勤剪指甲,蚊虫叮咬时应正确处理,避免抓伤皮肤。

(4)肛周感染的预防。睡前、便后用 1∶5000 高锰酸钾溶液坐浴,每次 15～20min。保持大便通畅,避免用力排便诱发肛裂,增加局部感染的概率。

4.给予中重度贫血患者预防跌倒的健康指导,告知改变体位要缓慢。

5.心理护理:给予心理疏导,解除焦虑、恐惧心理,向患者介绍再生障碍性贫血的病因及治疗方法,避免过度紧张影响疾病治疗。

6.重型再障应给予保护性隔离,中性粒细胞$<0.5\times10^9$/L 时,应住单间物房,避免交叉感染。

7.保持皮肤清洁,定期更换内衣及被服;每晚用 1∶5000 高锰酸钾溶液坐浴。卧床患者应定时更换体位,预防压疮。

8.注意口腔卫生,三餐后及睡前刷牙或用氯己定漱口液漱口,必要时给予口腔护理。

9.保持病室空气新鲜,每天至少通风 2 次。

10.输血治疗时,对于重度贫血患者,输血速度应缓慢并严密观察输血反应,严格执行无菌技术操作。若出现发热、皮疹等情况,应立即减慢输血速度并通知医师。

11.给予患者心理护理,解除患者心理负担,以配合医护人员的治疗。

二、病情观察

1.注意患者生命体征变化,注意出血程度和部位。

2.注意有无头痛、呕吐、视物模糊等颅内出血症状。

3.注意患者有无感染及出血倾向。监测体温,观察患者有无咳嗽、咳痰、咽部疼痛,皮肤有无出血点、瘀斑,鼻腔及口腔黏膜有无出血,注意分泌物、排泄物的颜色、性质。如有异常及时通知医师。

三、用药护理

1.激素应用过程中要进行药物知识指导,告知患者坚持治疗 3～6 个月才见疗效。不良反应有男性化表现,如毛发、胡须增多,痤疮、声音变粗等,停药后可消失。

2.使用环孢素护理:配合医生监测血药浓度,骨髓象、T 细胞免疫学改变及药物的不良反应,如消化道反应、牙龈增生及肝肾功能损害。

3.雄激素:丙酸睾酮为油性制剂,不宜吸收,应深部肌内注射。注意注射部位经常轮换,检查局部有无硬结,一旦发现应立即处理,如理疗、热敷。

四、健康教育

1.疾病预防指导:尽可能避免或减少接触与再障发病相关的药物和理化物质,使用农药或杀虫剂时,做好个人防护,加强锻炼,增强体质,预防病毒感染。

2.讲解疾病的可能病因、临床表现及目前的主要诊疗方法,增强患者及其家属的信心,以积极配合治疗和护理。

3.饮食要注意加强营养,增进食欲,避免对消化道黏膜有刺激性食物。

4.休息与活动指导:充足的睡眠与休息可减少机体的耗氧量;适当的活动可调节身心状况,提高患者的活动耐力,但过度运动会增加机体耗氧量,甚至诱发心力衰竭。

5.用药指导:为保证药物疗效正常发挥,减少药物不良反应,需向患者及家属详细介绍药物的名称、用量、用法、疗程及其不良反应。

6.心理护理:指导患者学会自我调整,学会倾诉;家属要善于理解和支持患者,学会倾听。

五、护理质量评价标准

1.患者情绪稳定,有战胜疾病的信心。

2.患者活动耐力提高。

3.患者了解疾病的相关知识及合理用药的重要性。

4.患者营养状况较好。

5.无感染等并发症发生。

第四节　溶血性贫血

溶血性贫血(hemolyticanemia,HA)是指红细胞遭到破坏,寿命缩短、超过骨髓造血代偿能力时发生的一组贫血。临床主要表现为贫血、黄疸、脾大、网织红细胞增高及骨髓红系造血细胞代偿性增生。我国溶血性贫血的发病率占贫血的 $10\% \sim 15\%$,个别类型的溶血性贫血具有较强的民族或区域性分布的特征。溶血性贫血的临床表现与溶血的缓急、程度有关,分为急性溶血性贫血和慢性溶血性贫血。急性溶血性贫血起病急骤,可突发寒战、高热、面色苍白、腰酸背痛、气促乏力烦躁,亦可出现恶心、呕吐、腹痛等胃肠道症状。慢性溶血性贫血起病较缓慢,除乏力、苍白、气促、头晕等症状、体征外,可有不同程度的黄疸、肝脾大,胆结石为较多见的并发症,可发生阻塞性黄疸。

一、一般护理

1.休息:轻度贫血者可适当的活动,不做过多的限制;重度贫血或活动后有心悸、胸闷的患者需卧床休息。

2.饮食:避免进食一切可能加重溶血的食物或药物,鼓励患者多喝水、勤排尿。促进溶血和所产生的毒素排泄,同时也有助于减轻药物引起的不良反应。

3.记录 24h 出入量,观察尿量及尿色有无改变。

4.密切观察患者贫血进展程度,有无皮肤黏膜黄疸、血红蛋白尿、肝脾大等表现,及时报告医师。

5.倾听患者的主诉,发现患者出现头痛恶心、呕吐、腹痛、腹泻、寒战、高热等表现时,及时汇报医生。

6.输血时,严密观察黄疸、贫血、尿色,观察患者不良反应,测量生命体征,如出现异常应立即向医师报告。

7.在使用皮质激素治疗过程中,观察药物引起的不良反应,观察有无上消化道出血征象。

8.注意皮肤清洁及护理,定期用温水擦浴。

9.讲解疾病的相关知识,不可食用蚕豆及氧化性药物如伯氨喹、磺胺类、镇痛药等,以防诱发该病。

10.严重贫血应给予氧气吸入,以改善组织缺氧。

11.预防感染。重症患者,尤其是伴有白细胞减少者,应注意预防感染。

12.给予心理护理,使患者保持精神愉快。

二、病情观察

1.密切观察患者的生命体征、神志、自觉症状的变化,观察患者贫血、黄疸有无加重,以及尿色有无变化。

2.了解实验室检查的结果。

3.一旦出现少尿甚至无尿,要及时通知医生并做好相应的急救准备与配合。

三、用药护理

1.遵医嘱正确用药,注意药物不良反应的观察与预防用糖皮质激素时,应注意预防感染;使用环孢素应定期检查肝、肾功能;使用环磷酰胺时应注意观察出血性膀胱炎的发生。鼓励患者大量饮水,每日饮水量不得少于 2000mL。

2.输液输血护理:遵医嘱静脉输液,以稀释血液中因溶血而产生的毒素,增加尿量,使毒素迅速排出体外。血液取回后应立即输入,不宜久置或加温,输血前严格执行"三查八对"。输血时必须严格执行无菌操作规程,严密观察病情。如出现各种不良反应应协助医生及时救治。

四、健康教育

1.介绍疾病的病因、表现、治疗以及预防的方法,指导患者适当运动,以不感觉疲劳为宜。保证充足的休息和睡眠。注意保暖,避免受凉,多饮水、勤排尿。进食高蛋白、高维生素食物。

2.预防溶血:化学毒性和药物易引起的溶血应避免再次接触或服用。阵发性睡眠性血红蛋白尿患者,应忌食酸性食物和药物,比如维生素 C、阿司匹林、苯巴比妥、磺胺类药物等。

3.病情监测指导:主要是贫血、溶血及相关症状体征;药物不良反应的自我监测,包括头晕、头痛、心悸、气促等症状、生命体征;皮肤黏膜有无苍白、黄染;尿量有无减少,有无浓茶样和酱油样尿。如有上述体征和症状,均提示有溶血的发生,应及时送检尿液标本。

五、护理质量评价标准

1.患者对疾病的病因、临床表现、治疗有正确的认识,并能够有效地避免加重溶血的因素。

2.能够积极地配合治疗,定期复查。

3.能正确掌握自我病情监测及药物不良反应的观察。

第五节　血友病

　　血友病(hemophilia)是遗传性凝血因子缺乏引起的一种出血性疾病,分为血友病 A、血友病 B 及遗传性型 FXI 缺乏症,以血友病 A 最为常见。血友病 A 和血友病 B 均为典型的性染色体(X 染色体)连锁隐性遗传(女性遗传、男性发病),同属性染色体连锁隐性遗传性疾病。临床表现为出血和局部血肿形成所致的压迫症状和体征。治疗上以局部出血的处理、补充凝血因子以及药物治疗为主。

一、一般护理

1.休息

若出血仅限于皮肤黏膜,无须太多限制;严重出血或血小板计数小于 $20\times10^9/L$ 者,必须绝对卧床休息。

2.饮食

鼓励患者进高蛋白、高维生素、易消化的软食或半流质。禁食过硬、粗糙的食物。

3.预防出血

(1)告诉患者不要过度负重或进行剧烈的接触性运动。

(2)不要穿硬底鞋或赤脚走路。

(3)尽量避免或减少各种不必要的穿刺或注射。必须时,拔针后局部按压 5min 以上,直至出血停止。

(4)禁止使用静脉留置套管针,以免针刺点渗血难止。

(5)尽量避免手术治疗。必须手术时,术前应根据手术规模大小常规补充足够的凝血因子。

(6)注意口腔卫生,避免使用阿司匹林等有抑制凝血机制作用的药物。

4.局部出血处理的配合

按医嘱实施或配合止血处理,紧急情况下配合医师救治患者。对于咽喉部出血或血肿形成者,避免血肿压迫呼吸道引起窒息,应协助患者取侧卧位或头偏向一侧,必要时紧急输注凝血因子,配合做好其他抢救工作。

二、病情观察

1.监测患者出血情况的变化,及时发现重症患者,为有效救治挽救患者生命赢得时间。

2.观察患者自觉症状和不同部位出血的表现。

3.喉部出血患者,观察有无血肿形成或压迫呼吸症状。

三、用药护理

1.快速静脉注射 DDAVP(去氨加压素)时,可出现心率加快、颜面潮红、血压升高、少尿、头痛等不良反应,要密切观察,必要是遵医嘱对症处理。

2.正确输注各种凝血因子制品,输全血。避免异型输血,凝血因子取回后应立即输注。输注冷冻血浆或冷沉淀物者应快速输入。

四、健康教育

1.疾病预防

重视遗传咨询、婚前检查、产前诊断,是减少血液病发病率的重要措施。

2.疾病知识指导

充分调动患者及家属的主观能动性,使其积极配合治疗康复。

3.病情监测指导

包括出血症状与体征的自我监测,一旦发生出血,常规处理效果不好或出现严重出血,应及时就医。

4.出血的应急处理

包括出血部位的止血方法,有条件下教会患者或家属注射凝血因子的方法,以应急处理严重出血。

5.外出时随身携带写明血友病的病历卡,以备发生意外时可得到及时救助。

五、护理质量评价标准

1.患者能够以积极的心态去配合治疗和康复。

2.能够合理科学地进行康复训练,并理解康复训练的目的和意义。

3.掌握疾病预防的知识以及紧急情况的处理。

第六节　弥散性血管内凝血

弥散性血管内凝血(disseminatedintravascularcoagulation,DIC)是由多种致病因素激活机体凝血系统,导致机体弥散性血栓形成、凝血因子大量消耗并继发纤溶亢进,从而引起全身性出血、微循环障碍乃至单个或多个器官功能衰竭的一种临床综合征。该病起病急、进展快、病死率高,是临床重症之一。DIC 常见的原因为感染性疾病、恶性肿瘤、严重创伤、组织损伤、烧伤、毒蛇咬伤、某些药物中毒、病理产科及全身各系统疾病。DIC 常见的临床表现有出血倾向、休克、血栓引起的器官功能障碍和血管病性溶血等。

一、一般护理

1.病室环境清洁、舒适,温度、湿度适宜。

2.卧床休息,避免身体受伤和外伤,根据病情采取合适体位,如患者休克采取中凹位。

3.加强皮肤护理,预防压疮发生。

4.协助排便,必要时保留导尿管。

5.饮食宜营养均衡、易消化、无刺激性。消化道出血时应禁食。

6.保持口腔清洁,每日口腔护理 2 次,观察口腔黏膜的改变。

7.避免肌内、皮下注射,各种穿刺后穿刺局部加压止血并延长按压时间。

8.注意观察各脏器有无出血征象,监测生命体征,记录出入量。

9.遵医嘱准确给予抗凝剂、止血药、凝血因子、血小板等。

10.严密观察用药后药物作用和不良反应。

二、病情观察

1.出血的观察:观察出血的部位、范围及其严重程度,有助于病情及其治疗效果的判断。持续多部位的出血或渗血特别是手术伤口、穿刺点和注射部位的持续渗血是 DIC 的特征。出血加重提示病情进展或恶化。

2.实验室指标监测是救治 DIC 的重要环节,因为实验室检查的结果可为临床诊断、病情分析、指导治疗、判断预后提供积极重要的依据,应正确及时采集和送检各类标本,关注检查结果及时报告医生。迅速建立静脉双通道,并维持静脉通路的畅通。

三、用药护理

1.熟悉救治过程中各种常用药物的名称、给药方法、主要不良反应及其预防和处理。

2.遵医嘱正确配制和应用有关药物,尤其是抗凝药物的应用。

3.肝素:肝素的主要不良反应是出血,在救治过程中注意观察患者的出血情况,监测各项实验室指标。注意凝血时间、凝血酶原时间、部分凝血活酶时间。

4.肝素过量引起出血,可采用鱼精蛋白静脉注射。

四、健康教育

1.向患者解释反复进行实验室检查的重要性和必要性,以及特殊治疗的目的、意义及不良反应。劝导家属多关怀支持患者,以利缓解患者的紧张情绪。

2.提供可口、易消化、易吸收、富含营养的食物,少量多餐。

3.循序渐进地增加运动,促进身体康复。

五、护理质量评价标准

1.患者能够配合治疗。

2.护士观察病情及时到位,能够及时进行抢救。

第七节　急性白血病

白血病(leukemia)是造血干细胞的恶性克隆性疾病,其特点是克隆中的白血病细胞失去进一步分化成熟的能力,而停滞在细胞发育的不同阶段。在骨髓和其他造血组织中,白血病细胞大量增生积聚,并浸润其他器官和组织,而正常造血受抑制。白血病的病因尚不清楚,可能与病毒感染、电离辐射、化学因素、遗传因素有关。急性白血病起病急,临床主要表现为感染、出血、贫血及髓外组织器官的白血病细胞浸润。主要表现为贫血、发热(继发感染和肿瘤性发热)、出血。

一、一般护理

1.患者应卧床休息。给予心理支持,使患者保持心情、精神愉快。

2.给予高蛋白、高热量、高维生素、易消化的清淡饮食。

3.保持口腔清洁,进食后使用氯己定漱口水含漱,清除口腔内食物残渣,预防口腔黏膜溃疡。若化疗后出现口腔炎,每日口腔护理 2 次,局部外涂口腔溃疡散。

4.保持排便通畅,便后使用 1:5000 高锰酸钾溶液坐浴,预防肛裂及肛周感染。

5.监测体温,注意观察有无口腔溃疡咽部及肺部感染的体征。

6.病室保持清洁、空气新鲜,每日通风换气 2 次,并限制探视人员。

7.探视人员应戴口罩。

8.观察有无出血倾向,如皮肤有无出血点、瘀斑,有无尿血、呕血、便血及颅内出血的表现。

9.化疗时观察药物的毒副作用,静脉输注时,观察药物有无外渗,保护外周静脉。

10.感染的预防采取保护性隔离,条件允许宜住无菌层流病房或消毒隔离病房,尽量减少探视,以避免交叉感染;若患者出现感染征象,应协助医生做血液、咽部、尿液、粪便或伤口分泌物的培养,并遵医嘱应用抗生素。

11.化疗药物不良反应护理

(1)静脉炎及组织坏死的防护。

①静脉炎及组织坏死:一些化疗药物对组织刺激性大,多次注射常会引起周围组织炎症,如注射的血管出现条索状红斑、触之温度较高、有硬结或压痛,炎症消退后,注射的血管因内膜增生而狭窄,严重的可有血管闭锁。

②化疗时应注意:a.合理使用静脉:首选中心静脉置管,如外周穿刺中心静脉导管、植入式静脉输液港。b.静脉注射时先用生理盐水冲洗,确定注射针头在静脉内方可注入药物,推注速度要慢,边推边抽回血,确保药物在血管内。药物输注完毕再用10～20mL生理盐水冲洗后拔针,以减轻药物对局部血管的刺激。c.联合化疗时,先输注对血管刺激性小的药物,再输注刺激性发疱性药物。

③发疱性化疗药物外渗的紧急处理:a.立即停止药物注入;b.不要拔针,尽量回抽渗入皮下的药液;c.评估并记录外渗的穿刺部位、面积,外渗药液的量,皮肤的颜色、温度、疼痛的性质;d.局部滴入生理盐水以稀释药液或用解毒剂等;e.利多卡因局部封闭,由疼痛或肿胀区域多点注射,封闭范围要大于渗漏区,环形封闭,48h内间断局部封闭注射2～3次;f.涂抹:可用50%硫酸镁、中药"六合丹"、多磺酸黏多糖乳膏、软膏或赛肤润液体敷料等直接涂在患处并用棉签以旋转方式向周围涂抹,范围大于肿胀部位,每2h涂1次;g.局部24h冰袋间断冷敷;h.抬高:药液外渗48h内,应抬高受累部位以促进局部外渗药液的吸收。

④静脉炎的处理:发生静脉炎的局部血管禁止静脉注射,患处勿受压,尽量避免患侧卧位。

(2)骨髓抑制的防护。骨髓抑制是多种化疗药物共有的不良反应,对于急性白血病的治疗具有双重效应。化疗期间要遵医嘱定期检查血常规,初期为每周2次,出现骨髓抑制者根据病情需要随时进行,每次疗程结束后要复查骨髓象,了解化疗效果和骨髓抑制程度。

(3)消化道反应的防护。恶心、呕吐、食欲缺乏等消化道反应出现的时间及反应程度,除与化疗药物的种类有关外,常有较大的个体差异。

1)良好的休息与进餐环境。为患者提供一个安静、舒适、通风良好的休息与进餐环境,避免不良刺激。

2)选择合适的进餐时间,减轻胃肠道反应。建议患者选择胃肠道症状最轻的时间进食,避免在治疗前后2h内进食;当出现恶心、呕吐时应暂缓或停止进食,及时清除呕吐物,保持口腔清洁。

3)饮食指导。给予高热量、富含蛋白质与维生素、适量纤维素、清淡、易消化饮食,以半流质为主,少量多餐。避免进食高糖、高脂、产气过多和辛辣的食物,并尽可能满足患者的饮食习惯对食物的要求,以增加食欲。

(4)口腔溃疡护理。目的是减少溃疡面感染的概率,促进溃疡愈合。对已发生口腔溃疡者,应加强口腔护理,每天2次,并教会患者漱口液的含漱及局部溃疡用药的方法。

(5)心脏毒性预防与护理。

①柔红霉素、多柔比星可引起心肌及心脏传导损害,用药前后应监测患者心率、心律及血压;

②注意观察患者面色和心率,以患者无心悸为宜。一旦出现毒性反应,应立即报告医生并配合处理。

(6)肝功能损害预防与护理。用药期间应观察患者有无黄疸,并定期监测肝功能。

(7)鞘内注射化疗药物护理。协助患者采取头低抱膝侧卧位,协助医生做好穿刺点的定位和局部消毒与麻醉;推注药物速度合适,拔针后局部消毒方纱覆盖、固定,嘱患者去枕平卧4~6h,注意观察有无头痛、呕吐、发热等化学性脑膜炎及其他神经系统的损害症状。

(8)脱发护理。

①化疗前心理护理。向患者说明化疗的必要性及化疗可能导致脱发现象,告知患者在化疗结束后,头发会再生,使患者有充分的心理准备,坦然面对。

②脱发后心理护理。a.评估患者对化疗所致落发、秃发的感受和认识,并鼓励其表达内心的感受如失落、挫折、愤怒;b.指导患者使用假发或戴帽子,以降低患者身体意象障碍;c.协助患者重视自身的能力和优点,并给予正向回馈;d.鼓励亲友共同支持患者;e.介绍有类似经验的患者共同分享经验;f.鼓励患者参与正常的社交活动。

二、病情观察

1.观察有无感染发生,监测体温,有无口腔溃疡、咽部及肺部感染的体征。

2.观察有无出血倾向,皮肤有无出血点,有无呕血、便血及颅内出血表现等。

3.化疗时观察药物的作用,注意保护静脉。

4.骨髓抑制的防护化疗结束后要遵医嘱予以血常规监测,避免使用其他抑制骨髓的药物。

三、用药护理

1.化疗药应用过程中,要进行药物知识指导。

2.坚持治疗用药,合理使用静脉,防止药物外渗。

3.柔红霉素、多柔比星、高三尖杉脂碱等可以引起心肌及心脏传导损害,用药前后应注意观察患者心率、心律及血压。药物要缓慢静脉滴注,不超过40滴/min。一旦发生心脏毒性反应,立即报告医师,配合处理。

四、健康教育

1.避免接触对造血系统有损害的理化因素,如电离辐射,亚硝酸胺类物质、染发剂、油漆等含苯物质,保泰松及其衍生物、氯霉素等药物。

2.指导患者饮食宜进富含高蛋白、高热量、高维生素、清淡、易消化少渣软食,避免辛辣刺激,防止口腔黏膜损伤。

3.保证充足的休息与睡眠,适当加强健身活动,如散步、打太极拳等,以提高机体的抵抗力。

4.向患者说明急性白血病缓解后仍应坚持定期巩固强化治疗,以延长疾病的缓解期和生存期。

5.注意保暖,避免受凉;讲究个人卫生,少去人群拥挤的地方;经常检查口腔、咽部有无感染,学会自测体温。

6.勿用牙签剔牙,刷牙用软毛刷;勿用手挖鼻孔,天气干燥可涂金霉素眼膏或用薄荷油滴鼻;避免创伤,定期门诊复查血常规;发现出血、发热及骨、关节疼痛应及时就医。

7.遵医嘱按时门诊复诊,按时化疗,监测血常规变化。

8.出现发热、出血等症状及时就诊。

五、护理质量评价标准

1.患者情绪稳定,有战胜疾病的信心。

2.患者了解疾病的相关知识及合理用药的重要性。

3.掌握合理饮食及其对该病的重要性并主动坚持。

4.疾病健康指导落实。

第八节　慢性粒细胞白血病

慢性粒细胞白血病(chronicmyeloidleukemia,CML),简称慢粒,是一种发生在早期多能造血干细胞上的恶性骨髓增殖性疾病。其特点为:病程发展缓慢,外周血粒细胞显著增多且不成熟,脾脏明显肿大。自然病程可经历慢性期、加速期和急变期,多因急性变而死亡。各年龄组均可发病,以中年多见。治疗上以化学治疗、干扰素治疗、络氨酸激酶抑制剂的治疗以及异基因造血干细胞移植为主。急变期治疗同急性白血病治疗。

一、一般护理

1.病情稳定期,可工作和学习,适当锻炼,但不可过劳。生活有规律,保证充足的休息和睡眠。

2.提供高热量、高蛋白、高维生素、易消化吸收的饮食。

3.脾胀痛患者置于安静舒适的环境,减少活动,尽量卧床休息,可取左侧卧位减轻不适。避免弯腰和碰撞腹部,以免造成脾脏破裂。

4.潜在并发症:尿酸性肾病

(1)化疗期间定期检查白细胞计数、血尿酸和尿尿酸含量以及尿沉渣检查等。记录24h出入量,注意观察有无血尿或腰痛发生。一旦发生血尿,应通知医生停止用药,同时检查肾功能。

(2)供给充足的水分:鼓励患者多饮水,化疗期间每天饮水量3000mL以上,以利于尿酸和化疗药降解产物的稀释和排泄,减少对泌尿系统的化学刺激。

(3)用药护理:遵医嘱口服别嘌醇,以抑制尿酸的形成。在化疗给药前后的一段时间里遵医嘱给予利尿剂,及时稀释并排泄降解的药物,注射药液后,嘱患者每半小时排尿1次,持续5h,就寝前排尿1次。

二、病情观察

1.每天测量患者脾脏的大小质地并做好记录。观察有无脾栓塞或脾破裂的表现:患者突感脾区疼痛、发热、多汗以及休克,脾区拒按,有明显的触痛;脾脏进行性肿大,脾区可闻及摩擦音,甚至出现血性腹腔积液。

2.脾胀痛患者置于安静舒适的环境,减少活动,尽量卧床休息,取左侧卧位减轻不适。避免弯腰和碰撞腹部,以免造成脾脏破裂。

3.化疗期间记录24h出入量。注意观察有无血尿、腰痛发生。一旦发生血尿,应通知医生停止用药,检查肾功能。

4.化疗期间鼓励患者多饮水,每天饮水量在 3000mL 以上。利于尿酸和化疗药物降解产物的稀释和排泄,减少对泌尿系统的化学刺激。

三、用药护理

1.遵医嘱口服别嘌醇,以抑制尿酸的形成。

2.在化疗给药前后的一段时间遵医嘱给予利尿剂,以排泄降解的药物。注射药液后嘱患者每半小时排尿 1 次,持续 5h,就寝前排尿 1 次。

四、健康教育

1.慢性期患者应告知主动配合治疗的必要性,以减少急性变的发生。

2.对长期应用干扰素和伊马替尼治疗的患者应注意其不良反应。

3.出现贫血加重、发热、腹部剧烈疼痛,尤其是腹部受撞击可疑脾破裂时应立即就医。

五、护理质量评价标准

1.患者能够描述引起脾脏破裂的危险因素。采取积极的预防措施,避免脾脏破裂。

2.能说出预防感染的重要性,积极配合治疗,没有发生感染。

3.能列举化疗的不良反应,积极采取应对措施,主动积极配合治疗。

4.正确对待疾病,悲观情绪减轻并消除。

5.能说出活动耐力下降的原因,合理的安排休息和饮食。

第九节 过敏性紫癜

一、概述

过敏性紫癜(HSP)是一种较常见的变态反应性出血性疾病,又称为"出血性毛细血管中毒症"或"Henoch-Schonlein 综合征",临床特征以非血小板减少性紫癜、关节炎/关节痛、腹痛、胃肠道出血及肾损害为主。多发于儿童和青少年,少见于中、老年,男女比例约为 3∶2,春、秋两季发病多,占全年发病的 65%。

二、病因

(一)细菌或病毒感染

细菌或病毒感染约占 22.5%,常见病原菌包括柯萨奇病毒微小病毒、支原体、细菌(溶血性链球菌)、阿米巴原虫等。

(二)食物因素

异性蛋白质,如鱼、虾、蟹、蛋、牛奶等。

(三)药物因素

四环素、异烟肼、青霉素、头孢菌素类抗生素,解热镇痛药等。

(四)其他因素

预防接种、植物花粉、昆虫叮咬、粉尘、油漆、动物羽毛、冷刺激及精神因素等。

三、发病机制

1.可能为 IgA1 分子糖基化异常及清除障碍,沉积于小血管壁引起自身炎症反应和组织损伤。

2.速发性变态反应。

3.抗原-抗体复合物反应。

四、诊断要点

(一)临床表现

1.前驱症状

发病前 1～3 周常有咽痛、发热、上呼吸道感染及全身不适等。

2.皮肤

临床上最常见,紫癜主要对称分布于四肢伸面和臀部,大小不等,分批出现,皮疹高于皮肤表面,压之不褪色,融合成片,可有瘙痒感。

3.关节

关节肿痛以膝、踝关节为主,多呈游走性,持续时间短,一般数日后减轻或消退,无后遗症。

4.腹部

腹痛呈阵发性绞痛或持续钝痛,可伴有恶心、呕吐、腹泻、便血,严重者可出现肠套叠、肠梗阻,儿童较多见。

5.肾脏

儿童多见,表现为血尿、蛋白尿、水肿及高血压。少数患者可发展为肾病综合征、慢性肾炎。

6.神经系统表现

头昏、头痛、惊厥、昏迷等。依据临床表现可将该病分为单纯型(皮肤型)、腹型、关节型、肾型、混合型。

(二)辅助检查

1.血常规

白细胞计数正常或轻度升高,血小板计数正常。

2.凝血功能、骨髓检查

正常。

3.大便常规

消化道出血患者大便隐血阳性。

4.尿常规

肾脏受累时可有血尿、蛋白尿、管型尿。

5.毛细血管脆性试验

50%患者阳性。

6.免疫球蛋白

血清 IgA 增高。

（三）诊断标准

1990 年美国风湿病学会制订的 HSP 诊断标准如下,在以下四条标准中,有两条或两条以上者可诊断为 HSP。

1.典型皮肤紫癜。

2.发病年龄<20 岁。

3.急性腹痛。

4.组织切片显示小静脉和小动脉周围有中性粒细胞浸润。

2006 年欧洲抗风湿病联盟(EULAR)和欧洲儿童风湿病学会(PRES)删除了年龄的限制,更强调了病理组织活检。但 HSP 实验室检查无特异性指标,仍须看临床主要症状。

五、治疗要点

HSP 具有自限性,该病导致的单纯皮疹通常无须治疗。然而,对于合并严重皮疹、急性关节痛、腹痛及肾损害等症状的 HSP 患者,应控制急性期症状,监测并改善影响预后的因素。对 HSP 患者的总体治疗措施包括支持治疗、对症治疗、免疫抑制治疗及近年开展的血液净化治疗,如血浆置换术(PE)等。

（一）病因防治

消除致病因素,清除局部病灶,驱除肠道寄生虫,避免可能致敏的食物及药物。

（二）抗过敏及抗组胺药物

维生素 C、10％葡萄糖酸钙注射剂、阿司咪唑(息斯敏)和氯苯那敏(扑尔敏)。

（三）糖皮质激素

糖皮质激素适用于严重关节肿痛、腹痛患者及肾病综合征型。

（四）免疫抑制剂

环孢素吗替麦考酚酯、他克莫司。

（五）抗凝治疗

抗凝治疗适用于肾型患者。

（六）对症治疗

腹痛较重者可给予山莨菪碱(654-2)静脉滴注,关节疼痛可酌情给予止痛药物。

（七）血浆置换

严重肾功能损害及急进性肾炎患者可考虑采用血浆置换。

六、主要护理问题

（一）组织完整性受损皮肤散在瘀斑、瘀点

与血管通透性和血管脆性增加有关。

（二）舒适改变疼痛

与腹型及关节型过敏性紫癜有关。

（三）有出血的危险

与血管通透性加强和血管脆性增加有关。

（四）有肾功能损害的危险

与肾型过敏性紫癜有关。

（五）知识缺乏

缺乏与疾病相关的知识。

七、护理目标

1.患者知晓预防出血的措施，或者出血后能及时发现并处理。

2.患者疼痛能有效减轻或消失。

3.患者掌握休息、活动、饮食等的注意事项。

4.患者不发生肾功能损害或肾功能损害发生后不加重。

5.患者能正确面对疾病，主动配合治疗和护理。

八、护理措施

（一）病情观察

1.单纯型

观察出血点的特征。主要表现为皮肤瘀点、紫癜，以瘀点为多，初为紫红色，由紫红变为紫色、黄褐色、淡黄色，直至完全消退。出血的分布：出血多分布于四肢和臀部，呈对称性，可分批出现。观察出血消长情况，一般 7～14d 自行消退，如出现融合，出血性坏死提示病情严重。

2.腹型

观察患者腹痛的部位、程度、有无压痛及反跳痛，有无肌紧张的情况，警惕肠穿孔的发生；如有腹泻或血便应该观察腹泻的次数、量的多少，颜色的变化，留取大便标本送检，并且及时测量生命体征，警惕失血性休克的发生。

3.关节型

观察患者关节疼痛的部位、程度、有无红肿及活动障碍，提醒患者减少关节活动，保持患肢功能位置，协助患者获取舒适体位，使肌肉放松并注意保暖。

4.肾型

观察患者尿液颜色、尿量及尿液化验检查的结果；由于部分严重的肾型过敏性紫癜患者可发展成慢性肾炎或肾病综合征，可伴有高血压及水肿，故还应观察血压及水肿情况，出院后应追踪尿检 3～6 个月，判定肾功能恢复情况。

（二）心理护理

1.理解、关心患者，建立良好的护患关系，向患者及家属介绍本病的相关知识，讲解成功案例，树立战胜疾病的信心，使患者放下心理负担，安心配合治疗和护理。

2.治疗前向患者解释用药的重要性及可能出现的不良反应，消除顾虑，取得配合。

3.当患者出现疼痛时应安慰患者，使患者掌握放松疗法，减轻不适感，并注意患者的情绪变化，随时予以疏导，同时做好与家属的沟通，及时发现患者的异常行为。

（三）生活护理

1.正确评估患者自理能力情况，指导患者在急性期多卧床休息，做好基础护理，将患者常用物品放置于患者易取处。

2.保持皮肤的清洁与干燥，如有瘙痒禁止用手抓挠，可用炉甘石洗剂外用，避免损伤皮肤引起出血、感染；保持床单平整，着棉质内衣，使用温热清水洗浴，禁止使用化学制剂清洁皮肤；水肿患者应定时翻身，避免压疮发生。

3.在关节肿痛时,指导患者减少关节活动,忌冷热敷,协助患者将受累关节安置于功能位,注意保暖。

4.患者出现腹痛时,可采用屈膝平卧位,可减轻疼痛,必要时给予药物止痛,并观察疗效和不良反应。

5.腹泻或血便时应加强肛周护理,每次便后及时使用温热清水清洗肛周,避免出现肛周的感染。

6.预防感冒,避免接触感染患者。

(四)治疗及用药指导

1.积极细心地寻找过敏原,可做过敏原试验。在发现过敏原或可疑过敏原时要及时通知医护人员,避免再次接触过敏物质。饲养宠物将引起过敏的机会增加,应避免接触。

2.使用肾上腺糖皮质激素治疗时要告知用药的不良反应,如向心性肥胖、多毛、痤疮样皮疹、感染、应激性消化道溃疡等,增加患者的依从性,避免由于患者自行停药或减量而引起复发。

3.应用抗组胺药物时可能会引起发困,指导患者多休息;应用环磷酰胺时可能会引起骨髓抑制和出血性膀胱炎,指导患者多饮水,预防感染,观察小便的颜色;使用钙剂时要预防心动过速,注意观察患者的心率变化。

4.进行穿刺时动作要轻柔,尽量避免使用止血带,或勿扎得过久过紧,严格无菌操作,穿刺后延长按压时间(5～10min),防止皮下出血。

(五)健康教育

1.向患者及家属介绍本病的相关知识,告之患者该病为变态反应性疾病,常见原因有感染、食物、药物及生活中常见的过敏物质,要积极寻找可疑过敏原,只要找到病因,避免接触过敏物质就可以避免复发。

2.饮食指导:一般给予高营养、优质蛋白、高维生素、清淡易于消化的干净饮食,忌过硬、过咸、油腻等刺激性食物以免损伤消化道,消化道出血时应避免过热饮食,必要时禁食。最重要的是要避免再次食用可疑的过敏物质,如鱼、虾,蟹、蛋、牛奶等食物。如不慎误食,应严密观察有无过敏,若有过敏症状应及时就医。

3.指导患者加强锻炼,多运动,注意休息加强营养,提高身体素质,减少感染发生。

4.勿滥用药,对于可能引起过敏的药物要遵医嘱服用,注意观察用药后反应。

5.预防复发应避免接触与疾病相关的食物和药物,养成良好的卫生习惯,饭前便后洗手,对于花粉过敏者,在春季注意戴口罩。

6.多食维生素C含量高的食物,维生素C能有效降低毛细血管通透性及脆性,利于康复,如橙子、柚子、柑橘、猕猴桃及新鲜蔬菜等。维生素C不耐高温,烹调时不宜高温和时间过长。

第十节　慢性白血病

慢性白血病,分为慢性髓细胞性白血病和慢性淋巴细胞白血病。慢性髓细胞性白血病简称慢粒(chronic myelognous leukemia,CML),是一种起源于骨髓多能造血干细胞的恶性增生性疾病,表现为髓系祖细胞池扩展、髓细胞系及其祖细胞过度生长。90％以上的病例均具有CML的标记染色体-ph1染色体的分子生物学基础则是 ber/abl 基因重排。

一、病因

(一)病毒

RNA 肿瘤病毒在鼠、猫、鸡和牛等动物引发白血病已经确定,这种病毒所带来的白血病多归于 T 细胞型。

近年从成人 T 细胞白血病和淋巴瘤患者分离出人类 T 细胞白血病病毒(HTLV),它属于一种 C 型逆转录病毒。在 T 细胞白血病患者的血清中也发现抗 HTLV 布局蛋白的抗体,但当前不能确定此类病毒和小儿白血病的联系。

(二)电离辐射条件

有确切的依据能够确认各种电离辐射能够引起白血病的发生,这也是诱发白血病的病因。白血病的发作取决于人体吸收辐射的剂量,整个身体或有些躯体遭到中等剂量或大剂量辐射后都可引起白血病。不过,小剂量的辐射能否导致白血病不能确定。日本广岛、长崎爆破原子弹后,受到辐射区域的人们得白血病的概率是没有受到辐射区域的17～30倍。爆破后3年白血病的发病率越来越高,5～7年到达顶峰。到 2012 年后其患病率才好转到接近于整个日本的水平。

放射线工作者、放射线物质常常触摸者白血病发病率突出增加。承受放射线诊断和医治可导致白血病发病率的增长。

(三)化学物质

一些化学物质如触摸苯及其衍生物的人群白血病发作率高于平常人群。亚硝胺类物质、保泰松及其衍生物等都会诱发白血病的出现,但还缺少统计资料。某些抗肿瘤的细胞毒药物都是公认能致白血病的因素。

二、临床表现

(一)症状

早期可有倦怠乏力,逐渐出现头晕、心悸气短、消瘦、低热、盗汗、皮肤紫癜、皮肤瘙痒、骨骼痛、常易感染,约10％的患者可并发自身免疫性溶血性贫血。

(二)体征

临床主要表现是以淋巴结肿大为主,常伴有肝脾肿大,贫血及出血等症状,少数患者还伴有皮肤损害。本病中老年人居多,偶见青年,男性多于女性。

1.淋巴结肿大

以颈部淋巴结肿大最常见,其次是腋窝、腹股沟淋巴结肿大,一般呈中等硬度,表面光滑,无压痛,表皮无红肿,无粘连。如纵隔淋巴结肿大,压迫支气管引起咳嗽、声音嘶哑或呼吸困难。CT 扫描可发现腹膜后、肠系膜淋巴结肿大。

2.肝脾肿大

肝脏轻度肿大,脾肿大约占 72％,一般在肋下 3～4cm,个别患者可平脐,肿大程度不及慢性粒细胞白血病明显。

3.皮肤损害

可出现皮肤增厚、结节,以至于全身性红皮病等。

三、诊断

(一)临床表现

1.可有疲乏、体力下降、消瘦、低热、贫血或出血表现。

2.可有淋巴结(包括头颈部、腋窝、腹股沟)、肝、脾肿大。

(二)实验室检查

1.外周血

WBC＞$10×10^9$/L,淋巴细胞比例≥50％,绝对值≥$5×10^9$/L,形态以成熟淋巴细胞为主,可见幼稚淋巴细胞或不典型淋巴细胞。

2.骨髓象

骨髓增生活跃或明显活跃,淋巴细胞≥40％,以成熟淋巴细胞为主。

(三)免疫分型

1.B－CLL

小鼠玫瑰花结试验阳性;Sig 弱阳性,呈 K 或λ单克隆轻链型;CD5、CD19、CD20 阳性;CD10、CD22 阴性。

2.T－CLL

绵羊玫瑰花结试验阳性;CD2、CD3、CD8(或 CD4)阳性,CD5 阴性。

(四)形态学分型

B－CLL 分为 3 种亚型。

1.典型 CLL

90％以上为类似成熟的小淋巴细胞。

2.CLL 伴有幼淋巴细胞增多(CLL/PL)

幼稚淋巴细胞 10％。

3.混合细胞型

有不同比例的不典型淋巴细胞,细胞体积大,核/浆比例减低,胞浆呈不同程度嗜碱性染色,有或无嗜天青颗粒。

(五)临床分期标准:

1.Ⅰ期

淋巴细胞增多,可伴有淋巴结肿大。

2.Ⅱ期

Ⅱ期加肝或脾大、血小板减少,且＜$100×10^9$/L。

3.Ⅲ期

Ⅰ期或Ⅱ期加贫血（Hb＜100g/L）。

除外淋巴瘤合并白血病和幼淋巴细胞白血病，外周血淋巴细胞持续增高≥3个月，并可排除病毒感染、结核、伤寒等引起淋巴细胞增多的疾病，应高度怀疑本病。在较长期连续观察下，淋巴细胞仍无下降，结合临床、血象、骨髓象和免疫表型，可诊断为本病

四、治疗

(一)化学治疗

有效的药物有 BUS(马利兰)、HU(羟基脲)、CTX、CLB、6－MP(6－巯基嘌呤)、MMC(丝裂霉素)。其中以 BUS 为首选药物，其次为 HU。BUS 是目前最有效的药物，缓解率在 95% 以上，服用方便为此药之优点。用法为 2mg 每日 3 次，一直用至白细胞降至 14×10^9/L 以下停用或间歇给药。一般规律是用药 1～2 周自觉症状好转，4～6 周明显好转。当白细胞减至 10×10^9/L 时，减量至 1～2mg/d，一直维持 2～3 个月。停药后，如白细胞波动在(10～50)×10^9/L 间，可考虑小剂量维持 1 年以上。白细胞减少到(5～10)×10^9/L，血小板在 100×10^9/L 以下，或者有慢粒急变倾向才应停药。马利兰的毒副作用主要是骨髓抑制，特别是血小板减少。个别患者虽用药量不大也会出现全血细胞减少，恢复较慢。长期服用此药可引起肺纤维化，皮肤色素沉着。类似慢性肾上腺皮质功能减退的症状，精液缺乏或停经。HU 开始剂量为每日 3g，口服。用后白细胞数下降很快，当降至 20×10^9/L 左右时，将剂量减至一半；降至 10× 10^9/L 时，将剂量再减少。维持剂量约每日 0.5～1g。一般不完全停药，因停药后白细胞计数很快上升。此药优点是作用快，如果白细胞下降过多，停药后能很快上升；不良反应少。缺点是需经常验血以指导治疗。另外，亦可联合 α－IFN(α－干扰素)治疗慢粒。方法：口服 HU 2～6g/d，同时皮下注射。α－2FN 300 万 U，静脉注射，每周 3 次，应用 8～32 周。当白细胞降至 10×10^9/L，HU 减少继续用 1～2 周，根据情况停用或用小剂量。HU 维持量为 0.5～1g/d，有条件者可继续用。α－IFN300 万 U，静脉注射，每周一次。用药期间每周查血常规 2 次，骨髓象每 4 周检查一次。

(二)放射治疗

深部 X 线：用深部 X 线对全身和局部的肝脾区以及浸润部位照射。脾区照射开始剂量为 50cGy，以后每日或隔日 100～200cGy。白细胞降至 20×10^9/L 时停止。对化疗效果不佳或复发的可以用放疗，据报道，其疗效不低于 BUS。核素^{32}P 治疗，仅用于对 BUS 及脾区放疗效果不佳者。^{32}P 剂量是根据白细胞增多程度而定，若白细胞总数 50×10^9/L，^{32}P 的开始剂量为1～2.5mCi，静脉注射。2 周后再用 1～1.5mCi，以后每隔 2 周给同样剂量 1 次，待白细胞降至20× 10^9/L 时停用。在缓解期间，每 1～3 个月观察 1 次，当白细胞达 25×10^9/L 时，可再给 1～1.5mCi。

(三)脾切除术

脾脏可能是慢粒急变的首发部位，切除脾脏可能延缓急变和延长患者存活期。切除脾脏的手术指证。

1.确诊为慢粒者。

2.对化疗反应良好。

3.65 岁以下且无大手术禁忌证者。慢粒急变是手术的禁忌证。

(四)骨髓移植

年龄 45～50 岁在慢性期的患者,以亲兄弟姐妹 HLA 相同的异基因骨髓作移植。移植成功者,一般能获得长期的生存或治愈。

(五)其他治疗

化疗前如果白细胞数在 $500×10^9/L$ 以上,可先用血细胞分离机作白细胞除去术以迅速降低白细胞数,避免白细胞过多可能阻塞微血管而引起的脑血管意外的危险。化疗开始时,特别是用 HU 治疗时,宜同时加用别嘌呤醇 0.1g 每日 3 次,以防止细胞破坏过多过速而引起尿酸肾症。

(六)慢粒急变的治疗

慢粒急变的治疗比急性白血病的治疗困难,完全缓解仅 10.7%。目前慢粒急变的治疗方案如下:Ara－c(环阿糖胞苷)$100mg/(m^2·d)$,第 1～14d;ADM(阿霉素)$30mg/(m^2·d)$,第 1～3d;VCR 2mg,第 1d。上述药物相继静脉输注。PDN$40mg/(m^2·d)$,分次口服,第 1～7d。

五、护理

(一)病情观察

1.活动后的心率和呼吸情况。

2.有无局部或全身感染的症状和体征。

(二)症状护理

1.感染的护理。

2.出血的护理。

3.巨脾的护理:饭后取左侧卧位,减少巨脾对消化道的压迫症状。

(三)一般护理

1.合理安排休息和活动,适当锻炼身体,避免劳累。

2.给予心理支持,执行保护性医疗制度。

3.观察药物疗效及有无恶心、呕吐、口腔溃疡等不良反应。

4.多与患者交流,倾听他们的烦恼及顾虑,尽力解决患者的问题,护士应经常巡视病房,及时观察患者的情绪反应,给予相应的护理。

第十一节 淋巴瘤

一、疾病概述

(一)概念和特点

淋巴瘤是一组起源于血液淋巴组织的恶性肿瘤。主要与免疫应答过程中淋巴细胞增生分化产生的某种免疫细胞恶变有关。可发生于身体的任何部位,通常以实体瘤形式生长于淋巴组织丰富的组织器官中,其中以淋巴结、扁桃体、脾脏及骨髓等部位最易受累。好发于中青年男性。临床上以进行性、无痛性淋巴结肿大和(或)局部肿块为特征,同时可有相应器官受压迫或浸润受损的表现。依其组织学特征可将之分:为霍奇金淋巴瘤和非霍奇金淋巴瘤两大类。

临床上以后者较为常见。

(二)相关病理生理

主要病理特点是淋巴结正常结构的破坏(或)和肿瘤细胞的浸润及远处扩散。其中结外累及最常见的部位是胃肠道,尤其是胃,其余部位还有皮肤、骨髓、鼻咽、肝脏、甲状腺、中枢神经系统、胸(腰)椎等而出现相应的症状与体征。此外,恶性肿瘤共有的高代谢、高消耗,还可出现持续性发热、瘙痒、盗汗以及短期之内明显消瘦等表现。

(三)主要病因与诱因

病因未明。病毒感染、免疫缺陷(遗传性与获得性)及环境因素均可能与疾病的发生与发展有关,其中病毒感染日趋引人关注。

(四)临床表现

淋巴瘤因其病理类型、分期及侵犯部位的不同,其临床表现形式多样,错综复杂。不明原因的持续性发热及进行性、无痛性淋巴结肿大或局部肿块是其共有的和(或)首发的表现之一。其中浅表淋巴结受累,以颈部、腋下及腹股沟较为常见;深部淋巴结则以纵隔、腹膜后及盆腔淋巴结受累为主。NHL 患者常可出现结外和(或)其他器官组织受累的表现,包括吞咽困难、鼻塞,腹痛、腹泻、便血或黑便、腹部包块、肠梗阻、腰背痛、肝大、肝区痛等。

(五)辅助检查

1.外周血常规

有无贫血及其严重程度;白细胞总数及分类的变化;血小板的总数。有利于疾病预后及治疗药物应用剂量的选择。

2.淋巴结活检

淋巴结活检是淋巴瘤临床确诊和分型的主要依据。

3.影像检查

包括腹部 B 超、胸部 X 线、胸腹部 CT 或 PET-CT,有助于病变部位及其范围的临床判断。

4.骨髓涂片及活检

非特异性检查。有利于疾病累及骨髓的临床判断。

5.其他

血沉、血清乳酸脱氢酶、碱性磷酸酶等。

(六)治疗原则

化疗为主,辅以免疫生物治疗;必要时可联合放疗及造血干细胞移植。

1.化疗药物

依治疗方案的不同,其组合有异。其中 ABVD(阿霉素、博来霉素、长春新碱、达卡巴嗪)为 HL 治疗的首选方案,四种药物均为静脉注射,每天 1 次;COP(环磷酰胺、长春新碱、泼尼松)为 NHL 治疗的基本方,案,其中环磷酰胺、泼尼松为口服,长春新碱为静脉注射;CHOP(环磷酰胺、阿霉素、长春新碱、泼尼松)则为侵袭性 NHL 的标准治疗方案,其中环磷酰胺、阿霉素为静脉滴注,长春新碱为静脉注射,泼尼松为口服。

2.免疫生物制剂

(1)利妥昔单抗(美罗华,$375mg/m^2$):静脉滴注。适用于细胞免疫表型为 $CD20^+$ 的 B 淋巴细胞瘤的患者,且主要是 NHL 患者。其作用机制是通过介导抗体依赖的细胞毒性(ADCC)和补体依赖细胞毒性(CDC)作用杀死淋巴细胞,并可诱导淋巴细胞凋亡,增加淋巴细胞对化疗药物的敏感性。联合多种化疗方案均可显著提高患者的完全缓解率及延长无病生存时间,且在造血干细胞移植前用作体内净化,还能提高移植治疗的疗效。主要不良反应是胃肠道反应及过敏,严重者可出现过敏性休克。用药前半小时常规给予止呕(灭吐灵)及抗过敏(非那根、甲强龙等)治疗。

(2)干扰素:是一种能抑制多种血液系统肿瘤增生的生物制剂。其作用机制主要是直接与肿瘤细胞结合而抑制肿瘤细胞的增生和间接的免疫调节作用。

二、护理评估

(一)一般评估

1.患者的主诉

有无发热、局部肿块、盗汗、短期内明显消瘦、皮肤瘙痒、吞咽困难、鼻塞、胸闷、气促、食欲下降、腹痛等。

2.生命体征

尤其要注意体温有无升高及其热度、热型的变化及特点;呼吸频率有无加快。

3.相关记录

身高、体重、饮食、睡眠及排便情况等。

(二)身体评估

1.皮肤黏膜

有无苍白、抓痕、出血等。

2.浅表淋巴结

尤其是颈部、腋下、腹股沟淋巴结有无肿大,肿大的程度、质地、表面情况、活动否、有无压痛。

3.胸部

有无呼吸运动受限、呼吸浅促、三凹征及肺部啰音;心率及节律变化等体征。

4.腹部

有无腹部包块及其多少、部位、性质、表面情况、活动度、有无压痛等;肝脾有无肿大;肠鸣音有无亢进。

(三)心理—社会评估

了解患者在疾病治疗过程中的心理反应与需求,增强家庭及社会支持情况。

(四)辅助检查阳性结果评估

1.外周血常规

贫血的有无及其严重程度,与疾病的预后密切相关;白细胞计数与分类变化,有助于疾病类型的判断;白细胞总数及血小板计数则有助于治疗药物剂量的选择。全血细胞减少是骨髓受累或伴发脾功能亢进的表现。化疗期间出现,还应注意药物性骨髓抑制的可能。

2.淋巴结活检

有无发现典型的淋巴结结构的破坏及其特殊形态的细胞,为临床诊断及分型最常用的手段。

3.影像学检查

纵隔、胸肺、肝脾、腹膜后淋巴结、胸(腰)椎等处有无受累的征象;腹部包块的多少、性质与部位等。

4.骨髓穿刺与活检

有无骨髓受累的表现。

5.其他

血沉加速是疾病活动的表现;血清乳酸脱氢酶活性升高提示预后不良;碱性磷酸酶活性升高或血钙水平升高,提示骨骼受累。

(五)常用药物治疗效果的评估

1.肿大的淋巴结或局部包块、肝脾有无缩小及其缩小的程度。

2.主要用药及其不良反应的观察与评估。

①化疗药物:用药剂量与方法的评估;不良反应的观察与评估:有无皮肤损伤及其静脉炎、胃肠道反应、脱发、出血性膀胱炎、肝脏损害及骨髓抑制等。

②利妥昔单抗(美罗华):用药剂量与方法的评估;不良反应的观察与评估:有无胃肠道反应、过敏(皮疹、休克)。

三、主要护理诊断/问题

(一)体温过高

体温过高与肿瘤细胞的高度分化、增生或合并感染有关。

(二)潜在并发症

化疗药物不良反应。

(三)营养失调

低于机体需要量与肿瘤性消耗及化疗等有关。

(四)情绪不佳

与治疗效果差或病情反复有关。

四、护理措施

(一)休息与活动

保证充足的睡眠与休息,以减少机体的消耗;病情允许者应参加一些力所能及的日常室外活动。

(二)饮食护理

鼓励患者进食高蛋白高维生素、易消化和无刺激的食物,以保证机体的基本需要,尤其是化疗期间,更应注意加强营养。保证足够水分的补充,必要时遵医嘱静脉补液。

(三)合理降温

高热患者,病情允许的前提下,鼓励患者多喝水,并可先予以物理降温,必要时可遵医嘱给予药物降温。降温过程中要注意监测其体温与脉搏的变化,及时更换衣物,保持皮肤的清洁、干燥,防受凉、防虚脱。

(四)用药的配合与护理

1.用药护理

应严格按医嘱用药,并注意观察常用药物的疗效及主要毒副作用,并做好相关的预防及监测工作。

2.化疗药物的应用配合与护理

化疗配用药期间,要做好个人的自我防护,并应注意患者血管的保护,必要时建议置放PICC或植入输液港;一旦发现液体外渗或血管炎,要按常规及时给予处理。

3.利妥昔单抗(美罗华)的应用配合与护理

治疗前按医嘱常规用药;初期治疗用药滴速要慢,并予以心电监护,及时发现和配合处理各种不良,反应。

(五)心理护理

多关心体贴患者,耐心倾听与解答患者的各种疑问,介绍治疗成功的病例等,尽可能减少各种负性情绪对疾病控制与缓解的影响。

(六)健康教育

1.活动与休息指导

保证充足的睡眠与休息;依病情调整好个人的活动形式和活动量。

2.饮食指导

以高营养,低糖、低脂少产气、适量纤维、无刺激的半流饮食为主,保证足够的营养及水分的补充。避免在治疗前后2小时内或胃肠道反应明显时进餐。

3.感染的预防指导

注意防寒保暖;出汗后要及时更衣;保持皮肤的清洁干燥;做好个人的口腔卫生;外出戴口罩,尽可能避免或减少到人多聚集、空气不流通的地方等,以减少感染的概率。

4.用药指导

强调坚持定期和(或)按疗程进行用药治疗的必要性和重要性。

5.自我观察的主要指标与内容

注意疾病复发或加重及合并感染等征象。主要包括:发热、盗汗及消瘦、咽痛或咳嗽咳痰、呼吸困难、腹痛、腹泻、口腔溃疡、局部包块等。

6.及时就诊的指标

告诉患者如果出现下列任何一种情况,请速到医院就诊。

(1)发热、咽痛或咳嗽、咳痰、口腔溃疡。

(2)原有包块增大或出现新的包块。

(3)胸闷、气促、呼吸困难。

(4)腹痛、腹泻。

五、护理效果评估

1.患者体温基本恢复正常。

2.患者无并发感染或感染得到有效控制。

3.患者自觉症状,包括疾病相关症状及化疗的不良反应等,逐步好转或得以缓解。

4.患者饮食合理。

5.患者情绪趋于稳定,能积极配合治疗与护理。

第十二节　多发性骨髓瘤

一、疾病概述

(一)概念和特点

多发性骨髓瘤是恶性浆细胞病中最常见的一种类型。以骨髓中浆细胞的恶性克隆性增生,引起广泛溶骨性骨骼破坏和(或)骨质疏松,血清或尿中出现单克隆免疫球蛋白或其成分(M蛋白),正常的免疫球蛋白合成受抑制,从而引发不同程度的贫血、免疫功能异常为特征。本病好发于50~60岁的中老年患者,男女比例为1.6:1。根据骨髓瘤细胞的分布区域、性质及范围可将之分为孤立型、多发型等5种类型;根据血清免疫球蛋白的种类又可分为IgG、IgA等7种类型。根据国际分期系统(ISS)的参考指标与标准,可将之分为Ⅰ~Ⅲ期。

(二)相关病理生理

骨髓瘤细胞在骨髓腔内大量增生的同时,由基质细胞衍变而来的成骨细胞过度表达IL-6,激活破骨细胞,使骨质溶解、破坏,引起广泛溶骨性骨骼破坏和(或)骨质疏松,导致患者会出现程度不同的骨痛、甚至病理性骨折;肿瘤细胞局部浸润可引起骨骼局部肿块、肝脾淋巴结肿大、肾损害等。此外,骨髓瘤细胞分泌大量M蛋白,正常免疫球蛋白合成减少,可引起不同程度的贫血、出血、血液黏滞性增加等。

(三)主要病因与诱因

本病原因与机制未明。流行病学调查及临床资料表明,病毒感染、接触放射性、化学毒物(例如苯、某些除草剂、杀虫剂、染发剂)等均可能与本病发病有关]且具有一定的遗传倾向性。

(四)临床表现

多数患者起病缓慢,早期可无症状易误诊,并随着疾病的进展而出现相关的症状与体征,但均缺乏特异性。主要包括:①骨痛、骨骼肿瘤和病理性骨折:其中溶骨所致的骨痛常为本病的首发症状,尤以胸背部或胸骨、肋骨处疼痛最为常见,还可出现胸骨、肋骨、颅骨、锁骨、脊椎和四肢长骨远端骨骼的局限性隆起及骨折。②贫血和出血。③发热和感染:反复肺部感染、尿路感染、带状疱疹等。④肾功能损害:蛋白尿和急、慢性肾衰竭。⑤神经症状:截瘫、周围神经炎。⑥肝脾淋巴结肿大。⑦高黏滞综合征:头晕、眩晕、眼花、耳鸣,甚至意识障碍、昏迷。⑧淀粉样变性:舌头、腮腺肿大,皮肤苔藓样变等。⑨包块或浆细胞瘤。

(五)辅助检查

1.外周血常规

程度不同的正常细胞正色素性贫血,可伴有少数幼粒、幼红细胞,血小板正常或偏低。晚期有全血细胞减少,血中出现大量骨髓瘤细胞。

2.骨髓穿刺检查

有助于本病的确诊。主要表现为浆细胞系异常增生多≥10%(至少占有核细胞数的

15％），并伴有质的改变。骨髓瘤细胞大小形态不一，成堆出现。

3.其他实验室检查

肝肾功能、血钙与血磷、血清蛋白电泳、免疫球蛋白、C反应蛋白、β_2-微球蛋白、24小时尿蛋白定量等对于疾病的分型、分期及预后判断意义重大。

4.影像学检查

X线有助于溶骨性穿凿样滑质缺损区病变，骨质疏松和病理性骨折的临床判断；MRI、ECT则有助于髓外浸润、脊髓压迫的部位和程度的临床诊断。

(六)治疗原则

减轻症状、延长生存期，同时尽可能地减轻治疗的不良反应。年轻患者以最大限度地延长生命甚至治愈为目的，而对于老年患者(70岁以上)则以改善生活质量为主。依照患者疾病的临床分期、年龄和重要器官功能状况而采取不同的治疗决策，主要包括暂缓治疗，定期随访；化疗；自体造血干细胞移植及并发治的治疗。

1.化疗药物

治疗方案的不同，其组合有异。其中初治患者可选用MPT方案(美法仑、泼尼松、沙利度胺)，无效或缓解后复发者可选用VAD方案(长春新碱、阿霉素、地塞米松)，难治性病例可选用DT-PACE方案(地塞米松、沙利度胺、顺铂、阿霉素、环磷酰胺、VP-16)。

2.唑来膦酸

能抑制破骨细胞活性增加而导致的骨吸收，可缓解因此而产生的疼痛。推荐剂量为4mg，0.9％的氯化钠注射液或5％的葡萄糖注射液100mL稀释后缓慢静脉滴注。用药前常规检测血肌酐水平，肾功能不全者慎用。

二、护理评估

(一)一般评估

1.患者的主诉

了解患者骨痛的部位、范围及其严重程度；有无骨骼局部的隆起、压痛、肢体活动受限或功能障碍等；有无咳嗽咳痰，尿频、尿急、尿痛，胁肋痛等。

2.生命体征

观察患者体温有无升高及其热度、热型；呼吸有无加快。

3.相关记录

记录患者身高、体重、饮食、睡眠及排便情况等。

(二)身体评估

1.面容与表情

观察患者有无痛苦面容与表情、贫血面容等。

2.体位及肢体的活动情况

有无强迫体位、活动受限或截瘫；局部有无畸形、压痛等。

3.皮肤黏膜

有无苍白、抓痕、出血、水肿、苔藓样变、带状疱疹样改变等。

4.胸肺部

有无呼吸运动受限,胸廓局部畸形、压痛、骨擦音(锁骨、肋骨和椎骨等);肺部有无啰音及其部位等。

5.心脏

心率及其节律的变化。

6.腹部

有无肝脾肿大;肠鸣音的变化。

(三)心理—社会评估

了解患者在疾病治疗过程中的心理反应与需求,加强家庭及社会支持情况。

(四)辅助检查结果评估

1.外周血常规

严重贫血者疾病预后不良;化疗期间出现全血细胞减少,尤其是 WBC 减少,要警惕骨髓抑制的可能。

2.骨髓穿刺及活检

浆细胞系异常增生及质的异常。

3.影像学检查

溶骨性改变、病理性骨折、骨质疏松的部位、范围。

4.其他

高钙提示有骨质破坏;血清蛋白电泳有助于疾病分型;C 反应蛋白阳性、β_2-微球蛋白、24 小时尿蛋白定量增加,清蛋白减少,均提示其疾病严重或预后较差。

(五)常用药物治疗效果的评估

1.自觉症状:疼痛有无减轻或缓解。

2.M 蛋白和(或)24 小时尿本周蛋白量有无减少。

3.化疗药物:用药剂量与方法的评估;不良反应的观察与评估:有无皮肤损伤及其静脉炎、胃肠道反应、脱发、出血性膀胱炎、肝脏损害及骨髓抑制等。

4.唑来膦酸:用药剂量与方法的评估;不良反应的观察与评估:有无变态反应及肾功能的变化。

三、主要护理诊断/问题

(一)疼痛:骨骼疼痛

与骨髓瘤细胞局部浸润及病理性骨折有关。

(二)躯体活动障碍

与骨痛、病理性骨折或骨质破坏有关。

(三)潜在并发症

化疗药物的不良反应。

(四)有感染的危险

与正常免疫球蛋白和(或)WBC 减少有关。

(五)营养缺乏

低于机体需要量与肿瘤性消耗或化疗有关。

(六)悲伤

与疼痛、病情反复等有关。

四、护理措施

(一)休息与活动

保证患者充足的睡眠与休息,以减少机体的消耗;病情允许者应参加一些力所能及的家务劳动及室外活动。

疼痛明显者,应协助其采取舒适的体位,体位改变及各种动作速度要缓慢,且应尽可能避免身体各部受到接触性碰撞,以防发生病理性骨折;活动明显受限者,应加强皮肤和肢体功能护理,防压疮和失用性萎缩。

(二)饮食护理

鼓励患者进食高蛋白、高维生素、易消化和无刺激的食物,以保证机体的基本需要,尤其是化疗期间,更应注意加强营养。

保证足够水分的补充,必要时遵医嘱静脉补液。

(三)疼痛的评估与护理

根据病情需要随时进行疼痛严重程度的评估,并能根据评估的结果针对性地进行护理,主要包括:舒适的体位、分散注意力等,必要时遵医嘱给予药物性止痛。

(四)用药的配合与护理

1.应严格按医嘱用药,并注意观察常用药物的疗效及主要毒副作用,并做好相关的预防及监测工作。

2.化疗药物的应用配合与护理:化疗配用药期间,要做好个人的自我防护,并应注意患者血管的保护,必要时建议置放 PICC 或植入输液港;一旦发现液体外渗或血管炎,要按常规及时给予处理。

(五)心理护理

多关心体贴患者,耐心倾听与解答患者的各种疑问,介绍治疗成功的病例等,尽可能减少各种负性情绪对疾病控制与缓解的影响。

(六)健康教育

1.活动与休息指导

适当增加卧床休息,且以选用硬板床或硬床垫为宜;依病情调整好个人的活动形式和活动量,避免过度疲劳、过于剧烈或任何形式令躯体、关节位置变换速度过快的运动或活动。

2.饮食指导

鼓励患者进食高蛋白、高维生素、易消化和无刺激的食物。在病情允许的前提下,保证足够水分的摄入与补充。

3.缓解疼痛的方法指导

主要包括体位的选择、分散注意力等,必要时遵医嘱用药。

4.用药指导

按医嘱、按疗程规范定时、定量用药；定期复查与治疗。

5.自我观察的主要指标与内容

疼痛的部位、范围及其严重程度；合并感染的征象：发热、咽痛或咳嗽、咳痰等；肾功能恶化的征象：水肿、尿量减少等；药物的其他不良反应。

6.及时就诊的指标

告诉患者如果出现下列任何一种情况，请速到医院就诊。

（1）发热、咽痛或咳嗽、咳痰、口腔溃疡。

（2）疼痛部位增多、加剧。

（3）活动后或体位改变时突发的局部剧烈疼痛。

（4）短期内体重明显增加、水肿、尿量减少等。

五、护理效果评估

1.患者自觉症状：包括疾病相关症状，例如疼痛、活动受限及化疗的不良反应等，逐步好转或得以缓解。

2.患者无并发感染或感染得到有效控制。

3.患者饮食合理。

4.患者情绪趋于稳定，能积极配合治疗与护理。

第十一章　心内疾病护理

第一节　原发性高血压

原发性高血压的病因复杂，不是单个因素引起，与遗传有密切关系，是环境因素与遗传相互作用的结果。要诊断高血压，必须根据患者与血压对照规定的高血压标准，在未服降压药的情况下，测两次或两次以上非同日多次重复的血压所得的平均值为依据，偶然测得一次血压增高不能诊断为高血压，必须重复和进一步观察。测得高血压时。要做相应的检查以排除继发性高血压，若患者是继发性高血压，未明确病因即当成原发性高血压而长期给予降压治疗，不但疗效差，而且原发性疾病严重发作常可危及生命。

一、一般表现

原发性高血压通常起病缓慢，早期常无症状，可以多年自觉良好而偶于体格检查时发现血压升高，少数患者则在发生心、脑、肾等并发症后才被发现。高血压患者可有头痛、眩晕、气急、疲劳、心悸、耳鸣等症状，但并不一定与血压水平呈正比。往往是在患者得知患有高血压后才注意到。

高血压病初期只是在精神紧张、情绪波动后血压暂时升高，随后可恢复正常，以后血压升高逐渐趋于明显而持久，但一天之内白昼与夜间血压水平仍可有明显的差异。

高血压病后期的临床表现常与心、脑、肾功能不全或器官并发症有关。

二、实验室检查

(1)为了原发性高血压的诊断、了解靶器官（主要指心、脑、肾、血管）的功能状态并指导正确选择药物治疗，必须进行下列实验室检查:血、尿常规、肾功能、血尿酸、脂质、糖、电解质、心电图、胸部 X 线和眼底检查。早期患者上述检查可无特殊异常，后期高血压患者可出现尿蛋白增多及尿常规异常，肾功能减退，胸部 X 线可见主动脉弓迂曲延长、左室增大，心电图可见左心室肥大劳损。部分患者可伴有血清总胆固醇、甘油三酯、低密度脂蛋白胆固醇的增高和高密度脂蛋白胆固醇的降低，亦常有血糖或尿酸水平增高。目前认为，上述生化异常可能与原发性高血压的发病机制有一定的内在联系。

(2)眼底检查有助于对高血压严重程度的了解，眼底分级法标准如下:Ⅰ级，视网膜动脉变细、反光增强;Ⅱ级，视网膜动脉狭窄、动静脉交叉压迫;Ⅲ级，上述血管病变基础上有眼底出血、棉絮状渗出;Ⅳ级，上述基础上出现视神经盘水肿。大多数患者仅为Ⅰ、Ⅱ级变化。

(3)动态血压监测(ABPM)与通常血压测量不同，动态血压监测是由仪器自动定时测量血压，可每隔15～30分钟自动测压(时间间隔可调节)，连续 24h 或更长。可测定白昼与夜间各时间段血压的平均值和离散度，能较敏感、客观地反映实际血压水平。

正常人血压呈明显的昼夜波动，动态血压曲线呈双峰一谷，即夜间血压最低，清晨起床活动后血压迅速升高,在上午 6~10 时及下午 4~8 时各有一高峰,继之缓慢下降。中、轻度高血压患者血压昼夜波动曲线与正常类似,但血压水平较高。早晨血压升高可伴有血儿茶酚胺浓度升高,血小板聚集增加及纤溶活性增高会变化,可能与早晨较多发生心脑血管急性事件有关。

血压变异性和血压昼夜节律与靶器官损害及预后有较密切的关系,即伴明显靶器官损害或严重高血压患者其血压的昼夜节律可消失。

目前尚无统一的动态血压正常值,但可参照采用以下正常上限标准:24h 平均血压值 $<17.33/10.66kPa$,白昼均值 $<18/11.33kPa$,夜间 $<16.66/10kPa$。夜间血压均值比白昼降低 $>10\%$,如降低不及 10%,可认为血压昼夜节律消失。

动态血压监测可用于:诊断“白大衣性高血压”,即在诊所内血压升高,而诊所外血压正常;判断高血压的严重程度,了解其血压变异性和血压昼夜节律;指导降压治疗和评价降压药物疗效;诊断发作性高血压或低血压。

三、原发性高血压危险度的分层

原发性高血压的严重程度并不单纯与血压升高的水平有关,必须结合患者总的心血管疾病危险因素及合并的靶器官损害做全面的评价,治疗目标及预后判断也必须以此为基础。心血管疾病危险因素包括吸烟、高脂血症、糖尿病、年龄 >60 岁、男性或绝经后女性、心血管疾病家族史(发病年龄女性 <65 岁,男性 <55 岁)。靶器官损害及合并的临床疾病包括心脏疾病(左心室肥大、心绞痛、心肌梗死、既往曾接受冠状动脉旁路手术、心力衰竭),脑血管疾病(脑卒中或短暂性脑缺血发作),肾脏疾病(蛋白尿或血肌酐升高),周围动脉疾病,高血压视网膜病变(大于等于Ⅲ级)。危险度的分层是把血压水平和危险因素及合并的器官受损情况相结合分为低、中、高和极高危险组。治疗时不仅要考虑降压,还要考虑危险因素及靶器官损害的预防及逆转。

低度危险组:高血压 1 级,不伴有上列危险因素,治疗以改善生活方式为主,如 6 个月后无效,再给药物治疗。

中度危险组:高血压 1 级伴 12 个危险因素或高血压 2 级不伴有或伴有不超过 2 个危险因素者。治疗除改善生活方式外,给予药物治疗。

高度危险组:高血压 1~2 级伴至少 3 个危险因素者,必须药物治疗。

极高危险组:高血压 3 级或高血压 1~2 级伴靶器官损害及相关的临床疾病者(包括糖尿病),必须尽快给予强化治疗。

四、临床类型

原发性高血压大多起病及进展均缓慢,病程可长达十余年至数十年,症状轻微,逐渐导致靶器官损害。但少数患者可表现为急进重危,或具特殊表现而构成不同的临床类型。

(一)高血压急症

高血压急症是指高血压患者血压显著的或急剧的升高[收缩压 $>26.66kPa$(200mmHg),舒张压 $>17.33kPa$(130mmHg)],常同时伴有心、脑、肾及视网膜等靶器官功能损害的一种严重危及生命的临床综合征,其舒张压 $>18.67~20kPa$ 和(或)收缩压 $>29.33kPa$,无论有无症状,也应视为高血压急症。高血压急症包括高血压脑病、高血压危象、急进型高血压、恶性高血压,高血压合并颅内出血、急性冠状动脉功能不全、急性左心衰竭、主动脉夹层血肿以及子痫、嗜铬细胞瘤危象等。

(二)恶性高血压

1％～5％的中、重度高血压患者可发展为恶性高血压,其发病机制尚不清楚,可能与不及时治疗或治疗不当有关。病理上以肾小动脉纤维样坏死为突出特征。临床特点:①发病较急骤;多见于中、青年;②血压显著升高,舒张压持续＞17.33kPa;③头痛、视力模糊、眼底出血、渗出和乳头水肿;④肾脏损害突出,表现为持续蛋白尿、血尿及管型尿,并可伴肾功能不全;⑤进展迅速,如不给予及时治疗,预后不佳,可死于肾衰竭、脑卒中或心力衰竭。

(三)高血压危重症

1.高血压危象

在高血压病程中,由于周围血管阻力的突然上升,血压明显升高,出现头痛、烦躁、眩晕、恶心、呕吐、心悸、气急及视力模糊等症状。伴靶器官病变者可出现心绞痛、肺水肿或高血压脑病。血压以收缩压显著升高为主,也可伴舒张压升高。发作一般历时短暂、控制血压后病情可迅速好转;但易复发。危象发作时交感神经活动亢进,血中儿茶酚胺升高。

2.高血压脑病

高血压脑病是指在高血压病程中发生急性脑血液循环障碍,引起脑水肿和颅内压增高而产生的临床征象。发生机制可能为过高的血压突破了脑血管的自身调节机制,导致脑灌注过多,液体渗入脑血管周围组织,引起脑水肿。临床表现有严重头痛、呕吐、神志改变,较轻者可仅有烦躁、意识模糊,严重者可发生抽搐、昏迷。

(四)急进型高血压

急进型高血压约占高血压患者的1％～8％,多见于年轻人,男性居多。临床特点:①收缩压、舒张压均持续升高,舒张压常持续≥17.3kPa(130mmHg),很少有波动;②症状多而明显进行性加重,有一些患者高血压是缓慢病程,但后突然迅速发展,血压显著升高;③出现严重的内脏器官的损害,常在1～2年内发生心、脑、肾损害和视网膜病变,出现脑卒中、心梗、心衰、尿毒症及视网膜病变(眼底Ⅲ级以上改变)。

(五)缓进型高血压

这种类型占95％以上,临床上又称之为良性高血压。因其起病隐匿,病情发展缓慢,病程较长,可达数十年,多见于中老年人。临床表现:①早期可无任何明显症状,仅有轻度头痛或不适,休息之后可自行缓解。偶测血压时才发现高血压;②逐渐发展,患者表现为头痛、头晕、失眠、乏力、记忆力减退症状,血压也随着病情发展是逐步升高并趋向持续性,波动幅度也随之减小并伴随着心、脑、肾等器官的器质性损害。

此型高血压病由于病程长,早期症状不明显所以患者容易忽视其治疗,思想上不重视,不能坚持服药,最终造成不可逆的器官损害,危及生命。

(六)老年人高血压

年龄超过60岁达高血压诊断标准者即为老年人高血压。临床特点:①半数以上以收缩压为主;即单纯收缩期高血压(收缩压＞18.66kPa;舒张压＜12kPa),此与老年人大动脉弹性减退、顺应性下降有关,使脉压增大。流行病资料显示,单纯收缩压的升高也是心血管病致死的重要危险因素。②部分老年人高血压是由中年原发性高血压延续而来，属收缩压和舒张压均增高的混合型。③老年人高血压患者心、脑、肾器官常有不同程度损害，靶器官并发症如脑卒中、心力衰竭、心肌梗死和肾功能不全较为常见。④老年人压力感受器敏感性减退；对血压的调节功能降低、易造成血压波动及体位性低血压，尤其在使用降压药物治疗时要密切观察。老年人选用高血压药物时宜选用平和、缓慢的制剂，如利尿剂和长效钙拮抗剂及 ACEI 等；常规给予抗凝剂治疗；定期测量血压以予调整剂量。

(七)难治性高血压

难治性高血压又称顽固性或有抵抗性的高血压。临床特点：① 治疗前血压≥24/15.32kPa，经过充分的、合理的、联合应用三种药物(包括利尿剂)，血压仍不能降至21.33/7.5 kPa 以下。②治疗前血压<24/15.33kPa，而适当的三联药物治疗仍不能达到：<18.66/12kPa，则被认为是难治性高血压。③对于老年单纯收缩期高血压，如治疗前收缩压>26.66kPa，经三联治疗，收缩压不能降至22.66kPa 以下，或治疗前收缩压21.33～26.66kPa，而治疗后不能降至21.33kPa以下及至少低 1.33kPa，亦称为难治性高血压。充分合理的治疗应包括至少三种不同药理作用的药物，包括利尿剂并加之以下两种：β 阻断剂，直接的血管扩张药，钙拮抗剂或血管紧张素转化酶抑制剂。应当说明的是，并不是所有严重的高血压都是难治性高血压，也不是难治性高血压都是严重高血压。

诊断难治性高血压应排除假性高血压及白大衣高血压，并排除继发性高血压，如嗜铬细胞瘤、原发性醛固酮增生症、肾血管性高血压等；中年或老年患者过去有效的治疗以后变得无效，则强烈提示肾动脉硬化及狭窄，肾动脉造影可确定诊断肾血管再建术可能是降低血压的唯一有效方法。

难治性高血压的主要原因可能有以下几种：①患者的依从性不好即患者没有按医生的医嘱服药，这可能是最主要的原因。依从性不好的原因可能药物方案复杂或服药次数频繁，患者未认识到控制好血压的重要性，药物费用及不良反应等。②患者食盐量过高(>5 g/d)，或继续饮酒，体重控制不理想。应特别注意来自加工食品中的盐，如咸菜、罐头、腊肉、香肠、酱油、酱制品、咸鱼、成豆制品等，应劝说患者戒烟、减肥，肥胖者减少热量摄入量。③医生不愿使用利尿药或使用多种作用机制相同的药物。④药物相互作用，如阿司匹林或非甾体消炎药因抑制前列腺素合成而干扰高血压的控制，拟交感胺类可使血压升高，麻黄素、口服避孕药、雄性激素、过多的甲状腺素、糖皮质激素等可使血压升高或加剧原先的高血压；消胆胺可妨碍抗高血压药物的经肠道吸收。三环类抗忧郁药，苯异丙胺、抗组织胺、单胺氧化酶抑制剂及可卡因干扰胍乙啶的药理作用。

(八)儿童高血压

关于儿童高血压的诊断标准尚未统一。如 WHO 规定：13 岁以上正常上限为18.66/12kPa，13 岁以下则为 18/11.33kPa。《实用儿科学》中规定：8 岁以下舒张压>10.66kPa，8 岁以上>12kPa；或收缩压>16kPa 与舒张压>10.66kPa 为高血压。儿童血压测量方法与成年人有所不同：①舒张压以 Korotkoff 第四音为难。②根据美国心脏病协会规定，使用袖带的宽度为：1 岁以下为 2.5，1～4 岁 5～6cm，5～8 岁 8～9cm，成人 12.5cm，否则将会低估或高估血压的高度。诊断儿童高血压应十分慎重，特别是轻度高血压者应加强随访。一经确诊为儿童高血压后,首先除外继发性高血压。继发性高血压中最常见的病因是肾脏疾病,其次是肾动脉血栓、肾动脉狭窄、先天性肾动脉异常、主动脉缩窄、嗜铬细胞瘤等。

临床特点:①5%的患者有高血压的家族史。②早期一般无明显症状,部分患者可有头痛,尤在剧烈运动时易发生。③超体重肥胖者达50%。④平素心动过速,心前区搏动明显,呈现高动力循环状态。⑤尿儿茶酚胺水平升高,尿缓激肽水平降低,血浆肾素活性轻度升高,交感神经活性增高。⑥对高血压的耐受力强,一般不引起心、肾、脑及眼底的损害。

(九)青少年高血压

青少年时期高血压的研究已越来越被人们重视。大量调查发现,青少年原发性高血压起源于儿童期,并认为青少年高血压与成人高血压及并发症有密切关系,同儿童期高血压病因相似,常见于继发性高血压,在青春期继发性高血压病例中,肾脏疾病仍然是主要的病因。大量的调查发现青少年血压与年龄有直接相关,青少年高血压诊断标准在不同时间(每次间隔三个月以上)三次测量坐位血压,收缩压和(或)舒张压高于95百分位以上可诊断为高血压。

(十)精神紧张性高血压

交感神经系统在发病中起着重要作用。交感神经系统活性增强可导致:①血浆容量减少,血小板聚集,因而易诱发血栓形成;②激活肾素-血管紧张素系统,再加上儿茶酚胺的作用,引起左室肥厚的血管肥厚,肥厚的血管更易引起血管痉挛;③副交感神经系统活性较低和交感神经系统活性增强,是易引起心律失常,心动过速的因素;④降低骨骼肌对胰岛素的敏感性,其主要机制为:在紧急情况下,交感神经系统活性增高引起血管收缩,导致运输至肌肉的葡萄糖减少;去甲肾上腺素刺激 β 受体也可引起胰岛素耐受,持续的交感神经系统还可以造成肌肉纤维类型由胰岛素耐受性慢收缩纤维转变成胰岛素耐受性快收缩纤维,这些变化可致血浆胰岛素浓度水平升高,并促进动脉粥样硬化。

(十一)白大衣性高血压

白大衣性高血压(WCH)是指在诊疗单位内血压升高,但在诊疗单位外血压正常。有人估计,在高血压患者中,有 20%～30% 为白大衣高血压,故近年来提出患者自我血压监测(HBPM)。HBPM 有下列好处:①能更全面更准确地反应患者的血压;②没有"白大衣效应";③提高患者服药治疗和改变生活方式的顺从性;④无观察者的偏倚现象。自测血压可使用水银柱血压计,亦可使用动态血压监测(ABPM)的方法进行判断。有人认为"白大衣高血压"也应予以重视,它可能是早期高血压的表现之一。我国目前的参考诊断标难为 WCH 患者诊室收缩压＞21.33 kPa 和(或)舒张压＞12kPa 并且白昼动态血压收缩压＜18kPa,舒张压＜10.66kPa,这还需要经过临床的验证和评价。

"白大衣性高血压"多见于女性、年轻人、体型瘦以及诊所血压升高、病程较短者。在这类患者中,规律性的反复出现的应激方式,例如上班工作,不会引起血压升高。ABPM 有助于诊断"白大衣性高血压"。其确切的自然史与预后还不很清楚。

(十二)应激状态

偏快的心率是处于应激状态的一个标志,心动过速是交感神经活性增高的一个可靠指标,同时也是心血管病死亡率的一个独立危险因素。心率增快与血压升高、胆固醇升高、三酰甘油、血球压积升高、体重指数升高、胰岛素抵抗、血糖升高、高密度脂蛋白-胆固醇降低等密切相关。

(十三)夜间高血压

24h 动态血压监测发现部分患者的血压正常节律消失,夜间收缩压或舒张压的降低小于日间血压平均值的 10%,甚至夜间血压反高于日间血压。夜间高血压常见于某些继发性高血压(如嗜铬细胞瘤、原发性醛固酮增多症、肾性高血压)、恶性高血压和合并心肌梗死、脑卒中的原发性高血压。夜间高血压的产生机制与神经内分泌正常节律障碍、夜间上呼吸道阻塞、换气过低和睡眠觉醒有关,其主要症状是响而不规则的打鼾、夜间呼吸暂停及日间疲乏和嗜睡。这种患者常伴有超重,易发生脑卒中、心肌梗死、心律失常和猝死。

(十四)肥胖型高血压

肥胖者易患高血压,其发病因素是多方面的,伴随的危险因素越多,则预后越差。本型高血压患者心、肾、脑、肺功能均较无肥胖者更易受损害,且合并糖尿病、高脂血症、高尿酸血症者多,患冠心病、心力衰竭、肾功能障碍者明显增加。

(十五)夜间低血压性高血压

夜间低血压性高血压是指日间为高血压(特别是老年收缩期性高血压),夜间血压过度降低,即夜间较日间血压低超过 20%。其发病机制与血压调节异常、血压节律改变有关。该型高血压易发生腔隙性脑梗死,可能与夜间脑供血不足、高凝状态有关。治疗应注意避免睡前使用降压药(尤其是能使夜间血压明显降低的药物)。

(十六)顽固性高血压

顽固性高血压是指高血压患者服用三种以上的不同作用机制的全剂量降压药物,测量血压仍不能控制在 18.66/12.66kPa 以下或舒张压(DBP)≥13.33kPa,老年患者血压仍＞21.33/12kPa,或收缩压(SBP)不能降至 18.66kPa 以下。顽固性高血压的原因:①治疗不当。应采用不同机制的降压药物联合应用。②对药物的不能耐受。由于降压药物引起不良反应;而中断用药,常不服药或间断服药,造成顺应性差。③继发性高血压。当患者血压明显升高并对多种治疗药物呈抵抗状态的,应考虑排除继发因素。常见肾动脉狭窄、肾动脉粥样斑块形成、肾上腺疾病等。④精神因素。工作繁忙造成白天血压升高,夜间睡眠时血压正常。⑤过度摄钠。尤其对高血压人群中,约占 50% 的盐敏感性高血压,例如老年患者和肾功能减退者,盐摄入量过高更易发生顽固性高血压,而低钠饮食可改善其对药物的抵抗性。

五、护理评估

(一)病史

应注意询问患者有无高血压家族史、个性特征、职业、人际关系、环境中有无引发本病的应激因素,生活与饮食习惯、烟酒嗜好,有无肥胖、心脏病、肾脏病、糖尿病、高脂血症、痛风、支气管哮喘等病史及用药情况。

(二)身体状况

高血压病根据起病和病情进展缓急分为缓进型和急进型两类,前者多见,后者约占高血压病的1%～5%。

1.一般表现

缓进型原发性高血压起病隐匿,病程进展缓慢,早期多无症状,偶在体格检查时发现血压升高,少数患者在发生心、脑、肾等并发症后才被发现。高血压患者可在精神紧张、情绪激动或劳累后有头晕、头痛、眼花、耳鸣、失眠、乏力、注意力不集中等症状,但症状与血压增高程度并不一定一致。

患者血压随季节、昼夜、情绪等因素有较大波动,表现为冬季较夏季高、清晨较夜间高、激动时较平静时高等特点。体检时可听到主动脉瓣区第二心音亢进、主动脉瓣区收缩期杂音,少数患者在颈部或腹部可听到血管杂音。长期持续高血压可有左心室肥厚。

高血压病早期血压仅暂时升高,去除原因和休息后可恢复,称为波动性高血压阶段。随病情进展,血压呈持久增高,并有脏器受损表现。

2.并发症

主要表现为心、脑、肾等重要器官发生器质性损害和功能性障碍。

(1)心脏:血压长期升高,增加了左心室的负担。左室因代偿而心肌肥厚,继而扩张,形成高血压性心脏病。在心功能代偿期,除有劳累性心悸外,其他症状不明显。心功能失代偿时,则表现为心力衰竭。由于高血压后期可并发动脉粥样硬化,故部分患者可并发冠心病,发生心绞痛、心肌梗死。

(2)脑:重要的脑血管病变表现有,一时性(间歇性)脑血管痉挛:可使脑组织缺血,产生头痛、一时性失语、失明、肢体活动不灵或偏瘫。可持续数分钟至数日,一般在24h内恢复。脑出血:一般在紧张的体力或脑力劳动时容易发生,例如情绪激动、搬重物等时突然发生。其临床表现因出血部位不同而异,最常见的部位在脑基底节豆状核,故常损及内囊,又称内囊出血。其主要表现为突然摔倒,迅速昏迷,头、眼转向出血病灶的同侧,出血病灶对侧的"三偏"症状,即偏瘫、偏身感觉障碍和同侧偏盲。呼吸深沉而有鼾声,大小便失禁。瘫痪肢体开始完全弛缓,腱反射常引不出。数日后瘫痪肢体肌张力增高,反射亢进,出现病理反射。脑动脉血栓形成:多在休息睡眠时发生,常先有头晕、失语、肢体麻木等症状,然后逐渐发生偏瘫,一般无昏迷。随病情进展,可发生昏迷甚至死亡。上述脑血管病变的表现,祖国医学统称为"中风"或"卒中",现代医学统称为"脑血管意外"。高血压脑病:是指脑小动脉发生持久而严重的痉挛、脑循环发生急性障碍,导致脑水肿和颅内压增高,可发生于急进型或严重的缓进型高血压病患者。表现血压持续升高,常超过 26.7/16.0kPa(200/120mmHg),剧烈头痛、恶心、呕吐、眩晕、抽搐、视力模糊、意识障碍直至昏迷。发作可短至数分钟,长者可达数小时或数日。

(3)肾的表现:长期高血压可致肾小动脉硬化,当肾功能代偿时,临床上无明显肾功能不全表现。当肾功能转入失代偿期时,可出现多尿、夜尿增多、口渴、多饮,提示肾浓缩功能减低,尿比重固定在 1.010 左右,称为等渗尿。当肾功能衰退时,可发展为尿毒症,血中肌酐、尿素氮增高。

(4)眼底视网膜血管改变:目前我国采用 Keith-Wegener 4 级眼底分级法。Ⅰ级,视网膜动脉变细;Ⅱ级,视网膜动脉狭窄,动脉交叉压迫;Ⅲ级,眼底出血或棉絮状渗出;Ⅳ级,视神经盘水肿。眼底的改变可反映高血压的严重程度。

3.急进型高血压病

急进型高血压占高血压病的1%左右,可由缓进型突然转变而来,也可起病即为急进型。多见于青年和中年。基本的临床表现与缓进型高血压病相似,但各种症状更为突出,具有病情严重、发展迅速、肾功能急剧恶化和视网膜病变(眼底出血、渗出、乳头水肿)等特点。血压显著增高,舒张压持续在17.3～18.6kPa(130～140mmHg)或更高,常于数月或1～2年出现严重的心、脑、肾损害,最后常为尿毒症死亡,也可死于急性脑血管疾病或心力衰竭。经治疗后,少数病情亦可转稳定。

高血压危象:是指短期内血压急剧升高的严重临床表现。它是在高血压的基础上,交感神经亢进致周围小动脉强烈痉挛,这是血压进一步升高的结果,常表现为剧烈头痛、神志改变、恶心、呕吐、心悸、呼吸困难等。收缩压可高达34.7kPa(260mmHg),舒张压16kPa(120mmHg)以上。

(三)实验室及其他检查

1.尿常规检查

尿常规可阴性或有少量蛋白和红细胞,急进型高血压患者尿中常有大量蛋白、红细胞和管型,肾功能减退时尿比重降低,尿浓缩和稀释功能减退,血中肌酐和尿素氮增高。

2.X线检查

轻者主动脉迂曲延长或扩张,并发高血压性心脏病时,左心室增大,心脏至靴形样改变。

3.超声波检查

心脏受累时,二维超声显示:早期左室壁搏动增强,第Ⅱ期多见室间隔肥厚,继则左心室后型肥厚;左心房轻度扩大;超声多普勒于二尖瓣上可测出舒张期血流速度减慢,舒张末期速度增快。

4.心电图和心向量图检查

心脏受累的患者又可见左心室增厚或兼有劳损,P波可增宽或有切凹,P环振幅增大,特别终末向后电力更为明显。偶有心房颤动或其他心律失常。

5.血浆肾素活性和血管紧张素Ⅱ浓度测定

二者可增高,正常或降低。

6.血浆心钠素浓度测定

心钠素浓度降低。

六、护理目标

(1)头痛减轻或消失。

(2)焦虑减轻或消失。

(3)血压维持在正常水平,未发生意外伤害。

(4)能建立良好的生活方式,合理膳食。

七、护理措施

(一)一般护理

(1)头痛、眩晕、视力模糊的患者应卧床休息,抬高床头,保证充足的睡眠。指导患者使用放松技术,如缓慢呼吸、心理训练、音乐治疗等,避免精神紧张、情绪激动和焦虑,保持情绪平稳。保持病室安静,减少声光刺激和探视,护理操作动作要轻巧并集中进行,少打扰患者。对因焦虑而影响睡眠的患者遵医嘱应用镇静剂。

(2)有氧运动可降压减肥、改善脏器功能、提高活动耐力、减轻胰岛素抵抗,指导轻症患者选择适当的运动,如慢跑、健身操、骑自行车、游泳等(避免竞技性、力量型的运动),一般每周

3～5次,每次30～40min,出现头晕、心慌、气短、极度疲乏等症状时应立即停止运动。

(3)合理膳食,每日摄钠量不超过6g,减少热量、胆固醇、脂肪摄入,适当增加蛋白质,多吃蔬菜、水果,摄入足量的钾、镁、钙,避免过饱,戒烟酒及刺激性的饮料,可以降低血压,减轻体重,防止高血脂和动脉硬化,防止便秘,减轻心脏负荷。

(二)病情观察与护理

(1)注意神志、血压、心率、尿量、呼吸频率等生命体征的变化,每日定时测量并记录血压。血压有持续升高时,密切注意有无剧烈头痛、呕吐、心动过速、抽搐等高血压脑病和高血压危象的征象。出现上述现象时应给予氧气吸入,建立静脉通路,通知病危,准备各种抢救物品及急救药物,详细书写特别护理记录单;配合医生采取紧急抢救措施,快速降压、制止抽搐,以防脑血管疾病的发生。

(2)注意用药及观察:高血压患者服药后应注意观察服药反应,并根据病情轻重、血压的变化决定用药剂量与次数,详细做好记录。若有心、脑、肾严重并发症,则药物降压不宜过快,否则供血不足易发生危险。血压变化大时,要立即报告医师予以及时处理。要告诉患者按时服药及观察,忌乱用药或随意增减剂量与擅自停药。用降压药期间要经常测量血压并做好记录,以提供治疗参考,注意起床动作要缓慢,防止体位性低血压引起摔倒。用利尿剂降压时注意记出入量,排尿多的患者应注意补充含钾高的食物和饮料,如玉米面、海带、蘑菇、枣、桃、香蕉、橘子汁等。用心得安药物要逐渐减量、停药,避免突然停用引起心绞痛发作。

(3)患者如出现肢体麻木,活动欠灵或言语含糊不清时,应警惕高血压并发脑血管疾病。对已有高血压心脏病者,要注意有无呼吸困难、水肿等心力衰竭表现;同时检查心率、心律有无心律失常的发生。观察尿量及尿的化验变化,以发现肾脏是否受累。发现上述并发症时,要协助医生相应的治疗及做好护理工作。

(4)高血压急症时,应迅速准确按医嘱给予降压药、脱水剂及镇痉药物,注意观察药物疗效及不良反应,严格按药物剂量调节滴速,以免血压骤降引起意外。

(5)出现脑血管意外、心力衰竭、肾衰竭者,给予相应抢救配合。

八、健康教育

(1)向患者提供有关本病的治疗知识,注意休息和睡眠,避免劳累。

(2)同患者共同讨论改变生活方式的重要性,低盐、低脂、低胆固醇、低热量饮食,禁烟、酒及刺激性饮料。肥胖者节制饮食。

(3)教会患者进行自我心理平衡调整,自我控制活动量,保持良好的情绪,掌握劳逸适度,懂得愤怒会使舒张压升高,恐惧焦虑会使收缩压升高的道理,并竭力避免之。

(4)定期、准确、及时服药,定期复查。

(5)保持排便通畅,规律的性生活,避免婚外性行为。

(6)教会患者怎样测量血压及记录。让患者掌握药物的作用及不良反应,告诉患者不能突然停药。

(7)指导患者适当地进行运动,可增加患者的健康感觉和松弛紧张的情绪,增高 HDL-C。推荐作渐进式的有 O_2 运动,如散步、慢跑,也可打太极拳、练气功,避免举高重物及做等长运动(如举重、哑铃)。

第二节 心绞痛

心绞痛是冠状动脉供血不足,心肌急剧的、暂时的缺血与缺氧所引起的临床综合征。其特点为阵发性的前胸压榨性疼痛感觉,主要位于胸骨后部,可放射至心前区和左上肢,常发生于劳动或情绪激动时,持续数分钟,休息或用硝酸酯制剂后消失。

一、病因和发病机制

本病多见于男性,多数患者在 40 岁以上,劳累、情绪激动、饱食、受寒、阴雨天气、急性循环衰竭等为常见诱因。除冠状动脉粥样硬化外,本病还可由主动脉瓣狭窄或关闭不全、梅毒性主动脉炎、肥厚型心肌病、先天性冠状动脉畸形、风湿性冠状动脉炎等引起。

对心脏予以机械性刺激并不引起疼痛,但心肌缺血与缺氧则引起疼痛。当冠状动脉的供血与心肌的需求之间发生矛盾,冠状动脉血流量不能满足心肌代谢的需要,引起心肌急剧的、暂时的缺血与缺氧时,即产生心绞痛。

心肌耗氧的多少由心肌张力、心肌收缩强度和心率所决定。心肌张力=左室收缩压(动脉收缩压)×心室半径。心肌收缩强度和心室半径经常不变,因此常用"心率×收缩压"(即二重乘积)作为估计心肌氧耗的指标。心肌能量的产生要求大量的氧气供应,心肌细胞摄取血液氧含量的 65%～75%,而身体其他组织则仅摄取 10%～25%,因此心肌平时对血液中氧的吸收已接近于最大量,氧需要增加时已难以从血液中更多地摄取氧,只能依靠增加冠状动脉的血流量来提供。在正常情况下,冠状循环有很大的储备力,其血流量可增加到休息时的 6～7 倍。缺氧时,冠状动脉也扩张,能使其流量增加 4～5 倍。动脉粥样硬化而致冠状动脉狭窄或部分分支闭塞时,其扩张性减弱,血流量减少,且对心肌的供血量相对地比较稳定。心肌的血液供给如减低到尚能应付心脏平时的需要,则休息时可无症状。一旦心脏负荷突然增加,如劳累、激动、左心衰竭等,使心肌张力增加(心腔容积增加、心室舒张末期压力增高)、心肌收缩力增加(收缩压增高、心室压力曲线量大压力随时间变化率增加)和心率增快等而致心肌氧耗量增加时,心肌对血液的需求增加;或当冠状动脉发生痉挛(如吸烟过度或神经体液调节障碍)时,冠状动脉血流量进一步减少;或在突然发生循环血流量减少的情况下(如休克、极度心动过速等),心肌血液供求之间的矛盾加深,心肌血液供给不足,遂引起心绞痛。严重贫血的患者,在心肌供血量虽未减少的情况下,可由于红细胞减少,血液携氧量不足而引起心绞痛。

在多数情况下,劳累诱发的心绞痛常在同一"心率×收缩压"值的水平上发生。

产生疼痛的直接因素,可能是在缺血缺氧的情况下,心肌内积聚过多的代谢产物,如乳酸、丙酮酸、磷酸等酸性物质;或类似激肽的多肽类物质,刺激心脏内自主神经的传入纤维末梢,经第1～5胸交感神经节和相应的脊髓段,传至大脑,产生疼痛的感觉。这种痛觉反应在与自主神经进入水平相同脊髓的脊神经所分布的皮肤区域,即胸骨后及两臂的前内侧与小指,尤其是在左侧,而多不在心脏解剖位置处。有人认为,在缺血区内富有神经供应的冠状血管的异常牵拉和收缩,可以直接产生疼痛冲动。

病理解剖检查显示心绞痛的患者,至少有一支冠状动脉的主支管腔显著狭窄达横切面的

75％以上。有侧支循环形成者,则冠状动脉的主支有更严重的阻塞才会发生心绞痛。另一方面,冠状动脉造影发现 5％～10％的心绞痛患者,其冠状动脉的主要分支无明显病变,提示这些患者的心肌血供和氧供不足,可能是冠状动脉痉挛、冠状循环的小动脉病变、血红蛋白和氧的离解异常、交感神经过度活动、儿茶酚胺分泌过多或心肌代谢异常等所致。

患者在心绞痛发作之前,常有血压增高、心率增快、肺动脉压增高和肺毛细血管压增高的变化,反映心脏和肺的顺应性减低,发作时可有左心室收缩力和收缩速度降低、喷血速度减慢、左心室收缩压下降、心搏量和心排血量降低、左心室舒张末期压和血容量增加等左心衰竭的病理生理变化。左心室壁可呈收缩不协调或部分心室壁有收缩减弱的现象。

二、临床表现

(一)症状

1.典型发作

突然发生的胸骨后上、中段可波及心前区压榨性、闷胀性或窒息性疼痛,可放射至左肩、左上肢前内侧及无名指和小指。重者有濒死的恐惧感和冷汗,往往迫使患者停止活动。疼痛历时1～5 min,很少超过 15 min,休息或含化硝酸甘油多在 1～3min(很少超过 5 min)缓解。

2.不典型发作

(1)疼痛部位可出现在上腹部、颈部、下颌、左肩胛部或右前胸等。

(2)疼痛轻微或无疼痛,而出现胸部闷感、胸骨后烧灼感等,称心绞痛的相当症状。上述症状亦应为发作型,休息或含化硝酸甘油可缓解。

心前区刺痛,手指能明确指出疼痛部位,以及持续性疼痛或胸闷,多不是心绞痛。

(二)体征

平时一般无异常体征。心绞痛发作时可出现心率增快、血压增高、表情焦虑、出汗,有时出现第四或第三心音奔马律,可有暂时性心尖区收缩期杂音(乳头肌功能不全)。

(三)心绞痛严重程度的分级

根据加拿大心血管学会分类分为四级。

1.Ⅰ级:一般体力活动(如步行和登楼)不受限,仅在强、快或长时间劳力时发生心绞痛。

2.Ⅱ级:一般体力活动轻度受限。快步、饭后、寒冷或刮风中、精神应激或醒后数小时内步行或登楼;步行两个街区以上、登楼一层以上和爬山,均引起心绞痛。

3.Ⅲ级:一般体力活动明显受限,步行 1～2 个街区,登楼一层引起心绞痛。

4.Ⅳ级:一切体力活动都引起不适,静息时可发生心绞痛。

三、分型

(一)劳累性心绞痛

由活动和其他可引起心肌耗氧增加的情况下而诱发。又可分为以下几点。

1.稳定型劳累性心绞痛特点

(1)病程＞1 个月。

(2)胸痛发作与心肌耗氧量增加多有固定关系,即心绞痛阈值相对不变。

(3)诱发心绞痛的劳力强度相对固定,并可重复。

(4)胸痛发作在劳力当时,被迫停止活动,症状可缓解。

(5)心电图运动试验多呈阳性。

此型冠状动脉固定狭窄度超过管径 70%，多支病变居多，冠状动脉动力性阻塞多不明显，粥样斑块无急剧增大或破裂出血，故临床病情较稳定。

2.初发型劳力性心绞痛特点

(1)病程＜1 个月。

(2)年龄较轻。

(3)男性居多。

(4)临床症状差异大。

①轻型：中等度劳力时偶发。②重型：轻微用力或休息时频发；梗死前心绞痛为回顾性诊断。

此型单支冠状动脉病变多，侧支循环少，因冠状动脉痉挛或粥样硬化进展迅速，斑块破裂出血，血小板聚集，甚至有血栓形成，导致病情不稳定。

3.恶化型劳累性心绞痛特点

(1)心绞痛发作次数、持续时间、疼痛程度在短期内突然加重。

(2)活动耐量较以前明显降低。

(3)日常生活中轻微活动均可诱发，甚至安静睡眠时也可发作。

(4)休息或用硝酸甘油对缓解疼痛作用差。

(5)发作时心电图有明显的缺血性 ST−T 改变。

(6)血清心肌酶正常。

此型多属多支冠状动脉严重粥样硬化，并存在左主干病变，病情突然恶化可能因斑块脂质浸润急剧增大或破裂或出血，血小板凝聚血栓形成，使狭窄的冠状动脉管腔更堵塞，至活动耐量减低。

(二)自发性心绞痛

心绞痛发作与心肌耗氧量增加无明显关系，而与冠状动脉血流储备量减少有关，可单独发生或与劳累性心绞痛并存。与劳累性心绞痛相比，疼痛持续时间一般较长，程度较重，且不易为硝酸甘油所缓解。包括：

1.卧位型心绞痛特点

(1)有较长的劳累性心绞痛史。

(2)平卧时发作，多在午夜前，即入睡 1～2h 发作。

(3)发作时需坐起甚至需站立。

(4)疼痛较剧烈，持续时间较长。

(5)发作时 ST 段下降显著。

(6)预后差，可发展为急性心肌梗死或发生严重心律失常而死亡。

此型发生机制尚有争论，可能与夜梦、夜间血压降低或发生未被察觉的左心室衰竭，以致狭窄的冠状动脉远端心肌灌注不足；或平卧时静脉回流增加，心脏工作量增加，需氧增加等有关。

2.变异型心绞痛特点

(1)发病年龄较轻。

(2)发作与劳累或情绪多无关。

(3)易于午夜到凌晨时发作。

(4)几乎在同一时刻呈周期性发作。

(5)疼痛较重,历时较长。

(6)发作时心电图示有关导联的 ST 段抬高,与之相对应的导联则 ST 段可压低。

(7)含化硝酸甘油可使疼痛迅速缓解,抬高的 ST 段随之恢复。

(8)血清心肌酶正常。

本型心绞痛是由于在冠状动脉狭窄的基础上,该支血管发生痉挛,引起一片心肌缺血所致。冠状动脉造影正常的患者,也可由于该动脉痉挛而引起。冠状动脉痉挛可能与 α 肾上腺素能受体受到刺激有关,患者后期易发生心心肌梗死。

3.中间综合征

亦称急性冠状动脉功能不全特点

(1)心绞痛发作持续时间长,可达 30min 至 1h 以上。

(2)常在休息或睡眠中发作。

(3)心电图、放射性核素和血清学检查无心肌坏死的表现。本型心绞痛其性质介于心绞痛与心肌梗死之间,常是心肌梗死的前奏。

4.梗死后心绞痛

梗死后心绞痛是急性心肌梗死发生后 1 月内(不久或数周)又出现的心绞痛。由于供血的冠状动脉阻塞发生心肌梗死,但心肌尚未完全坏死,一部分未坏死的心肌处于严重缺血状态下又发生疼痛,随时有再发生梗死的可能。

(三)混合性心绞痛

混合性心绞痛的特点为:

(1)劳累性与自发性心绞痛并存,如兼有大支冠状动脉痉挛,除劳累性心绞痛外可并存变异型心绞痛,如兼有中等大冠脉收缩则劳累性心绞痛可在通常能耐受的劳动强度以下发生。

(2)心绞痛阈值可变性大,临床表现为在当天不同时间、当年不同季节的心绞痛阈值有明显变化,如伴有 ST 段压低的心绞痛患者运动能力的昼夜变化,或一天中首次劳累性发作的心绞痛。劳累性心绞痛患者遇冷诱发及餐后发作的心绞痛多属此型。

此类心绞痛为一支或多支冠脉有临界固定狭窄病变限制了最大冠脉储备力,同时有冠脉痉挛收缩的动力性阻塞使血流减少,故心肌耗氧量增加与心肌供氧量减少两个因素均可诱发心绞痛。

近年"不稳定型心绞痛"一词在临床上被广泛应用,指介于稳定型劳累性心绞痛与急性心肌梗死和猝死之间的中间状态。它包括了除稳定型劳累性心绞痛外的上述所有类型的心绞痛,还包括冠状动脉成形术后心绞痛、冠状动脉旁路术后心绞痛等新近提出的心绞痛类型。其病理基础是在原有病变基础上发生冠状动脉内膜下出血、粥样硬化斑块破裂、血小板或纤维蛋白凝集、形成血栓、冠状动脉痉挛等。

四、辅助检查

(一)心电图

1.静息时心电图

心绞痛不发作时,约半数患者在正常范围,也可有非特异性 ST－T 异常或陈旧性心肌梗死图形,有时有房室或束支传导阻滞、过早搏动等。

2.心绞痛发作时心电图

绝大多数患者可出现暂时性心肌缺血引起的 ST 段移位;有时 T 波倒置者发作时变直立(伪改善),心内膜下心肌缺血的 ST 段水平或下斜压低$\geq$1mm,变异性心绞痛发作时,ST 段抬高$\geq$2mm(变异型心绞痛);T 波低平或倒置。可出现各种心律失常。

3.心电图负荷试验

用于心电图正常或可疑时。有双倍二级梯运动试验(master 试验)、活动平板运动试验、蹬车试验潘生丁试验、心房调搏和异丙肾上腺素静脉滴注试验等。

4.动态心电图

24h 持续记录心电图 ST-T 改变,以证实胸痛时有无心电图缺血改变及无痛性禁忌缺血发作。

(二)放射性核素检查

1.^{201}铊(^{201}Tl)心肌显像或兼作负荷(运动)试验

休息时铊显像所示灌注缺损主要见于心肌梗死后瘢痕部位。而缺血心肌常在心脏负荷后显示灌注缺损,并在休息后复查出现缺损区再灌注现象。近年用^{99m}Tc－MIBI 作心肌灌注显像(静息或负荷)取得良好效果。

2.放射性核素心腔造影

静脉内注射焦磷酸亚锡被细胞吸附后,再注射^{201}TI,即可使红细胞被标记上放射性核素,得到心腔内血池显影。可测定左心室射血分数及显示室壁局部运动障碍。

(三)超声心动图

二维超声心动图可检出部分冠状动脉左主干病变,结合运动试验可观察到心室壁节段性运动异常,有助于心肌缺血的诊断,静息状态下心脏图像阴性,尚可通过负荷试验确定,近年三维、经食管、血管内和心内超声检查增加了其诊断的阳性率和准确性。

(四)心脏 X 线检查

无异常发现或见心影增大、肺充血等。

(五)冠状动脉造影

可直接观察冠状动脉解剖及病变程度与范围是确诊冠心病的金标准。但它是一种有一定危险的有创检查,不宜作为常规诊断手段。其主要指征如下。

(1)胸痛疑似心绞痛不能确诊者。

(2)内科治疗无效的心绞痛,需明确冠状病变情况而考虑手术者。

(六)激发试验

为诊断冠脉痉挛,常用冷加压、过度换气及麦角新碱作激发试验,前两种试验较安全,但敏感性差,麦角新碱可引起冠脉剧烈收缩,仅适用于造影时冠脉正常或固定狭窄病变<50%的可

疑冠脉痉挛患者。

五、诊断要点

根据典型的发作特点和体征,含用硝酸甘油后缓解,结合年龄和存在冠心病易患因素,除外其他原因所致的心绞痛,一般即可建立诊断。下列几方面有助于临床上判别心绞痛。

(一)性质

心绞痛应是压榨紧缩、压迫窒息、沉重闷胀性疼痛,而非刀割样尖锐痛或抓痛、短促的针刺样或触电样痛或昼夜不停地胸闷感觉。其实也并非"绞痛"。在少数患者可为烧灼感、紧张感或呼吸短促伴有咽喉或气管上方紧窄感。疼痛或不适感开始时较轻,逐渐增剧,然后逐渐消失,很少因为体位改变或呼吸运动所影响。

(二)部位

疼痛或不适处常位于胸骨机器附近,也可发生在上腹部至咽部之间的任何水平处,但极少在咽部以上。有时可位于左肩或左臂,偶尔也可位于右臂、下颌、下颈椎、上胸椎、左肩胛骨间或肩胛骨上区,然而位于左腋下或左胸下者很少。对于疼痛或不适感分布的范围,患者常需用整个手掌或拳头来指示,仅用一手指的指端来指示者极少。

(三)时限

为 1～15 min,多数 3～5 min,偶有达 30min 的(中间综合征除外)。疼痛持续仅数秒钟或不适感(多为闷感)持续整天或数天者均不似心绞痛。

(四)诱发因素

以体力劳累为主,其次为情绪激动,再次为寒冷环境、进冷饮及身体其他部位的疼痛。在体力活动后而不是在体力活动的当时发生的不适感,不似心绞痛。体力活动再加情绪激动,则更易诱发,自发性心绞痛可在无任何明显诱因下发生。

(五)硝酸甘油的效应

舌下含用硝酸甘油片如有效,心绞痛应于 1～2min 内缓解(也有需 5 min 的,要考虑到患者可能对时间的估计不够准确),对卧位型的心绞痛,硝酸甘油可能无效。在评定硝酸甘油的效应时,还要注意患者所用的药物是否已经失效或接近失效。

(六)心电图

发作时心电图检查可见以 R 波为主的导联中,ST 段压低,T 波平坦或倒置(变异型心绞痛者则有关导联 ST 段抬高),发作过后数分钟内逐渐恢复。心电图无改变的患者可考虑做负荷试验。发作不典型者,诊断要依靠观察硝酸甘油的疗效和发作时心电图的改变;如仍不能确诊,可多次复查心电图、心电图负荷试验或 24h 动态心电图连续监测,如心电图出现阳性变化或负荷试验诱致心绞痛发作时亦可确诊。

六、鉴别诊断

(一)X 综合征

目前临床上被称为 X 综合征的有两种情况:一是 1973 年 Kemp 所提出的原因未明的心绞痛;二是 1988 年 Keaven 所提出的与胰岛素抵抗有关的代谢失常。心绞痛需与 Kemp 的 X 综合征相鉴别。X 综合征(Kemp)目前被认为是小的冠状动脉舒缩功能障碍所致,以反复发作劳累性心绞痛为主要表现,疼痛亦可在休息时发生,发作时或负荷后心电图可示心肌缺血表现、核素心肌灌注可示灌注缺损、超声心动图可示节段性室壁运动异常。本病多见于女性,冠心病的易患因素不明显,疼痛症状不甚典型,冠状动脉造影阴性,左心室无肥厚表现,麦角新碱试验阴性,治疗反应不稳定而预后良好则与冠心病心绞痛不同。

(二)心脏神经官能症

多发于青年或更年期的女性患者,心前区刺痛或经常性胸闷,与体力活动无关,常伴心悸及叹息样呼吸,手足麻木等。过度换气或自主神经功能紊乱时可有 T 波低平或倒置,但心电图心得安试验或氯化钾试验时 T 波多能恢复正常。

(三)急性心肌梗死

急性心肌梗死疼痛部位与心绞痛相仿,但程度更剧烈,持续时间多在半小时以上,硝酸甘油不能缓解。常伴有休克、心律失常及心衰;心电图面向梗死部位的导联 ST 段抬高,常有异常 Q 波;血清心肌酶增高。

(四)其他心血管病

如主动脉夹层形成、主动脉窦瘤破裂、主动脉瓣病变、肥厚型心肌病、急性心包炎等。

(五)颈胸疾患

如颈椎病、胸椎病、肋软骨炎、肩关节周围炎、胸肌劳损、肋间神经痛、带状疱疹等。

(六)消化系统疾病

如食管裂孔疝、贲门痉挛、胃及十二指肠溃疡、急性胰腺炎、急性胆囊炎及胆石症等。

七、治疗

预防本病主要是防止动脉粥样硬化的发生和发展。治疗原则是改善冠状动脉的供血和减轻心肌的耗氧,同时治疗动脉粥样硬化。

(一)发作时的治疗

1.休息

发作时立刻休息,一般患者在停止活动后症状即可消除。

2.药物治疗

较重的发作,可使用作用快的硝酸酯制剂。这类药物除扩张冠状动脉、降低其阻力、增加其血流量外,还通过对周围血管的扩张作用,减少静脉回心血量,降低心室容量、心腔内压、心排血量和血压,减低心脏前后负荷和心肌的需氧量,从而缓解心绞痛。

(1)硝酸甘油:可用 0.3～0.6mg 片剂,置于舌下含化,使其迅速为唾液所溶解而吸收,1～2min 即开始起作用,约半小时后作用消失,对约 92% 的患者有效,其中 76% 在 3min 内见效。延迟见效或完全无效时提示患者并非患冠心病或患严重的冠心病,也可能所含的药物已失效或未溶解,如属后者可嘱患者轻轻嚼碎之继续含化。长期反复应用可由于产生耐药性而效力减低,停用 10d 以上,可恢复有效性。近年还有喷雾剂和胶囊制剂,能达到更迅速起效的目的。不良反应有头昏、头胀痛、头部跳动感、面红、心悸等,偶尔有血压下降,因此第一次用药时,患者宜取平卧位,必要时吸氧。

(2)硝酸异山梨酯(消心痛):可用 5～20mg,舌下含化,2～5 min 见效,作用维持 2～3h。或用喷雾剂喷到口腔两侧黏膜上,每次 1.25 mg,1min 见效。

(3)亚硝酸异戊酯:为极易气化的液体,盛于小安瓿内,每安瓿 0.2mL,用时以小手帕包裹敲碎,立即盖于鼻部吸入。作用快而短,在10~15 s开始,几分钟即消失。本药作用与硝酸甘油相同,其降低血压的作用更明显,有引起晕厥的可能,目前临床多不推荐使用。同类制剂还有亚硝酸辛酯。

在应用上述药物的同时,可考虑用镇静药。

(二)缓解期的治疗

宜尽量避免各种确知足以诱致发作的因素。调节饮食,特别是一次进食不应过饱,禁绝烟酒。调整日常生活与工作量;减轻精神负担;保持适当的体力活动,但以不致发生疼痛症状为度;有血脂质异常者积极调整血脂;一般不需卧床休息。在初次发作(初发型)或发作增多、加重(恶化型)或卧位型、变异型、中间综合征、梗死后心绞痛等,疑为心肌梗死前奏的患者,应予休息一段时间。

使用作用持久的抗心绞痛药物,应防止心绞痛发作,单独选用、交替应用或联合应用下列作用持久的药物。

1.硝酸酯制剂

(1)硝酸异山梨酯:①硝酸异山梨酯:口服后半小时起作用,持续12h,常用量为10~20mg/4~6h,初服时常有头痛反应,可将单剂改为5 mg,以后逐渐加量。②单硝酸异山梨酯(异乐定):口服后吸收完全,解离缓慢,药效达8h,常用量为20~40mg/8~12h。近年倾向于应用缓释制剂减少服药次数,硝酸异山梨酯的缓释制剂1次口服作用持续8h,可用20~60mg/8h;单硝酸异山梨酯的缓释制剂用量为50mg,每天1~2次。

(2)长效硝酸甘油制剂:①硝酸甘油缓释制剂:口服后使硝酸甘油部分药物得以逃逸肝脏代谢,进入体循环而发挥其药理作用。一般服后半小时起作用,时间可长达8~12h,常用剂量为2.5 mg,每天2~3次。②硝酸甘油软膏和贴片制剂:前者为2%软膏,均匀涂于皮肤上,每次直径2~5厘米,涂药60~90min起作用,维持4~6h;后者每贴含药20mg,贴于皮肤上后1h起作用,维持12~24h。胸前或上臂皮肤为最合适于涂或贴药的部位,以预防夜间心绞痛。

患青光眼、颅内压增高、低血压或休克者不宜选用本类药物。

2.β肾上腺素能受体阻滞剂(β受体阻滞剂)

β受体有β₁和β₂两个亚型。心肌组织中β₁受体占主导地位而支气管和血管平滑肌中以β₂受体为主。所有β受体阻滞剂对两型β受体都能抑制,但对心脏有些制剂有选择性作用。它们具有阻断拟交感胺类对心率和心收缩力受体的刺激作用,减慢心率,降低血压,减低心肌收缩力和氧耗量,从而缓解心绞痛的发作。此外,还减低运动时血流动力的反应,使在同一运动量水平上心肌耗氧量减少;使不缺血的心肌区小动脉(阻力血管)缩小,从而使更多的血液通过极度扩张的侧支循环(输送血管)流入缺血区。国外学者建议用量要大。不良反应有心室射血时间延长和心脏容积增加,这虽可能使心肌缺血加重或引起心力衰竭,但其使心肌耗氧量减少的作用远超过其不良反应。常用制剂有:

(1)普萘洛尔(心得安):每天3~4次,开始时每次10mg,逐步增加剂量,达每天80~200mg;其缓释制剂用160mg,1次/d。

(2)氧烯洛尔(心得平):每天3~4次,每次20~40mg。

(3)阿普洛尔(心得舒):每天2~3次,每次25~50mg。

(4)吲哚洛尔(心得静):每天 3～4 次,每次 5 mg,逐步增至 60mg/d。

(5)索他洛尔(心得怡):每天 2～3 次,每次 20mg,逐步增至 200mg/d。

(6)美托洛尔(美多心安):每天 2 次,每次 25～50mg;其缓释制剂用 100～200mg,1 次/d。

(7)阿替洛尔(氨酰心安):每天 2 次,每次 12.5～25 mg。

(8)醋丁洛尔(醋丁酰心安):每天 200～400mg,分 2～3 次服。

(9)纳多洛尔(康加多尔):每天 1 次,每次 40～80mg。

(10)噻吗洛尔(噻吗心安):每天 2 次,每次 5～15 mg。

本类药物有引起心动过缓、降低血压、抑制心肌收缩力、引起支气管痉挛等作用,长期应用有些可以引起血脂增高,故选用药物时和用药过程中要加以注意和观察。新的一代制剂中赛利洛尔具有心脏选择性 β_1 受体阻滞作用,同时部分的激动 β_2 受体。其减缓心率的作用较轻,甚至可使夜间心率增快;有轻度兴奋心脏的作用;有轻度扩张支气管平滑肌的作用;使血胆固醇、低密度脂蛋白和甘油三酯降低而高密度脂蛋白胆固醇增高;使纤维蛋白降低而纤维蛋白原增高;长期应用对血糖无影响,因而更适用于老年冠心患者。剂量为 200～400mg,每天 1 次。我国患者对降受体阻滞剂的耐受性较差宜用低剂量。

β 受体阻滞剂可与硝酸酯合用,但要注意:①β 受体阻滞剂可与硝酸酯有协同作用,因而剂量应偏小,开始剂量尤其要注意减小,以免引起体位性低血压等不良反应。②停用 β 受体阻滞剂时应逐步减量,如突然停用有诱发心肌梗死的可能。③心功能不全,支气管哮喘以及心动过缓者不宜用。由于其有减慢心律的不良反应,因而限制了剂量的加大。

3.钙通道阻滞剂亦称钙拮抗剂

此类药物抑制钙离子进入细胞内,也抑制心肌细胞兴奋,收缩耦联中钙离子的利用。因而抑制心肌收缩,减少心肌耗氧;扩张冠状动脉,解除冠状动脉痉挛,改善心内膜下心肌的血供;扩张周围血管,降低动脉压,减轻心脏负荷;还降低血液黏度,抗血小板聚集,改善心肌的微循环。常用制剂有:

(1)苯烷胺衍生物:最常用的是维拉帕米(异搏定)80～120mg,每天 3 次;其缓释制剂240～480mg,每天 1 次。不良反应有头晕、恶心、呕吐、便秘、心动过缓、PR 间期延长、血压下降等。

(2)二氢吡啶衍生物:①硝苯地平(心痛定):40～80mg,每 4～8h 1 次口服;舌下含用3～5 min后起效;其缓释制剂用量为 240mg,每天 1 次。②氨氯地平(络活喜):5～10mg,每天1 次。③尼卡地平:10～30mg,每天 3～4 次。④尼索地平:10～20mg,每天 2～3 次。⑤非洛地平(波依定):5～20mg,每天 1 次。⑥伊拉地平:2.5～10mg,每 12h 1 次。

本类药物的不良反应有头痛、头晕、乏力、面部潮红、血压下降、心率增快、下肢水肿等,也可有胃肠道反应。

(3)苯噻氮唑衍生物:最常用的是地尔硫䓬(恬尔心、合心爽),30～60mg,每天 3 次,其缓释制剂用量为 45～90mg,每天 2 次。

不良反应有头痛、头晕、皮肤潮红、下肢水肿、心率减慢、血压下降、胃肠道不适等。

以钙通道阻滞剂治疗变异型心绞痛的疗效最好。本类药可与硝酸酯同服,其中二氢吡啶衍生物类如硝苯地平尚可与 β 阻滞剂同服,但维拉帕米和地尔硫䓬与 β 阻滞剂合用时则有过度抑制心脏的危险。停用本类药时也宜逐渐减量然后停服,以免发生冠状动脉痉挛。

4.冠状动脉扩张剂

冠状动脉扩张剂为能扩张冠状动脉的血管扩张剂,从理论上说将能增加冠状动脉的血流,改善心肌的血供,缓解心绞痛。但由于冠心病时冠状动脉病变情况复杂,有些血管扩张剂如双嘧达莫,可能扩张无病变或轻度病变的动脉较扩张重度病变的动脉远为显著,减少侧支循环的血流量,引起所谓"冠状动脉窃血",增加了正常心肌的供血量,使缺血心肌的供血量反而更减少,因而不再用于治疗心绞痛。目前仍用的有以下几种。

(1)吗多明:1~2mg,每天2~3次,不良反应有头痛、面红、胃肠道不适等。

(2)胺碘酮:100~200mg,每天3次,也用于治疗快速心律失常,不良反应有胃肠道不适、药疹、角膜色素沉着、心动过缓、甲状腺功能障碍等。

(3)乙氧黄酮:30~60mg,每天2~3次。

(4)卡波罗孟:75~150mg,每天3次。

(5)奥昔非君:8~16mg,每天3~4次。

(6)氨茶碱:100~200mg,每天3~4次。

(7)罂粟碱:30~60mg,每天3次等。

(三)中医中药治疗

根据祖国医学辨证论治,采用治标和治本两法。所谓治标,主要在疼痛期应用,以"通"为主的方法,有活血、化瘀、理气、通阳、化痰等法;所谓治本,一般在缓解期应用,以调整阴阳、脏腑、气血为主,有补阳、滋阴、补气血、调理脏腑等法。其中以"活血化瘀"法(常用丹参、红花、川芎、蒲黄、郁金等)和"芳香温通"法(常用苏合香丸、苏冰滴丸、宽胸丸、保心丸、麝香保心丸等)最为常用。此外,针刺或穴位按摩治疗也有一定疗效。

(四)其他药物和非药物治疗

右旋糖酐40或羟乙基淀粉注射液:250~500mL/d,静脉滴注14~30日为一疗程,作用为改善微循环的灌流,可能改善心肌的血流灌注,可用于心绞痛的频繁发作。高压氧治疗增加全身的氧供应,可使顽固的心绞痛得到改善,但疗效不易巩固。体外反搏治疗可能增加冠状动脉的血供,也可考虑应用。兼有早期心力衰竭者,治疗心绞痛的同时宜用快速作用的洋地黄类制剂。鉴于不稳定型心绞痛的病理基础是在原有冠状动脉粥样硬化病变上发生冠状动脉内膜下出血、斑块破裂、血小板或纤维蛋白凝集形成血栓,近年对之采用抗凝血、溶血栓和抗血小板药物治疗,收到较好的效果。

(五)冠状动脉介入性治疗

1.经皮冠状动脉腔内成形术(PTCA)

为用带球囊的心导管经周围动脉送到冠状动脉,在导引钢丝的引导下进入狭窄部位,向球囊内注入造影剂使之扩张,在有指征的患者中可收到与外科手术治疗同样的效果。过去认为理想的指征有以下几点。

(1)心绞痛病程(<1年)药物治疗效果不佳,患者失健。

(2)1支冠状动脉病变,且病变在近端、无钙化或痉挛。

(3)有心肌缺血的客观证据。

(4)患者有较好的左心室功能和侧支循环。无法行 PTCA 或施行本术如不成功需作紧急主动脉－冠状动脉旁路移植手术。

近年随着技术的改进,经验的累积,手术指征已扩展到:①治疗多支或单支多发病变。②治疗近期完全闭塞的病变,包括发病 6h 内的急性心肌梗死。③治疗病情初步稳定 2～3 周后的不稳定型心绞痛。④治疗主动脉－冠状动脉旁路移植术后血管狭窄。无血供保护的左冠状动脉主干病变为用本手术治疗的禁忌。本手术即时成功率在 90％左右,但术后 3～6 个月内,25％～35％患者可再发生狭窄。

2.冠状动脉内支架安置术(ISI)

以不锈钢、钴合金或钽等金属和高分子聚合物制成的筛网状、含槽的管状和环绕状的支架,通过心导管置入冠状动脉,由于支架自行扩张或借球囊膨胀作用使其扩张,支撑在血管壁上,从而维持血管内血流畅通。用于:

(1)改善 PTCA 的疗效,降低再狭窄的发生率,尤其适于 PTCA 扩张效果不理想者。

(2)PTCA 术时由于冠状动脉内膜撕脱、血管弹性而回缩、冠状动脉痉挛或血栓形成而出现急性血管闭塞者。

(3)慢性病变冠状动脉近于完全阻塞者。

(4)旁路移植血管段狭窄者。

(5)急性心肌梗死者。术后使用抗血小板治疗预防支架内血栓形成,目前认为新一代的抗血小板制剂－血小板 GPIIb/III受体阻滞剂有较好效果,可用 abciximab 静脉注射,0.25 mg/kg,然后静脉滴注 $10\mu g/kg/h$,共 12h;或 eptifibatibe 静脉注射,$180\mu g/kg$,然后,静脉滴注每分钟 $2\mu g/kg$,共 96h;或tirofiban,静脉滴注每分钟 $0.4\mu g/kg$,共 30min,然后每分钟 $0.1\mu g/kg$,滴注48h。口服制剂有:xemilofiban:5～20mg,每天 2 次等。也可口服常用的抗血小板药物如阿司匹林、双嘧达莫、噻氯吡啶或较新的氯吡格雷等。

3.其他介入性治疗

尚有冠状动脉斑块旋切术、冠状动脉斑块旋切吸引术、冠状动脉斑块旋磨术、冠状动脉激光成形术等,这些在 PTCA 的基础上发展的方法,期望使冠状动脉再通更好,使再狭窄的发生率降低。近年还有用冠状动脉内超声、冠状动脉内放射治疗的介入性方法,其结果有待观察。

(六)运动锻炼疗法

谨慎安排进度适宜的运动锻炼有助于促进侧支循环的发展,提高体力活动的耐受量,改善症状。

(七)不稳定型心绞痛的处理

各种不稳定型心绞痛的患者均应住院卧床休息,在密切监护下,进行积极的内科治疗,尽快控制症状和防止发生心肌梗死,需取血测血清心肌酶和观察心电图变化以除外急性心肌梗死,并注意胸痛发作时的 ST 段改变。胸痛时可先含硝酸甘油 0.3～0.6mg,如反复发作可舌下含硝酸异山梨酯 5～10mg,每2h 1 次,必要时加大剂量,以收缩压不过于下降为度,症状缓解后改为口服。如无心力衰竭可加用 β 受体阻滞剂和/或钙通道阻滞剂,剂量可偏大些。胸痛严重而频繁或难以控制者,可静脉内滴注硝酸甘油,以1mg溶于 5％葡萄糖液 50～100mL 中,开始时 10～20$\mu g/min$,需要时逐步增加至 100～200$\mu g/min$;也可用硝酸异山梨酯 10mg 溶于

5％葡萄糖 100mL 中,以 30～100μg/min 静脉滴注。对发作时 ST 段抬高或有其他证据提示其发作主要由冠状动脉痉挛引起者,宜用钙通道阻滞剂取代 β 受体阻滞剂。鉴于本型患者常有冠状动脉内粥样斑块破裂、血栓形成、血管痉挛以及血小板聚集等病变基础,近年主张用阿司匹林口服和肝素或低分子肝素皮下或静脉内注射以预防血栓形成。情况稳定后行选择性冠状动脉造影,考虑介入或手术治疗。

八、护理

(一)护理评估

1.病史

询问有无高血压、高脂血症、吸烟、糖尿病、肥胖等危险因素,及劳累、情绪激动、饱食、寒冷、吸烟、心动过速、休克等诱因。

2.身体状况

主要评估胸痛的特征,包括诱因、部位、性质、持续时间、缓解方式及心理感受等。典型心绞痛的特征为:①发作在劳力等诱因的当时。②疼痛部位在胸骨体上段或中段之后,可波及心前区约手掌大小范围,甚至横贯前胸,界限不清晰,常放射至左肩臂内侧达无名指和小指,或至颈、咽、下颌部。③疼痛性质为压迫、紧缩性闷痛或烧灼感,偶伴濒死感,迫使患者立即停止原来的活动,直至症状缓解。④疼痛一般持续3～5 min,经休息或舌下含化硝酸甘油,几分钟内缓解,可数日或数周发作 1 次,或一日发作多次。⑤发作时多有紧张或恐惧,发作后有焦虑、多梦。

发作时体检常有心率加快、血压升高、面色苍白、冷汗,部分患者有暂时性心尖部收缩期杂音、舒张期奔马律、交替脉。

3.实验室及其他检查

(1)心电图检查:主要是在 R 波为主的导联上,ST 段和 T 波异常等。

(2)心电图负荷试验:通过增加心脏负荷及心肌氧耗量,激发心肌缺血性 ST-T 改变,有助于临床诊断和疗效评定等。常用的方法有:饱餐试验、双倍阶梯运动试验及次极量运动试验(蹬车运动试验、活动平板运动试验)等。

(3)动态心电图:可以连续 24h 记录心电图,观察缺血时的 ST-T 改变,有助于诊断、观察药物治疗效果以及有无心律失常。

(4)超声波检查:二维超声显示:左主冠状动脉及分支管腔可能变窄,管壁不规则增厚及回声增强。心绞痛发作时或运动后局部心肌运动幅度减低或无运动及心功能减低。超声多普勒于二尖瓣上取样,可测出舒张早期血液速度减低,舒张末期流速增加,表示舒张早期心肌顺应性减低。

(5)X 线检查:冠心病患者在合并有高血压病或心功能不全时,可有心影扩大、主动脉弓屈曲延长;心衰重时,可合并肺充血改变;有陈旧心肌梗死合并室壁瘤时,X 线下可见心室反向搏动(记波摄影)。

(6)放射性核素检查:静脉注射[201]铊,心肌缺血区不显像。[201]铊运动试验以运动诱发心肌缺血,可使休息时无异常表现的冠心病患者呈现不显像的缺血区。

(7)冠状动脉造影:可发现中动脉粥样硬化引起的狭窄性病变及其确切部位、范围和程度,并能估计狭窄处远端的管腔情况。

(二)护理目标

(1)患者主诉胸痛次数减少,程度减轻。

(2)患者能够掌握活动规律并保持最佳活动水平,表现为活动后不出现心律失常和缺氧表现。心率、血压、呼吸维持在预定范围。

(3)患者能够运用有效的应对机制减轻或控制焦虑。

(4)患者能了解本病防治常识,说出所服用药物的名称、用法、作用和不良反应。

(5)无并发症发生。

(三)护理措施

1.一般护理

(1)患者应卧床休息,嘱患者避免突然用力的动作,饭后不宜进行体力活动,防止精神紧张、情绪激动、受寒、饱餐及吸烟酗酒,宜少量多餐,用清淡饮食,不宜进含动物脂肪及高胆固醇的食物。

对有恐惧和焦虑心理的患者,应向患者解释冠心病的性质,只要注意生活保健,坚持治疗,可以防止病情的发展;对情绪不稳者,可适当应用镇静剂。

(2)保持大小便通畅,做好皮肤及口腔的护理。

2.病情观察与护理

(1)不稳定型心绞痛患者应放监护室予以监护,密切观察病情和心电图变化,观察胸痛持续的时间、次数,并注意观察硝酸盐类等药物的不良反应。发现异常,及时报告医师,并协助相应的处理。

(2)患者心绞痛发作时,嘱其安静卧床休息,做心电图检查观察其 ST−T 的改变,并给予舌下含化硝酸甘油 0.6mg,吸氧。对有频繁发作的心绞痛或属自发型心绞痛的患者,疼痛持续 15~30 分钟仍未缓降,需提高警惕,用心电监护观察有无发展为心肌梗死。如有上述变化,应及时报告医生。

(四)健康教育

(1)患者及家属讲解有关疾病的病因及诱发因素,防止过度脑力劳动,适当参加体力活动;合理搭配饮食结构;肥胖者需限制饮食;戒烟酒。积极防治高血压、高脂血症和糖尿病。有上述疾病家族史的青年,应早期注意血压及血脂变化,争取早期发现,及时治疗。

(2)心绞痛症状控制后,应坚持服药治疗。避免导致心绞痛发作的诱因。对不经常发作者,需鼓励做适当的体育锻炼如散步、打太极拳等,这样有利于冠状动脉侧支循环的建立。随身携带硝酸甘油片或亚硝酸异戊酯等药物,以备心绞痛发作时自用。

(3)出院时指导患者根据病情调整饮食结构,坚持医生、护士建议的合理化饮食。教会家属正确测量血压、脉搏、体温的方法。教会患者及家属识别与自身有关的诱发因素,如吸烟,情绪激动等。

(4)出院带药,给患者提供有关的书面材料,指导患者正确用药。

(5)叮嘱患者门诊随访知识。

第三节　急性心肌梗死

急性心肌梗死(acute myocardial infarction,AMI)是急性心肌缺血性坏死。是在冠状动脉病变的基础上,发生冠状动脉血供急剧减少或中断,使相应的心肌严重而持久地急性缺血所致。原因通常是在冠状动脉样硬化病变的基础上继发血栓形成所致。非动脉粥样硬化所导致的心肌梗死可由感染性心内膜炎、血栓脱落、主动脉夹层形成、动脉炎等引起。

本病在欧美常见,20世纪50年代美国本病死亡率＞300/10万人口,20世纪70年代以后降到＜200/10万人口。美国35～84岁人群的年发病率男性为71‰,女性为22‰;每年约有80万人发生心肌梗死,45万人再梗死。在我国本病远不如欧美多见,20世纪70年代和80年代,北京、河北、哈尔滨、黑龙江、上海、广州等省市年发病率仅0.2‰～0.6‰,其中以华北地区最高。

一、病因和发病机制

急性心肌梗死绝大多数(90％以上)是由于冠状动脉粥样硬化所致。由于冠状动脉有弥漫而广泛的粥样硬化病变,使管腔有＞75％的狭窄,侧支循环尚未充分建立,在此基础上一旦由于管腔内血栓形成、劳力、情绪激动、休克、外科手术或血压剧升等诱因而导致血供进一步急剧减少或中断,使心肌严重而持久急性缺血达1小时以上,即可发生心肌梗死。

冠状动脉闭塞后约半小时,心肌开始坏死,1小时后心肌凝固性坏死,心肌间质充血、水肿、炎性细胞浸润。以后坏死心肌逐渐溶解,形成肌溶灶,随后渐有肉芽组织形成,坏死组织约有1～2周后开始吸收,逐渐纤维化,在6～8周形成瘢痕而愈合,即为陈旧性心肌梗死。坏死心肌波及心包可引起心包炎。心肌全层坏死,可产生心室壁破裂,游离壁破裂或室间隔穿孔,也可引起乳头肌断裂。若仅有心内膜下心肌坏死,在心室腔压力的冲击下,外膜下层向外膨出,形成室壁膨胀瘤,造成室壁运动障碍甚至矛盾运动,严重影响左心室射血功能。冠状动脉可有一支或几支闭塞而引起所供血区部位的梗死。

急性心肌梗死时,心脏收缩力减弱,顺应性减低,心肌收缩不协调,心排出量下降,严重时发生泵衰竭、心源性休克及各种心律失常,病死率高。

二、病理生理

主要出现左心室舒张和收缩功能障碍的一些血流动力学变化,其严重度和持续时间取决于梗死的部位、程度和范围。当心脏收缩力减弱、顺应性减低、心肌收缩不协调时,左心室压力曲线最大上升速度(dp/dt)减低,左心室舒张末期压增高、舒张和收缩末期容量增多。射血分数减低,心搏血量和心排血量下降,心率增快或有心律失常,血压下降,静脉血氧含量降低。心室重构出现心壁厚度改变、心脏扩大和心力衰竭(先左心衰竭然后全心衰竭),可发生心源性休克。右心室梗死在心肌梗死患者中少见,其主要病理生理改变是右心衰竭的血流动力学变化,右心房压力增高,高于左心室舒张末期压,心排血量减低,血压下降。

急性心肌梗死引起的心力衰竭称为泵衰竭,按Killip分级法可分为:Ⅰ级尚无明显心力衰竭;Ⅱ级有左心衰竭,肺部啰音＜50％肺野;Ⅲ级有急性肺水肿,全肺闻及大、小、干、湿、啰音;

Ⅳ级有心源性休克等不同程度或阶段的血流动力学变化。心源性休克是泵衰竭的严重阶段。但如兼有肺水肿和心源性休克则情况最严重。

三、临床表现

(一)病史

发病前常有明显诱因,如精神紧张、情绪激动、过度体力活动、饱餐、高脂饮食、糖尿病未控制、感染、手术、大出血、休克等。少数在睡眠中发病。约有半数以上的患者过去有高血压及心绞痛史。部分患者则无明确病史及先兆表现,首次发展即是急性心肌梗死。

(二)症状

1.先兆症状

急性心肌梗死多突然发病,少数患者起病症状轻微。1/2～2/3的患者起病前1～2日至1～2周或更长时间有先兆症状,其中最常见的是稳定性心绞痛转变为不稳定型;或既往无心绞痛,突然出现心绞痛,且发作频繁,程度较重,用硝酸甘油难以缓解,持续时间较长。伴恶心、呕吐、血压剧烈波动。心电图显示 ST 段一时性明显上升或降低,T 波倒置或增高。这些先兆症状如诊断及时,治疗得当,约半数以上患者可免于发生心肌梗死;即使发生,症状也较轻,预后较好。

2.胸痛

为最早出现而突出的症状。其性质和部位多与心绞痛相似,但常发生于安静或睡眠时,程度更为剧烈,呈难以忍受的压榨、窒息,甚至"濒死感",伴有大汗淋漓及烦躁不安。持续时间可长达 1～2 小时甚至 10 小时以上,或时重时轻达数天之久。用硝酸甘油无效,需用麻醉性镇痛药才能减轻。疼痛部位多在胸骨后,但范围较为广泛,常波及整个心前区,约 10% 的病例波及剑突下及上腹部或颈、背部,偶尔到下颌、咽部及牙齿处。约 25% 病例无明显的疼痛,多见于老年、糖尿病(由于感觉迟钝)或神志不清患者,或有急性循环衰竭者,疼痛被其他严重症状所掩盖。15%～20% 病例在急性期无症状。

3.心律失常

见于 75%～95% 的患者,多发生于起病后 1～2 日,而以 24 小时内最多见。经心电图观察可出现各种心律失常,可伴乏力、头晕、晕厥等症状,且为急性期引起死亡的主要原因之一。其中最严重的心律失常是室性异位心律(包括频发性早搏、阵发性心动过速和颤动)。频发(> 5 次/min),多源,成对出现,或 R 波落在 T 波上的室性早搏可能为心室颤动的先兆。房室传导阻滞和束支传导阻滞也较多见,严重者可出现完全性房室传导阻滞。室上性心律失常则较少见,多发生于心力衰竭患者。前壁心肌梗死易发生室性心律失常,下壁(膈面)梗死易发生房室传导阻滞。

4.心力衰竭

主要是急性左心衰竭,发生率为 32%～485,为心肌梗死后收缩力减弱或不协调所致,可出现呼吸困难、咳嗽、烦躁及发绀等症状。严重时两肺满布湿啰音,形成肺水肿,进一步则导致右心衰竭。右心室心肌梗死者可一开始就出现右心衰竭,并伴血压下降。

5.低血压和休克

仅于疼痛剧烈时血压下降,未必是休克。但如疼痛缓解而收缩压仍低于 10.7kPa

(80mmHg),伴有烦躁不安、大汗淋漓、脉搏细快、尿量减少(<20mL/h)、神志恍惚甚至晕厥时,则为休克,主要为心源性,由于心肌广泛坏死、心排血量急剧下降所致。而神经反射引起的血管扩张尚属次要,有些患者还有血容量不足的因素参与。

6.胃肠道症状

疼痛剧烈时,伴有频繁的恶心呕吐、上腹胀痛、肠胀气等,与迷走神经张力增高有关。

7.全身症状

主要是发热,一般在发病后1~3天出现,体温38℃左右,持续约1周。

(三)体征

①约半数患者心浊音界轻度至中度增大,有心力衰竭时较显著。②心率多增快,少数可减慢。③心尖区第一心音减弱,有时伴有第三或第四心音奔马律。④10%~20%的患者在病后2~3天出现心包摩擦音,多数在几天内又消失,是坏死波及心包面引起的反应性纤维蛋白性心包炎所致。⑤心尖区可出现粗糙的收缩期杂音或收缩中晚期喀喇音,为二尖瓣乳头肌功能失调或断裂所致。⑥可听到各种心律失常的心音改变。⑦常见到血压下降到正常以下(病前高血压者血压可降至正常),且可能不再恢复到起病前水平。⑧还可伴有休克、心力衰竭的相应体征。

(四)并发症

心肌梗死除可并发心力衰竭及心律失常外,还可有下列并发症:

1.动脉栓塞

主要为左室壁血栓脱落所引起。根据栓塞的部位,可能产生脑部或其他部位的相应症状,常在起病后1~2周发生。

2.心室壁瘤

梗死部位在心脏内压的作用下,显著膨出。心电图常示持久的ST段持续抬高。

3.心肌破裂

少见。常在发病1周内出现,患者常突然心力衰竭甚至休克造成死亡。

4.乳头肌功能不全

乳头肌功能不全的病变可分为坏死性与纤维性二种,在发生心肌梗死后,心尖区突然出现响亮的全收缩期杂音,第一心音减低。

5.心肌梗死后综合征

发生率约10%,于心肌梗死后数周至数月内出现,可反复发生,表现为发热、胸痛、心包炎、胸膜炎或肺炎等症状、体征,可能为机体对坏死物质的过敏反应。

四、诊断要点

(一)诊断标准

诊断AMI必须至少具备以下标准中的两条。

(1)缺血性胸痛的临床病史,疼痛常持续30min以上。

(2)心电图的特征性改变和动态演变。

(3)心肌坏死的血清心肌标记物浓度升高和动态变化。

(二)诊断步骤

对疑为 AMI 的患者,应争取在 10min 内完成:

(1)临床检查(问清缺血性胸痛病史,如疼痛性质、部位、持续时间、缓解方式、伴随症状;查明心、肺、血管等的体征)。

(2)描记 18 导联心电图(常规 12 导联加 $V_7 \sim V_9$,$V_{3R} \sim V_{5R}$),并立即进行分析、判断。

(3)迅速进行简明的临床鉴别诊断后做出初步诊断(老年人突发原因不明的休克、心衰、上腹部疼痛伴胃肠道症状、严重心律失常或较重而持续性胸痛或胸闷,应慎重考虑有无本病的可能)。

(4)对病情做出基本评价并确定即刻处理方案。

(5)继之尽快进行相关的诊断性检查和监测,如血清心肌标记物浓度的检测,结合缺血性胸痛的临床病史、心电图的特征性改变,做出 AMI 的最终诊断。此外,尚应进行血常规、血脂、血糖、凝血时间、电解质等检测,二维超声心动图检查,床旁心电监护等。

(三)危险性评估

(1)伴下列任一项者,如高龄(>70 岁)、既往有心肌梗死史、心房颤动、前壁心肌梗死、心源性休克、急性肺水肿或持续低血压等可确定为高危患者。

(2)病死率随心电图 ST 段抬高的导联数的增加而增加。

(3)血清心肌标记物浓度与心肌损害范围呈正相关,可助估计梗死面积和患者预后。

五、鉴别诊断

(一)不稳定型心绞痛

疼痛的性质、部位与心肌梗死相似,但发作持续时间短、次数频繁,含服硝酸甘油有效。心电图的改变及酶学检查是与心肌梗死鉴别的主要依据。

(二)急性肺动脉栓塞

大块的栓塞可引起胸痛、呼吸困难、咯血、休克,但多出现右心负荷急剧增加的表现如有心室增大,P_2 亢进、分裂和有心衰体征。无心肌梗死时的典型心电图改变和血清心肌酶的变化。

(三)主动脉夹层

该病也具有剧烈的胸痛,有时出现休克,其疼痛常为撕裂样,一开始即达高峰,多放射至背部、腹部、腰部及下肢。两上肢的血压和脉搏常不一致是本病的重要体征。可出现主动脉瓣关闭不全的体征,心电图和血清心肌酶学检查无 AMI 时的变化。X 线和超声检查可出现主动脉明显增宽。

(四)急腹症

急性胆囊炎、胆石症、急性坏死性胰腺炎、溃疡病穿孔等常出现上腹痛及休克的表现,但应有相应的腹部体征,心电图及影像、酶学检查有助于鉴别。

(五)急性心包炎

尤其是非特异性急性心包炎,也可出现严重胸痛、心电图 ST 段抬高,但该病发病前常有上呼吸道感染,呼吸和咳嗽时疼痛加重,早期即有心包摩擦音。无心电图的演变及酶学异常。

六、处理

(一)治疗原则

改善冠状动脉血液供给,减少心肌耗氧,保护心脏功能,挽救因缺血而濒死的心肌,防止梗死面积扩大,缩小心肌缺血范围,及时发现、处理、防治严重心律失常、泵衰竭和各种并发症,防止猝死。

(二)院前急救

流行病学调查发现,50%的患者发病后 1 小时在院外猝死,死因主要是可救治的心律失常。因此,院前急救的重点是尽可能缩短患者就诊延误的时间和院前检查、处理、转运所用的时间;尽量帮助患者安全、迅速地转送到医院;尽可能及时给予相关急救措施,如嘱患者停止任何主动性活动和运动,舌下含化硝酸甘油,高流量吸氧,镇静止痛(吗啡或哌替啶),必要时静脉注射或滴注利多卡因,或给予除颤治疗和心肺复苏;缓慢性心律失常给予阿托品肌内注射或静脉注射;及时将患者情况通知急救中心或医院,在严密观察、治疗下迅速将患者送至医院。

(三)住院治疗

急诊室医生应力争在 10～20min 内完成病史、临床检数记录 18 导联心电图,尽快明确诊断。对 ST 段抬高者应在 30min 内收住冠心病监护病房(CCU)并开始溶栓,或在 90min 内开始行急诊 PTCA 治疗。

1.休息

患者应卧床休息,保持环境安静,减少探视,防止不良刺激。

2.监测

在冠心病监护室进行心电图、血压和呼吸的监测 5～7 日,必要时进行床旁血流动力学监测,以便于观察病情和指导治疗。

3.护理

第一周完全卧床,加强护理,对进食、漱洗、大小便、翻身等,都需要别人帮助。第二周可从床上坐起,第三～四周可逐步离床和室内缓步走动。但病重或有并发症者,卧床时间宜适当延长。食物以易消化的流质或半流质为主,病情稳定后逐渐改为软食。便秘 3 日者可服轻泻剂或用甘油栓等,必须防止用力大便造成病情突变。焦虑、不安患者可用地西泮等镇静剂。禁止吸烟。

4.吸氧

在急性心肌梗死早期,即便未合并有左侧心力衰竭或肺疾病,也常有不同程度的动脉低氧血症。其原因可能由于细支气管周围水肿,使小气道狭窄,增加小气道阻力,气流量降低,局部换气量减少,特别是两肺底部最为明显。有些患者虽未测出动脉低氧血症,由于增加肺间质液体,肺顺应性一过性降低,而有气短症状。因此,应给予吸氧,通常在发病早期用鼻塞给氧24～48h,3～5 L/min。有利于氧气运送到心肌,可能减轻气短、疼痛或焦虑症状。在严重左侧心力衰竭、肺水肿和并有机械并发症的患者,多伴有严重低氧血症,需面罩加压给氧或气管插管并机械通气。

5.补充血容量

心肌梗死患者,由于发病后出汗,呕吐或进食少,以及应用利尿药等因素,引起血容量不足和血液浓缩,从而加重缺血和血栓形成,有导致心肌梗死面积扩大的危险。因此,如每日摄入量不足,应适当补液,以保持出入量的平衡。

6.缓解疼痛

AMI 时,剧烈胸痛使患者交感神经过度兴奋,产生心动过速、血压升高和心肌收缩力增强,从而增加心肌耗氧量。并易诱发快速性室性心律失常,应迅速给予有效镇痛药。本病早期疼痛是难以区分坏死心肌疼痛和可逆性心肌缺血疼痛,二者常混杂在一起。先予含服硝酸甘油,随后静脉点滴硝酸甘油,如疼痛不能迅速缓解,应即用强的镇痛药,吗啡和派替啶最为常用。吗啡是解除急性心肌梗死后疼痛最有效的药物。其作用于中枢阿片受体而发挥镇痛作用,并阻滞中枢交感神经冲动的传出,导致外周动、静脉扩张,从而降低心脏前后负荷及心肌耗氧量。通过镇痛,减轻疼痛引起的应激反应,使心率减慢。1 次给药后10～20min发挥镇痛作用,1～2h 作用最强,持续 4～6h。通常静脉注射吗啡 5～10mg,必要时每1～2 小时重复1 次,总量不宜超过 15 mg。吗啡治疗剂量时即可发生不良反应,随剂量增加,发生率增加。不良反应有恶心、呕吐、低血压和呼吸抑制。其他不良反应有眩晕,嗜睡,表情淡漠,注意力分散等。一旦出现呼吸抑制,可每隔3min静脉注射纳洛酮有拮抗吗啡的作用,剂量为 0.4mg,总量不超过 1.2mg。一般用药后呼吸抑制症状可很快消除,必要时采用人工辅助呼吸。哌替啶有消除迷走神经作用和镇痛作用,其血流动力学作用与吗啡相似,75 mg 哌替啶相当于 10mg 吗啡,不良反应有致心动过速和呕吐作用,但较吗啡轻。可用阿托品 0.5 mg 对抗之。临床上可肌内注射 25～75 mg,必要时 2～3h 重复,过量出现麻醉作用和呼吸抑制,当引起呼吸抑制时,也可应用纳洛酮治疗。对重度烦躁者可应用冬眠疗法,经肌内注射哌替啶25 mg异丙嗪(非那根)12.5 mg,必要时 4～6h 重复1 次。

中药可用复方丹参滴丸,麝香保心丸口服,或复方丹参注射液 16mL 加入 5％葡萄糖液 250～500mL中静脉滴注。

(四)再灌注心肌

起病 3～6 小时时,使闭塞的冠状动脉再通,心肌得到再灌注,濒临坏死的心肌可能得以存活或使坏死范围缩小,预后改善,是一种积极的治疗措施。

1.急诊溶栓治疗

溶栓治疗是 20 世纪 80 年代初兴起的一项新技术,其治疗原理是针对急性心肌梗死发病的基础,即大部分穿壁性心肌梗死是由于冠状动脉血栓性闭塞引起的。血栓是由于凝血酶原在异常刺激下被激活,形成凝血酶,使纤维蛋白原转化为纤维蛋白,然后与其他有形成分如红细胞、血小板一起形成的。机体内存在一个纤维蛋白溶解系统,它是由纤维蛋白溶解原和内源性或外源性激活物组成的。在激活物的作用下,纤维蛋白溶酶原被激活,形成纤维蛋白溶酶,它可以溶解稳定的纤维蛋白血栓,还可以降解纤维蛋白原,促使纤维蛋白裂解、使血栓溶解。但是纤维蛋白溶酶的半衰期很短,要想获得持续的溶栓效果,只有依靠连续输入外源性补给激活物的办法。现在临床常用的纤溶激活物有两大类,一类为非选择性纤溶剂,如链激酶、尿激酶。它们除了激活与血栓相关的纤维蛋白溶酶原外,还激活循环中的纤溶酶原,导致全身的纤溶状态,因此可以引起出血并发症。另一类为选择性纤溶剂,有重组组织型纤溶酶原激活剂(αt-Pa),单链尿激酶型纤溶酶原激活剂(SCUPA)及乙酰纤溶酶原－链激酶激活剂复合物

（APSAC）。它们选择性的激活与血栓有关的纤溶酶原，而对循环中的纤溶酶原仅有中等度的作用。这样可以避免或减少出血并发症的发生。

（1）溶栓疗法的适应证：①持续性胸痛超过半小时，含服硝酸甘油片后症状不能缓解。②相邻两个或更多导联 ST 段抬高＞0.2mV。③发病 12 小时内，或虽超过 6 小时，患者仍有严重胸痛，并且 ST 段抬高的导联有 R 波者，也可考虑溶栓治疗。

（2）溶栓治疗的禁忌证：①近 10 天内施行过外科手术者，包括活检、胸腔或腹腔穿刺和心脏体外按压术等。②10 天内进行过动脉穿刺术者。③颅内病变，包括出血、梗死或肿瘤等。④有明显出血或潜在的出血性病变，如溃疡性结肠炎、胃十二指肠溃疡或有空洞形成的肺部病变。⑤有出血性或脑栓死倾向的疾病，如各种出血性疾病、肝肾疾病、心房纤颤、感染性心内膜炎、收缩压＞24kPa(180mmHg)，舒张压＞14.7kPa(110mmHg)等。⑥妊娠期或分娩后前 10 天。⑦在半年至 1 年内进行过链激酶治疗者。⑧年龄＞65 岁，因为高龄患者溶栓疗法引起颅内出血者多，而且冠脉再通率低于中年。

1）链激酶(SK)：SK 是 C 类乙型链球菌产生的酶，在体内将前活化素转变为活化素，后者将纤溶酶原转变为纤溶酶。有抗原性，用前需做皮肤过敏试验。静脉滴注常用量为 50～150 万 U 加入 5％葡萄糖液 100mL 内，在 60min 内滴完，后每小时给予 10 万 U，滴注 24 小时。治疗前半小时肌内注射异丙嗪 25 mg，加少量(2.5～5 mg)地塞米松同时滴注可减少变态反应的发生。用药前后进行凝血方面的化验检查，用量大时尤应注意出血倾向。冠脉内注射时先做冠脉造影，经导管向闭塞的冠状动脉内注入硝酸甘油 0.2～0.5 mg，后注入 SK2 万 U，继之每分钟 2000～4000U，共 30～90min 至再通后继用每分钟2000U30～60min。患者胸痛突然消失，ST 段恢复正常，心肌酶峰值提前出现为再通征象，可每分钟注入 1 次造影剂观察是否再通。

2）尿激酶(UK)：作用于纤溶酶原使之转变为纤溶酶。本品无抗原性，作用较 SK 弱。150～200 万 U 静脉滴注 30min 滴完。冠状动脉内应用时每分钟 6000U 持续 1 小时以上至溶栓后再维持 0.5～1 小时。

3）组织型重组纤维蛋白溶酶原激活剂(rt－PA)：本品对血凝块有选择性，故疗效高于SK。冠脉内滴注 0.375 mg/kg，持续 45 分钟。静脉滴注用量为 0.75 mg/kg，持续 90min。

其他制剂还有单链尿激酶型纤维蛋白溶酶原激活剂(SCUPA)，异化纤维蛋白溶酶原链激酶激活剂复合物(APSAC)等。

（3）以上溶栓剂的选择：文献资料显示，用药 2～3 小时的开通率 rt-PA 为 65％～80％，SK为65％～75％，UK 为 50％～68％，APSAC 为 68％～70％。究竟选用哪一种溶栓剂，不能根据以上的数据武断的选择，而应根据患者的病变范围、部位、年龄、起病时间的长短以及经济情况等因素选择。比较而言，如患者年轻(年龄小于 45 岁)、大面积前壁 AMI、到达医院时间较早(2 小时内)、无高血压，应首选rt-PA。如果年龄较大(大于 70 岁)、下壁 AMI、有高血压，应选 SK 或 UK。由于 APSAC 的半衰期最长(70～120min)，因此它可在患者家中或救护车上一次性快速静脉注射；rt-PA 的半衰期最短(3～4min)，需静脉持续滴注 90～180min；SK 的半衰期为 18 分钟，给药持续时间为 60min；UK 半衰期为 40min，给药时间为 30min。SK 与 APSAC 可引起低血压和变态反应，UK 与 rt-PA 无这些不良反应。rt-PA 需要联合使用肝素,SK、UK、APSAC除具有纤溶作用外,还有明显的抗凝作用,不需要积极使用静脉肝素。另外,rt-PA价格较贵,SK、UK较低廉。以上这些因素在临床选用溶栓剂时应予以考虑。

(4)溶栓治疗的并发症。

1)出血:①轻度出血:皮肤、黏膜、肉眼及显微镜下血尿、或小量咯血呕血等(穿刺或注射部位少量瘀斑不作为并发症)。②重度出血:大量咯血或消化道大出血,腹膜后出血等引起失血性休克或低血压,需要输血者。③危及生命部位的出血:颅内、蛛网膜下腔、纵隔内或心包出血。

2)再灌注心律失常,注意其对血流动力学的影响。

3)一过性低血压及其他的变态反应。

已证实有效的抗凝治疗可加速血管再通和有助于保持血管通畅。今后研究应着重于改进治疗方法或使用特异性溶栓剂,以减少纤维蛋白分解、防止促凝血活动和纤溶酶原偷窃;研制合理的联合使用的药物和方法。如此,可望使现已明显降低的急性心梗死亡率进一步下降。

2.经皮腔内冠状动脉成形术(PTCA)

(1)直接PTCA:急性心肌梗死发病后直接做PTCA。指征:静脉溶栓治疗有禁忌证者;合并心源性休克者(急诊PTCA挽救生命是作为首选治疗);诊断不明患者,如急性心肌梗死病史不典型或左束支传导阻滞(LBBB)者,可从直接冠状动脉造影和PTCA中受益;有条件在发病后数小时内行PTCA者。

(2)补救性PTCA:在发病24h内,静脉溶栓治疗失败,患者胸痛症状不缓解时,行急诊PTCA,以挽救存活的心肌,限制梗死面积进一步扩大。

(3)半择期PTCA:溶栓成功患者在梗死后7～10日,有心肌缺血指征或冠脉再闭塞者。

(4)择期PTCA:在急性心肌梗死后4～6周,用于再发心绞痛或有心肌缺血客观指征,如运动试验、动态心电图、^{201}Tl运动心肌断层显像等证实有心肌缺血。

(5)冠状动脉旁路移植术(CABG):适用于溶栓疗法及PTCA无效,而仍有持续性心肌缺血;急性心肌梗死合并有左房室瓣关闭不全或室间隔穿孔等机械性障碍需要手术矫正和修补,同时进行CABG;多支冠状动脉狭窄或左冠状动脉主干狭窄。

(五)缩小梗死面积

AMI是心肌氧供/氧需的严重失衡,纠正这种失衡,就能挽救濒死的心肌,限制梗死的扩大,有效地减少并发症和改善患者的预后。控制心律失常,适当补充血容量和治疗心力衰竭,均有利于减少梗死区。目前多主张采用以下几种。

1.扩血管药物

扩血管药物必须应用于梗死初期的发展阶段,即起病后4～6小时。一般首选硝酸甘油静脉滴注或消心痛舌下含化,也可在皮肤上用硝酸甘油贴片或软膏。使用时应注意:静脉给药时,最好有血流动力学监测,当肺动脉楔嵌压小于2～2.4kPa,动脉压正常或增高时,其疗效较好,反之,则可使病情恶化;应从小剂量开始,在应用过程中保持肺动脉楔嵌压不低于2kPa(2～2.4kPa),且动脉压不低于正常低限,以保证必需的冠状动脉灌注。

2.β受体阻滞剂

大量临床资料表明,在AMI发生后的4～12小时,给心得安或心得舒、氨酰心安、美多心安等药治疗(最好是早期静脉内给药),常能达到明显降低患者的最高血清酶(CPK,CK-MB等)水平,提示有限制梗死范围扩大的作用。但因这些药的负性肌力、负性频率作用,临床应用时,当心率低于每分钟 60 次,收缩压≤14.6kPa,有心力衰竭及下壁心肌梗死者应慎用。

3.低分子右旋糖酐及复方丹参等活血化瘀药物

一般可选用低分子右旋糖酐每日静脉滴注 250～500mL,7～14 天为一疗程。在低分子右旋糖酐内加入活血化瘀药物如血栓通 4～6mL、川芎嗪 80～160mg 或复方丹参注射液 12～30mL,疗效更佳。心功能不全者低分子右旋糖酐者慎用。

4.极化液(GIK)

可减少心肌坏死,加速缺血心肌的恢复。但近几年因其效果不显著,已趋向不用,仅用于AMI 伴有低血容量者。其他改善心肌代谢的药物有维生素 C(3～4g)、辅酶 A(50～100U)、肌苷(0.2～0.6g)、维生素 B_6(50～100mg),每日 1 次静脉滴注。

5.其他

有人提出用大量激素(氢化可的松 150mg/kg)或透明质酸酶(每次 500U/kg,每 6h 1 次,日 4 次),或用钙拮抗剂(心痛定 20mg,每 4h 1 次)治疗 AMI,但对此分歧较大,尚无统一结论。

(六)严密观察,及时处理并发症

1.左心功能不全

AMI 时左心功能不全因病理生理改变的程度不同,可表现轻度肺淤血、急性左心衰(肺水肿)、心源性休克。

(1)急性左心衰(肺水肿)的治疗:可选用吗啡、利尿剂(呋塞米等)、硝酸甘油(静脉滴注)、尽早口服 ACEI 制剂(以短效制剂为宜)。肺水肿合并严重高血压时应静脉滴注硝普钠,由小剂量(10μg/min)开始,据血压调整剂量。伴严重低氧血症者可行人工机械通气治疗。洋地黄制剂在 AMI 发病 24 小时内不主张使用。

(2)心源性休克:在严重低血压时应静脉滴注多巴胺 5～15 μg/(kg·min),一旦血压升至90mmHg 以上,则可同时静脉滴注多巴酚丁胺 3～10μg/(kg·min),以减少多巴胺用量。如血压不升应使用大剂量多巴胺[≥15 μg/(kg·min)]。大剂量多巴胺无效时,可静脉滴注去甲肾上腺素 2～8μg/min。轻度低血压时,可用多巴胺或与多巴酚丁胺合用。药物治疗无效者,应使用主动脉内球囊反搏(IABP)。AMI 合并心源性休克提倡 PTCA 再灌注治疗。中药可酌情选用独参汤、参附汤、生脉散等。

2.抗心律失常

急性心肌梗死约有 90％以上出现心律失常,绝大多数发生在梗死后 72 小时内,不论是快速性或缓慢性心律失常,对急性心肌梗死患者均可引起严重后果。因此,及早发现心律失常,特别是严重的心律失常前驱症状,并给予积极的治疗。

(1)对出现室性早搏的急性心肌梗死患者,均应严密心电监护及处理。频发的室性早搏或室速,应以利多卡因 50～100mg 静脉注射,无效时 5～10min 可重复,控制后以每分钟 1～3mg静脉滴注维持,情况稳定后可改为药物口服;美西律 150～200mg,普鲁卡因酰胺 250～500mg,溴苄胺100～200mg等,6 小时1 次维持。

(2)对已发生室颤应立即行心肺复苏术,在进行心脏按压和人工呼吸的同时争取尽快实行电除颤,一般首次即采取较大能量(200～300J)争取 1 次成功。

(3)对窦性心动过缓如心率小于每分钟 50 次,或心率在每分钟 50～60 次但合并低血压或室性心律失常,可以阿托品每次 0.3～0.5 mg 静脉注射,无效时 5～10min 重复,但总量不超过2mg。也可以氨茶碱0.25 g或异丙基肾上腺素 1mg 分别加入 300～500mL 液体中静脉滴注,但这些药物有可能增加心肌氧耗或诱发室性心律失常,故均应慎用。以上治疗无效症状严重时可采用临时起搏措施。

(4)对房室传导阻滞Ⅰ度和Ⅱ度量型者,可应用肾上腺皮质激素、阿托品、异丙肾上腺素治疗,但应注意其不良反应。对Ⅲ度及Ⅱ度Ⅱ型者宜行临时心脏起搏。

(5)对室上性快速心律失常可选用 β 阻滞剂、洋地黄类(24 小时内尽量不用)、异搏定、乙胺碘呋酮、奎尼丁、普鲁卡因酰胺等治疗,对阵发性室上性、房颤及房扑药物治疗无效可考虑直流同步电转复或人工心脏起搏器复律。

3.机械性并发症的处理

(1)心室游离壁破裂:可引起急性心包填塞致突然死亡,临床表现为电-机械分离或心脏停搏,常因难以即时救治而死亡。亚急性心脏破裂应积极争取冠状动脉造影后行手术修补及血管重建术。

(2)室间隔穿孔:伴血流动力学失代偿者,提倡在血管扩张剂和利尿剂治疗及 IABP 支持下,早期或急诊手术治疗。如穿孔较小,无充血性心衰,血流动力学稳定,可保守治疗,6 周后择期手术。

(3)急性二尖瓣关闭不全:急性乳头肌断裂时突发左心力衰竭和(或)低血压,主张用血管扩张剂、利尿剂及 IABP 治疗,在血流动力学稳定的情况下急诊手术。因左心室扩大或乳头肌功能不全者,应积极应用药物治疗心衰,改善心肌缺血并行血管重建术。

(七)恢复期处理

住院 3～4 周后,如病情稳定,体力增进,可考虑出院。近年主张出院前作症状限制性运动负荷心电图、放射性核素和(或)超声显像检查,如显示心肌缺血或心功能较差,宜行冠状动脉造影检查考虑进一步处理。心室晚电位检查有助于预测发生严重室性心律失常的可能性。

七、护理
(一)护理评估
1.病史

发病前常有明显诱因,如精神紧张、情绪激动、过度体力活动、饱餐、高脂饮食、糖尿病未控制、感染、手术、大出血、休克等。少数在睡眠中发病,约有半数以上的患者过去有高血压及心绞痛史。部分患者则无明确病史及先兆表现,首次发展即是急性心肌梗死。

2.身体状况

(1)先兆:约半数以上患者在梗死前数日至数周,有乏力、胸部不适、活动时心悸、气急、心绞痛等,最突出为心绞痛发作频繁,持续时间较长,疼痛较剧烈,甚至伴恶心、呕吐、大汗、心动过缓,硝酸甘油疗效差等,特称为梗前先兆。应警惕近期内发生心肌梗死的可能,要及时住院治疗。

(2)症状:急性心肌梗死的临床表现与梗死的大小、部位、发展速度及原来心脏的功能情况等有关。

1)疼痛:是最常见的起始症状。典型的疼痛部位和性质与心绞痛相似,但疼痛更剧烈,诱因多不明显,持续时间较长,多在 30min 以上,也可达数小时或数日,休息和含服硝酸甘油多不能缓解。患者常烦躁不安、出汗、恐惧,或有濒死感。老年人、糖尿病患者以及脱水、休克患者常无疼痛。少数患者以休克、急性心力衰竭、突然晕厥为始发症状。部分患者疼痛位于上腹部,或者疼痛放射至下颌、颈部、背部上方,易被误诊,应与相关疾病鉴别。

2)全身症状:有发热和心动过速等。发热由坏死物质吸收所引起,一般在疼痛后 24~48h 出现,体温一般在 38℃左右,持续约 1 周。

3)胃肠道症状:频繁常伴有早期恶心、呕吐、肠胀气和消化不良,特别是下后壁梗死者。重症者可发生呃逆。

4)心律失常:见于 75%~95%的患者,以发病 24h 内最多见,可伴心悸、乏力、头晕、晕厥等症状。其中以室性心律失常居多,可出现室性期前收缩、室性心动过速、心室颤动或加速性心室自主心律。如出现频发的、成对的、多源的和 R 落在 T 的室性期前收缩,或室性心动过速,常为心室颤动的先兆。室颤是急性心肌梗死早期主要的死因。室上性心律失常则较少,多发生在心力衰竭者中。缓慢型心律失常中以房室传导阻滞最为常见,束支传导阻滞和窦性心动过缓也较多见。

5)低血压和休克:见于约 20%~30%的患者。疼痛期的血压下降未必是休克。如疼痛缓解后收缩压仍低于 10.7kPa(80mmHg),伴有烦躁不安、面色苍白、皮肤湿冷、大汗淋漓、脉细而快、少尿、精神迟钝、甚或昏迷者,则为休克表现。休克多在起病后数小时至 1 周内发生,主要是心源性,为心肌收缩力减弱、心排血量急剧下降所致,尚有血容量不足、严重心律失常、周围血管舒缩功能障碍和酸中毒等因素参与。

6)心力衰竭:主要为急性左心衰竭。可在发病最初的几天内发生,或在疼痛、休克好转阶段出现。是因为心肌梗死后心脏收缩力显著减弱或不协调所致。患者可突然出现呼吸困难、咳泡沫痰、发绀等,严重时可发生急性肺水肿,也可继而出现全心衰竭,并伴血压下降。

(3)体征。

1)一般情况:患者常呈焦虑不安或恐惧,手抚胸部,面色苍白,皮肤潮湿,呼吸增快;如左心功能不全时呼吸困难,常采半卧位或咯粉红色泡沫痰;发生休克时四肢厥冷,皮肤有蓝色斑纹。多数患者于发病第 2 天体温升高,一般在 38℃左右,不超过 39℃,1 周内退至正常。

2)心脏:心脏浊音界可轻至中度增大;心率增快或减慢;可有各种心律失常;心尖部第一心音常减弱,可出现第三或第四音奔马律;一般听不到心脏杂音,二尖瓣乳头肌功能不全或腱索断裂时心尖部可听到明显的收缩期杂音;室间隔穿孔时,胸骨左缘可闻及响亮的全收缩期杂音;发生严重的左心衰竭时,心尖部也可闻及收缩期杂音;1%~20%的患者可在发病 1~3 天出现心包摩擦音,持续数天,少数可持续 1 周以上。

3)肺部:发病早期肺底可闻及少数湿啰音,常在 1~2 天消失,啰音持续存在或增多常提示左心衰竭。

3.实验室及其他检查

(1)心电图:可起到定性、定位、定期的作用。透壁性心肌梗死典型改变是:出现异常、持久宽而深的Q波或QS波。损伤型ST段的抬高,弓背向上与T波融合形成单向曲线,起病数小时之后出现,数日至数周回到基线。T波改变:起病数小时内异常增高,数日至2周左右变为平坦,继而倒置。但约有5%～15%病例心电图表现不典型,其原因:小灶梗死,多处或对应性梗死,再发梗死,心内膜下梗死以及伴室内传导阻滞,心室肥厚或预激综合征等。以上情况可不出现坏死性Q波,只表现为QRS波群高度、ST段、T波的动态改变。另外,右心梗死,真后壁和局限性高侧壁心肌梗死,常规导联中不显示梗死图形,应加做特殊导联以明确诊断。

(2)心向量图:当心电图不能肯定诊断为心肌梗死时,往往可通过心向量图得到证实。

(3)超声心动图:超声心动图并不用来诊断急性心肌梗死,但对探查心肌梗死的各种并发症极有价值,尤其是室间隔穿孔破裂、乳头肌或腱索断裂或功能不全造成的二尖瓣关闭不全、脱垂、室壁瘤和心包积液。

(4)放射性核素检查:放射性核素心肌显影及心室造影^{99m}锝及^{131}碘等形成热点成像或^{201}铊^{42}钾等冷点先是ST段普通压低,继而T波倒置。成像可判断梗死的部位和范围。用门电路控制γ闪烁照相法进行放射性核素血池显像,可观察壁动作及测定心室功能。

(5)心室晚电位(LPs):心肌梗死时LPs阳性率28%～58%,其出现不似陈旧性心肌梗死稳定,但与室速与室颤有关,阳性者应进行心电监护及予以有效治疗。

(6)磁共振成像(MRI技术):易获得清晰的空间隔像,故对发现间隔段运动障碍、间隔心肌梗死并发症较其他方法优越。

(7)实验室检查。

1)血常规:白细胞计数上升,达$10～20×10^9/L$,中性粒细胞增至75%～90%。

2)红细胞沉降率增快;C反应蛋白(CRP)增高可持续1～3周。

3)血清酶学检查:心肌细胞内含有大量的酶,受损时这些酶进入血液,测定血中心肌酶谱对诊断及估计心肌损害程度有十分重要的价值。常用的有:①血清肌酸磷酸激酶(CPK):发病4～6h在血中出现,24h达峰值,后很快下降,2～3天消失。②乳酸脱氢酶(LDH)在起病8～10h后升高,达到高峰时间在2～3天,持续1～2周恢复正常。其中CPK的同工酶CPK-MB和LDH的同工酶CDH,诊断的特异性最高,其增高程度还能更准确地反映梗死的范围。

4)肌红蛋白测定:血清肌红蛋白升高出现时间比CPK略早,约在2h,多数24h即恢复正常;尿肌红蛋白在发病后5～40h开始排泄,持续时间平均达83h。

(二)护理目标

(1)患者疼痛减轻。

(2)患者能遵医嘱服药,说出治疗的重要性。

(3)患者的活动量增加、心率正常。

(4)生命体征维持在正常范围。

(5)患者看起来放松。

(三)护理措施

1.一般护理

(1)安置患者于冠心病监护病房(CCU),连续监测心电图、血压、呼吸5～7日,对行漂浮导管检查者做好相应护理,询问患者有无心悸、胸闷、胸痛、气短、乏力、头晕等不适。

（2）病室保持安静、舒适，限制探视，有计划地护理患者，减少对患者的干扰，保证患者充足的休息和睡眠时间，防止任何不良刺激。据病情安置患者于半卧位或平卧位。如无并发症，24h内可在床上活动肢体，无并发症者可在床上坐起，逐渐过渡到坐在床边或椅子上，每次20min，每日3～5次，鼓励患者深呼吸；第1～2周后开始在室内走动，逐步过渡到室外行走；第3～4周可试着上下楼梯或出院。病情严重或有并发症者应适当延长卧床时间。

（3）介绍本病知识和监护室的环境。关心、尊重、鼓励、安慰患者，以和善的态度回答患者提出的问题，帮助其树立战胜疾病的信心。

（4）给予低钠、低脂、低胆固醇、无刺激、易消化的饮食，少量多餐，避免进食过饱。

（5）心肌梗死患者由于卧床休息、消化功能减退、哌替啶或吗啡等止痛药物的应用，使胃肠功能和膀胱收缩无力抑制，易发生便秘和尿潴留。应予以足够的重视，酌情给予轻泻剂，嘱患者排便时勿屏气，避免增加心脏负担和导致附壁血栓脱落。排便不畅时宜加用开塞露，对5日无大便者可保留灌肠或给低压盐水灌肠。对排尿不畅者，可采用物理或诱导法，协助排尿，必要时行导尿。

（6）吸氧：氧治疗可提高改善低氧血症，有利于心肌梗死的康复。急性期给患者高流量吸氧，持续48h。氧流量在每分钟3～5 L，病情变化可延长吸氧时间。待疼痛减轻，休克解除，可减低氧流量。注意鼻导管的通畅，24h更换1次。如果合并急性左心衰竭，出现重度低氧血症时。死亡率较高，可采用加压吸氧或酒精除泡沫吸氧。

（7）防止血栓性静脉炎或深部静脉血栓形成：血栓性静脉炎表现为受累静脉局部红、肿、痛，可延伸呈条索状，多因反复静脉穿刺输液和多种药物输注所致。所以行静脉穿刺时应严格无菌操作，患者感觉输液局部皮肤疼痛或红肿，应及时更换穿刺部位，并予以热敷或理疗。下肢静脉血栓形成一般在血栓较大引起阻塞时才出现患肢肤色改变，皮肤温度升高和可凹性水肿。应注意每日协助患者做被动下肢活动2～3次，注意下肢皮肤温度和颜色的变化避免选用下肢静脉输液。

2.病情观察与护理

急性心肌梗死系危重疾病、应早期发现危及患者生命的先兆表现，如能得到及时处理，可使病情转危为安。故需严密观察以下情况：

（1）血压：始发病时应0.5～1h测量一次血压，随血压恢复情况逐步减少测量次数为每日4～6次，基本稳定后每日1～2次。若收缩压在12kPa（90mmHg）以下，脉压减小，且音调低落，要注意患者的神志状态、脉搏、面色、皮肤色泽及尿量等，是否有心源性休克的发生。此时，在通知医生的同时，对休克者采取抗休克措施，如补充血容量，应用升压药、血管扩张剂以及纠正酸中毒，避免脑缺氧，保护肾功能等。有条件者应准备好中心静脉压测定装置或漂浮导管测定肺微血管楔嵌压设备，以正确应用输液量及调节液体滴速。

（2）心率、心律：在冠心病监护病房（CCU）进行连续的心电、呼吸监测，在心电监测示波屏上，应注意观察心率及心律变化。及时检出可能作为恶性心动过速先兆的任何室性期前收缩，以及室颤或完全性房室传导阻滞，严重的窦性心动过缓，房性心律失常等，如发现室性早搏为：①每分钟5次以上。②呈二、三联律。③多原性早搏。④室性早搏的R波落在前一次主搏的T波之上，均为转变阵发性室性心动过速及心室颤动的先兆，易造成心搏骤停。遇有上述情况,在立即通知医生的同时,需应用相应的抗心律失常药物,并准备好除颤器和人工心脏起搏器,协同医生抢救处理。

(3)胸痛:急性心肌梗死患者常伴有持续剧烈的胸痛,因此,应注意观察患者的胸痛程度,因剧烈胸痛可导致低血压,加重心肌缺氧,扩大梗死面积,引起心力衰竭、休克及心律失常。常用的止痛剂有罂粟碱肌内注射或静脉滴注,硝酸甘油 0.6mg 含服,疼痛较重者可用哌替啶或吗啡。在护理中应注意可能出现的药物不良反应,同时注意观察血压、尿量、呼吸及一般状态,确保用药的安全。

(4)呼吸急促:注意观察患者的呼吸状态,对有呼吸急促的患者应注意观察血压,皮肤黏膜的血循环情况,肺部体征的变化以及血流动力学和尿量的变化。发现患者有呼吸急促,不能平卧,烦躁不安,咳嗽,咯泡沫样血痰时,立即取半坐位,给予吸氧,准备好快速强心、利尿剂,配合医生按急性心力衰竭处理。

(5)体温:急性心肌梗死患者可有低热,体温在 37~38.5℃,多持续 3 天左右。如体温持续升高,1 周后仍不下降,应疑有继发肺部或其他部位感染,及时向医生报告。

(6)意识变化:如发现患者意识恍惚,烦躁不安,应注意观察血流动力学及尿量的变化。警惕心源性休克的发生。

(7)器官栓塞:在急性心肌梗死第 1~2 周,注意观察组织或脏器有无发生栓塞现象。因左心室内附壁血栓可脱落,而引起脑、肾、四肢、肠系膜等动脉栓塞,应及时向医生报告。

(8)心室膨胀瘤:在心肌梗死恢复过程中,心电图表现虽有好转,但患者仍有顽固性心力衰竭或心绞痛发作,应疑有心室膨胀瘤的发生。这是由于在心肌梗死区愈合过程中,心肌被结缔组织所替代,成为无收缩力的薄弱纤维瘢痕区。该区内受心腔内的压力而向外呈囊状膨出,造成心室膨胀瘤。应配合医生进行 X 线检查以确诊。

(9)心肌梗死后综合征:需注意在急性心肌梗死后 2 周、数月甚至 2 年内,可并发心肌梗死后综合征。表现为肺炎、胸膜炎和心包炎征象,同时也有发热、胸痛、血沉和白细胞升高现象,酷似急性心肌梗死的再发。这是由于坏死心肌引起机体自身免疫变态反应所致。如心肌梗死的特征性心电图变化有好转现象又有上述表现时,应做好 X 线检查的准备,配合医生做出鉴别诊断。因本病应用激素治疗效果良好,若因误诊而用抗凝药物,可导致心腔内出血而发生急性心包填塞。故应严密观察病情,在确诊为本病后,应向患者及家属做好解释工作,解除顾虑,必要时给患者应用镇痛及镇静剂;做好休息、饮食等生活护理。

(四)健康教育

(1)注意劳逸结合,根据心功能进行适当的康复锻炼。

(2)避免紧张、劳累、情绪激动、饱餐、便秘等诱发因素。

(3)节制饮食,禁忌烟酒、咖啡、酸辣刺激性食物,多吃蔬菜、蛋白质类食物,少食动物脂肪、胆固醇含量较高的食物。

(4)按医嘱服药,随身常备硝酸甘油等扩张冠状动脉药物,定期复查。

(5)指导患者及家属,病情突变时,采取简易应急措施。

第四节 高血压急症

高血压急症是指短时间内(数小时或数天)血压明显升高,舒张压>16.0kPa(120mmHg)和(或)收缩压>24.0kPa(180mmHg),伴有重要器官组织,如心脏、脑、肾、眼底、大动脉的严重功能障碍或不可逆性损害。高血压急症可以发生在高血压患者,表现为高血压危象或高血压脑病;也可发生在其他许多疾病过程中,主要在心、脑血管病急性阶段,如脑出血、蛛网膜下隙出血、缺血性脑卒中、急性左侧心力衰竭伴肺水肿、不稳定型心绞痛、急性主动脉夹层和急、慢性肾衰竭等情况时。

单纯的血压升高并不构成高血压急症,血压的高低也不代表患者的危重程度;是否出现靶器官损害以及哪个靶器官受累不仅是高血压急症诊断的关键,也直接决定治疗方案的选择。及时正确处理高血压急症,可在短时间内使病情缓解,预防进行性或不可逆性靶器官损害,降低死亡率。根据降压治疗的紧迫程度,高血压急症可分为紧急和次急两类。前者需要采用静脉途径给药,在几分钟到1h内迅速降低血压;后者需要在几小时到24h内降低血压,可使用快速起效的口服降压药。

一、发病机制

长期高血压及伴随的危险因素引起小动脉中层平滑肌细胞增生和纤维化,中动脉、大动脉粥样硬化,管壁增厚和管腔狭窄,导致重要靶器官,如心、脑、肾缺血。在此基础上或在其他许多疾病过程中,因紧张、疲劳、情绪激动、突然停服降压药、嗜铬细胞瘤阵发性高血压发作等诱因,小动脉发生强烈痉挛,血压急剧上升,使重要靶器官缺血加重而产生严重功能障碍或不可逆性损害;或由于过高的血压突破了脑血流自动调节范围,脑组织血流灌注过多引起脑水肿、脑功能障碍。

妊娠时子宫胎盘血流灌注减少,使前列腺素在子宫合成减少,从而促使肾素分泌增加,通过血管紧张素系统使血压升高。

二、临床表现

1.高血压脑病

高血压脑病常见于急性肾小球肾炎,亦可见于其他原因高血压,但在醛固酮增多症和嗜铬细胞瘤者少见。常表现为剧烈头痛、烦躁、恶心、呕吐、抽搐、昏迷、暂时局部神经体征。舒张压常≥18.7kPa(130mmHg),眼底几乎均能见到视网膜动脉强烈痉挛,脑脊液压力可高达3.9kPa(400mmH$_2$O),蛋白增加。经有效的降压治疗,症状可迅速缓解,否则将导致不可逆脑损害。

2.急进型或恶性高血压

此类多见于中青年,血压显著升高,舒张压持续≥18.7kPa(130mmHg),并有头痛、视力减退、眼底出血、渗出和视盘水肿;肾损害突出,持续蛋白尿、血尿与管型尿;若不积极降压治疗,预后很差,常死于肾衰竭、脑卒中、心力衰竭。病理上以肾小球纤维样坏死为特征。

3.急性脑血管病

急性脑血管病包括脑出血、脑血栓形成和蛛网膜下隙出血。

4.慢性肾疾病合并严重高血压

原发性高血压可以导致肾小球硬化,肾功能损害,在各种原发或继发性肾实质疾病中,包括各种肾小球肾炎、糖尿病肾病、红斑狼疮肾炎、梗阻性肾病等,出现肾性高血压者可达80%～90%,是继发性高血压的主要原因。随着肾功能损害加重,高血压的出现率、严重程度和难治程度也加重。

5.急性左侧心力衰竭

高血压是急性心力衰竭最常见的原因之一。

6.急性冠脉综合征(ACS)

血压升高引起内膜受损而诱发血栓形成致 ACS。

7.主动脉夹层

主动脉内的血液经内膜撕裂口流入囊样变性的中层,形成血肿,随血流压力的驱动,逐渐在主动脉中层内扩展。临床特点为急性起病,突发剧烈胸、背部疼痛、休克和血肿压迫相应的主动脉分支血管时出现的脏器缺血症状。多见于中老年患者,约 3/4 的患者有高血压。超高速 CT 和 MRI 能明确诊断,必要时主动脉造影。一旦诊断明确,立即进行解除疼痛、降低血压、减慢心率的治疗。

8.子痫

先兆子痫是指以下三项中有两项者:血压＞21.3/14.7kPa(160/110mmHg);尿蛋白≥3g/24h;伴水肿、头痛、头晕、视物不清、恶心、呕吐等自觉症状。子痫指妊娠高血压综合征的孕产妇发生抽搐。辅助检查:血液浓缩、血黏度升高、重者肌酐升高、凝血机制异常,眼底可见视网膜痉挛、水肿、出血。

9.嗜铬细胞瘤

嗜铬细胞瘤可产生和释放大量去甲肾上腺素和肾上腺素,常见的肿瘤部位在肾上腺髓质,也可在其他具有嗜铬组织的部位,如主动脉分叉、胸腹部交感神经节等。临床表现为血压急剧升高,伴心动过速、头痛、苍白、大汗、麻木、手足发冷。发作持续数分钟至数小时。通过发作时尿儿茶酚胺代谢产物香草基杏仁酸(VMA)和血儿茶酚胺的测定可以确诊。

高血压次急症,也称为高血压紧迫状态,指血压急剧升高而尚无靶器官损害。允许在数小时内将血压降低,不一定需要静脉用药。包括急进型或恶性高血压无心、肾和眼底损害,先兆子痫,围手术期高血压等。

三、诊断与评估

1.诊断依据

(1)原发性高血压病史。

(2)血压突然急剧升高。

(3)伴有心功能不全、高血压脑病、肾功能不全、视盘水肿、渗出、出血等靶器官严重损害。

2.评估

发生高血压急症的患者基础条件不同,临床表现形式各异,要决定合适的治疗方案,有必要早期对患者进行评估,做出危险分层,针对患者的具体情况制订个体化的血压控制目标和用药方案。

在病情诊断及评估中,简洁但完整的病史收集有助于了解高血压的持续时间和严重性、并发症情况以及药物使用情况;需要明确患者是否有心血管、肾、神经系统疾病病史,检查是否有靶器官损害的相关征象;进行必要的辅助检查:血电解质、尿常规、ECG、检眼镜等。根据早期评估选择适当的急诊检查,如X线胸部平片、脑CT等。一旦发现患者有靶器官急性受损的迹象,就应该进行紧急治疗,绝不能一味等待检查结果。

四、治疗原则

1.迅速降低血压

选择适宜有效的降压药物静脉滴注,在监测下将血压迅速降至安全水平,以预防进行性或不可逆性靶器官损害,避免使血压下降过快或过低,导致局部或全身灌注不足。

2.降压目标

高血压急症降压治疗的第一个目标是在 30～60min 将血压降到一个安全水平。由于患者基础血压水平各异,合并的靶器官损害不一,这一安全水平必须根据患者的具体情况决定。指南建议:①1h 内使平均动脉血压迅速下降,但不超过 25％。一般掌握在近期血压升高值的 2/3 左右。但注意对于临床的一些特殊情况,如主动脉夹层和急性脑血管病患者等,血压控制另有要求。②在达到第一个目标后,应放慢降压速度,加用口服降压药,逐步减慢静脉给药的速度,逐渐将血压降低到第二个目标。在以后的 2～6h 将血压降至 21.3/13.3～14.7kPa(160/100～110mmHg),根据患者的具体病情适当调整。③如果这样的血压水平可耐受和临床情况稳定,在以后24～48h 逐步降低血压达到正常水平,即高血压急症血压控制的第三步。

五、常见高血压急症的急诊处理

(一)高血压脑病

高血压脑病临床处理的关键一方面要考虑将血压降低到目标范围内,另一方面要保证脑血流灌注,尽量减少颅内压的波动。脑动脉阻力在一定范围内直接随血压变化而变化,慢性高血压时,该设定点也相应升高,迅速、过度降低血压可能降低脑血流量,造成不利影响。因而降压治疗以静脉给药为主,1h 内将收缩压降低 20％～25％,血压下降幅度不可超过 50％,舒张压一般不低于 14.7kPa(110mmHg)。在治疗时要同时兼顾减轻脑水肿、降颅压,避免使用降低脑血流量的药物。迅速降压过去首选硝普钠,起始量20μg/min,视血压和病情可逐渐增至 200～300μg/min。但硝普钠可能引起颅内压增高,并影响脑血流灌注,以及可能产生蓄积中毒,在用药时需对患者进行密切监护。现多用尼卡地平、拉贝洛尔等。其中尼卡地平不仅能够安全平稳地控制血压,同时还能较好的保证脑部、心脏、肾等重要脏器的血供。尼卡地平急诊应用于高血压急症时,以静脉泵入为主,剂量为每分钟 0.5～6μg/kg,起始量每分钟0.5μg/kg,达到目标血压后,根据血压调节点滴速度。拉贝洛尔 50mg 缓慢静脉注射,以后每隔 15min 重复注射,总剂量不超过 300mg,或给初始量后以 0.5～2mg/min 的速度静脉点滴。对合并有冠心病、心功能不全者可选用硝酸甘油。颅压明显升高者应加用甘露醇、利尿药。一般禁用单纯受体阻断药、可乐定和甲基多巴等。二氮嗪可反射性地使心率增快,并可增加心搏量和升高血糖,故有冠心病、心绞痛、糖尿病者慎用。

(二)急性脑血管病

高血压患者在出现急性脑血管病时,脑部血流的调节机制进一步紊乱,特别是急性缺血性脑卒中患者,几乎完全依靠平均动脉血压的增高来维持脑组织的血液灌注。因而在严重高血压合并急性脑血管病的治疗中,需首先把握的一个原则就是"无害原则",避免血流灌注不足。急性卒中期间迅速降低血压的风险和好处并不清楚,因此,一般不主张对急性脑卒中患者采用积极的降压治疗,在病情尚未稳定或改善的情况下,宜将血压控制在中等水平[约 21.3/13.3kPa(160/100mmHg)],血压下降不要超过 20%。治疗时避免使用减少脑血流灌注的药物,可选用尼卡地平、拉贝洛尔、卡托普利等。联合使用血管紧张素转换酶抑制药(ACEI)和噻嗪类利尿药有利于减少卒中发生率。

1.脑梗死

许多脑梗死患者在发病早期,其血压均有不同程度的升高,且其升高的程度与脑梗死病灶大小及是否患有高血压有关。脑梗死早期的高血压处理取决于血压升高的程度及患者的整体情况和基础血压来定。如收缩压在 24.0～29.3kPa(180～220mmHg)或舒张压在 14.7～16.0kPa(110～120mmHg),一般不急于降压治疗,但应严密观察血压变化;如血压>29.3/16.0kPa(220/120mmHg),或伴有心肌缺血、心衰、肾功能不全及主动脉夹层等,或考虑溶栓治疗的患者,则应给予降压治疗。根据患者的具体情况选择合适的药物及合适剂量。如尼卡地平 5 mg/h 作为起始量静脉点滴,每 5 min 增加 2.5 mg/h 至满意效果,最大 15 mg/h。拉贝洛尔 50mg 缓慢静脉注射,以后每隔 15 min 重复注射,总剂量不超过 300mg,或给初始量后以 0.5～2mg/min 的速度静脉点滴。效果不满意者可谨慎使用硝普钠。β 受体阻断药可使脑血流量降低,急性期不宜用。

2.脑出血

脑出血时血压升高是颅内压增高情况下保持正常脑血流的脑血管自动调节机制,脑出血患者合并严重高血压的治疗方案目前仍有争论,降压可能影响脑血流量,导致低灌注或脑梗死,但持续高血压可使脑水肿恶化。一般认为,在保持呼吸道通畅,纠正缺氧,降低颅内压后,如血压≥26.7/14.7kPa(200/110mmHg)时,才考虑在严密血压监测下使用经静脉降压药物进行治疗,使血压维持在略高于发病前水平或 24.0/14.0kPa(180/105 mmHg)左右;收缩压在 22.7～26.7kPa(170～200mmHg)或舒张压在 13.3～14.7kPa(100～110mmHg),暂不必使用降压药,先脱水降颅压,并严密观察血压情况,必要时再用降压药。可选择 ACEI、利尿药、拉贝洛尔等。钙通道阻滞药能扩张脑血管、增加脑血流,但可能增高颅内压,应慎重使用。α 受体阻断药往往出现明显的降压作用及明显的直立性低血压,应避免使用。在调整血压的同时,防止继续出血、保护脑组织、防治并发症,需要时采取手术治疗。

(三)急性冠脉综合征

急性冠脉综合征包括不稳定性心绞痛和心肌梗死,其治疗目标在于降低血压、减少心肌耗氧量,但不可影响到冠脉灌注压,从而减少冠脉血流量。血压控制的目标是使其收缩压下降 10%～15%。治疗时首选硝酸酯类药物,如硝酸甘油,开始时以 5～10μg/min 速率静脉滴注,逐渐增加剂量,每 5～10min 增加5～10μg/min。早期联合使用其他降血压药物治疗,如 β 受体阻断药、ACEI、α₁ 受体阻断药,必要时还可配合使用利尿药和钙通道阻滞药。另外,配合使用镇痛、镇静药等。特别是尼卡地平能增加冠状动脉血流、保护缺血心肌,静脉点滴能发挥降压和保护心脏的双重效果。拉贝洛尔能同时阻断 α₁ 和 β 受体,在降压的同时能减少心肌耗氧量,也可选用。心肌梗死后的患者可选用 ACEI、β 受体阻断药和醛固酮拮抗药。此外,原发病的治疗如溶栓、抗凝、血管再通等也非常重要,对 ST 段抬高的患者溶栓前应将血压控制在 20.0/12.0kPa(150/90mmHg)以下。

(四)急性左侧心力衰竭

急性左侧心力衰竭主要是由收缩期高血压和缺血性心脏病导致的。严重高血压伴急性左侧心力衰竭治疗的主要手段是通过静脉用药,迅速降低心脏的前后负荷。在应用血管扩张药迅速降低血压的同时,配合使用强效利尿药,尽快缓解患者的缺氧和高度呼吸困难。就心脏功能而言,应力求将血压降到正常水平。血压被控制的同时,心力衰竭亦常得到控制。血管扩张药可选用硝普钠、硝酸甘油、酚妥拉明等,广泛心肌缺血引起的急性左侧心力衰竭,首选硝酸甘油。在降压的同时以吗啡 3~5 mg 静脉缓注,必要时每隔 15 min 重复 1 次,共 2~3 次,老年患者酌减剂量或改为肌内注射;呋塞米 20~40mg 静脉注射,2min 内推完,4h 后可重复 1 次;并予吸氧、氨茶碱等。洋地黄仅在心脏扩大或心房颤动伴快速心室率时应用。

(五)急性主动脉夹层

3/4 的主动脉夹层患者有高血压,血压增高是病情进展的重要诱因。治疗目标为通过扩张血管、减缓心动过速、抑制心脏收缩、降低血压及左心室射血速度、降低血流对动脉的剪切力,从而阻止夹层血肿的扩展。主动脉夹层在升主动脉及有并发症者尽快手术治疗;主动脉夹层病变局限在降主动脉者应积极内科治疗。患者应绝对卧床休息,严密监测生命体征和血管受累征象,给予有效止痛、迅速降压、镇静和吸氧,忌用抗凝或溶栓治疗。疼痛剧烈患者立即静脉使用较大剂量的吗啡或哌替啶。不论患者有无收缩期高血压,都应首先静脉应用 β 受体阻断药来减弱心肌收缩力,减慢心率,降低左心室射血速度。如普萘洛尔0.5 mg 静脉注射,随后每 3~5 min 注射 1~2mg,直至心率降至 60~70 次/分。心率控制后,如血压仍然很高,应加用血管扩张药。降压的原则是在保证脏器足够灌注的前提下,迅速将血压降低并维持在尽可能低的水平。一般要求在 30min 内将收缩降至 13.3kPa(100mmHg)左右。如果患者不能耐受或有心、脑、肾缺血情况,也应尽量将血压维持在 16.0/10.7kPa(120/80mmHg)以下。治疗首选硝普钠或尼卡地平静脉点滴。其他常用药物有乌拉地尔、艾司洛尔、拉贝洛尔等。必要时加用血管紧张素Ⅱ受体拮抗药、ACEI、或小剂量利尿药,但要注意 ACEI 类药物可引起刺激性咳嗽,可能加重病情。肼苯达嗪和二氮嗪因有反射性增快心率,增加心排血量作用,不宜应用。主动脉大分支阻塞患者,因降压后使缺血加重,不宜采用降压治疗。

(六)子痫和先兆子痫

妊娠急诊患者的处理需非常小心,因为要同时顾及母亲和胎儿的安全。在加强母儿监测的同时,治疗时需把握三项原则:镇静防抽搐、止抽搐;积极降压;终止妊娠。①镇静防抽搐、止抽搐。常用药物为硫酸镁,肌内注射或静脉给药,用药时监测患者血压、尿量、腱反射、呼吸,避免发生中毒反应。镇静药可选用冬眠 1 号或地西泮。②积极降压。当血压升高＞22.7/14.7kPa(170/110mmHg)时,宜静脉给予降压药物,控制血压,以防脑卒中及子痫发生。究竟血压应降至多少合适,目前尚无一致意见。注意避免血压下降过快、幅度过大,影响胎儿血供。保证分娩前舒张压在 12.0kPa(90mmHg)以上,否则会增加胎儿死亡风险。紧急降压时可静脉滴注尼卡地平、拉贝洛尔或肼苯达嗪。尼卡地平是欧洲妊娠血压综合征治疗的首选药,它的胎盘转移率低,长时间使用对胎儿也无不良影响,能在有效降压的同时,延长妊娠,有利于改善胎儿结局,尤其适用于先兆子痫患者使用。另外,尼卡地平有针剂和口服两种剂型,适合孕产妇灵活应用。但应注意其可能抑制子宫收缩而影响分娩,在与硫酸镁合用时应小心产生协同作用。肼苯达嗪常用剂量为 40mg 加于 5%葡萄糖溶液 500mL 静脉滴注,0.5~10mg/h。血压稳定后改为口服药物维持。ACEI、血管紧张素Ⅱ受体拮抗药可能对胎儿产生不利影响,禁用;利尿药可进一步减少血容量,加重胎儿缺氧,除非存在少尿情况,否则不宜使用利尿药;硝普钠可致胎儿氰化物中毒亦为禁忌。③结合患者病情和产科情况,适时终止妊娠。

(七)特殊人群高血压急症的处理

1.老年性高血压急症

老年人患高血压比例较高,容易出现靶器官损害,甚至是多个靶器官损害,高血压急症的发展速度较快,危险度更高。降压治疗可减少老年患者的心脑血管病及死亡率。但是老年高血压患者血压波动大,控制效果差。另外,老年患者多有危险因素和复杂的基础疾病,因而在遵循一般处理原则的同时,需格外注意以下几点:①降压不要太快,尤其是对于体质较弱者。②脏器的低灌注对老年患者的危害更大,建议血压控制目标为收缩压降至 20.0kPa(150mmHg),如能耐受可进一步降低。舒张压若＜9.3kPa(70mmHg)可能产生不利影响。③大多数患者的药物初始剂量宜降低,注意药物不良反应。④常需要两种或更多药物控制血压。由于尼卡地平具有脏器保护功能的优势,对于老年人高血压急症,建议优先使用。⑤注意原有的和药物治疗后出现的直立性低血压。

2.肾功能不全患者

治疗原则为在强效控制血压的同时,避免对肾功能的进一步损害,通常需要联合用药,根据患者的具体情况选择合适的降压药物。血压一般以降至 20.0~21.3/12.0~13.3kPa(150~160/90~100mmHg)为宜,第 1 小时使平均动脉压下降 10%,第 2 小时下降 10%~15%,在12h内使平均动脉压下降约 25%。选用增加或不减少肾血流量的降压药,首选 ACEI 和血管紧张素Ⅱ受体拮抗药,常与钙通道阻滞药、小剂量利尿药、β受体阻断药联合应用;避免使用有肾毒性的药物;经肾排泄或代谢的降压药,剂量应控制在常规用量的 1/3~1/2。病情稳定后建议长期联合使用降压药,将血压控制在＜17.3/10.7kPa(130/80mmHg)。

六、常用于高血压急症的药物评价

高血压急症的降压治疗除了选择起效迅速、作用持续时间短、停药后作用消失较快、不良反应小的静脉用药外,为增强降压作用、减少不良反应、保护重要脏器血流,以及出于特殊人群的需要,常需联合使用口服降压药,并且在血压控制后逐步减少静脉用药,转而用口服降压药物长期维持治疗。选择药物时应充分权衡血压与组织灌注、心脏负荷、血管损害、出凝血等的关系,合理控制降压的幅度与速度,考虑各种降压药物的作用和不良反应。

临床上用于降低血压的药物主要分为钙通道阻滞药、ACEI、血管紧张素Ⅱ受体拮抗药、α受体阻断药、β受体阻断药、利尿药及其他降压药 7 类,其中,常用于高血压急症的静脉注射药物为:硝普钠、尼卡地平、乌拉地尔、二氮嗪、肼苯达嗪、拉贝洛尔、艾司洛尔、酚妥拉明等。其他药物则根据患者的具体情况酌情配合使用,如紧急处理时可选用硝酸甘油、卡托普利等舌下含服;ACEI、血管紧张素Ⅱ受体拮抗药对肾功能不全的患者有很好的肾保护作用;α受体阻断药可用于前列腺增生的患者;在预防卒中和改善左心室肥厚方面,血管紧张素Ⅱ受体拮抗药均优于β受体阻断药;心力衰竭时需采用利尿药联合使用 ACEI、β受体阻断药、血管紧张素Ⅱ受体拮抗药等药物。

部分常用药物比较如下。

1.硝普钠

硝普钠能直接扩张动脉和静脉,降压作用迅速,停药后效果持续时间短,可用于各种高血压急症。但是由于快速降低血压的同时也带来一系列不良反应,从而使硝普钠在临床的应用具有一定的局限性。如其控制血压呈剂量依赖性,同时还可以降低脑血流量,增加颅内压;对心肌供血的影响可引起冠脉缺血,增加急性心肌梗死早期的死亡率。静脉滴注时需密切观察血压,以免过度降压,造成器官组织血流灌注不足。长期或大剂量应用时可导致血中氰化物蓄积中毒,引起急性精神病和甲状腺功能低下等。小儿、冠状动脉或脑血管供血不足、肝肾或甲状腺功能不全者禁用;代偿性高血压、动静脉并联、主动脉狭窄和孕妇禁用。高血压急症伴急性冠状动脉综合征、高血压脑病、急性脑血管病或严重肾功能不全者使用时应谨慎。

2.尼卡地平

尼卡地平为二氢吡啶类钙通道阻滞药,是世界上第一个取得抗高血压适应证的钙通道阻滞药。尼卡地平主要扩张动脉,降低心脏后负荷,对椎动脉、冠状动脉、肾动脉和末梢小动脉的选择性远高于心肌,在降低血压的同时,能改善脑、心脏、肾的血流量,并对缺血心肌具有保护作用。另外,它还具有利尿作用,也不影响肺部的气体交换。基于以上机制,尼卡地平在治疗高血压急症时具有以下特点:降压作用起效迅速、效果显著、血压控制过程平稳、血压波动性小;能有效保护靶器官;不易引起血压的过度降低,用量调节简单、方便;不良反应少且症状轻微,停药后不易出现反跳,长期用药也不会产生耐药性,安全性很好。与硝普钠相比降压效果上近似,而其安全性及对靶器官的保护作用明显优于硝普钠,因而尼卡地平不仅是治疗高血压的一线药物,也是急诊科在处理大多数高血压急症的理想选择。

3.乌拉地尔

乌拉地尔为选择性 α_1 受体阻断药,具有外周和中枢双重降压作用,起效快,效果显著,不影响心率,无反跳现象,对嗜铬细胞瘤引起的高血压危象有特效。暂不提倡与 ACEI 类药物合用;主动脉峡部狭窄、哺乳期妇女禁用;妊娠妇女仅在绝对必要的情况下方可使用;老年患者需慎用,初始剂量宜小,在脏器供血维持方面欠佳。

4.拉贝洛尔

拉贝洛尔对 α_1 和 β 受体均有阻断作用,能减慢心率,减少心排血量,减小外周血管阻力。其降压作用温和,效果持续时间较长。特别适用于妊娠高血压。充血性心力衰竭、房室传导阻滞、心率过缓或心源性休克、肺气肿、支气管哮喘、脑出血禁用;肝、肾功能不全、甲状腺功能低下等慎用。

5.艾司洛尔

艾司洛尔选择性 β_1 受体阻断药,起效快,作用时间短。能减慢心率,减少心排血量,降低血压,特别是收缩压。支气管哮喘、严重慢性阻塞性肺病、窦性心动过缓、二至三度房室传导阻滞、难治性心功能不全、心源性休克及对本品过敏者禁用。

七、急救护理

(一)保持安静

绝对卧床休息,半卧位。减少患者搬动,教会患者缓慢改变体位。避免一切不良刺激和不必要的活动。消除紧张恐惧心理、稳定情绪,必要时按医嘱使用镇静药。

(二)保持呼吸道通畅

吸氧 4～5 L/min,如呼吸道分泌物较多,患者呼吸功能较差,应用吸引器吸出。呕吐时头偏向一侧,防止误吸导致窒息。

(三)建立有效静脉通路

立即建立静脉通路,迅速按医嘱使用降压药及时降低血压。降低血管阻力,解除血管的痉挛状态。一般首选硝普钠,应避光静脉注射,以微量泵控制注入速度,缓慢降压。4～6h 更换 1 次,持续静脉注射一般不超过 72h,以免发生硫氰酸盐中毒,严重肝、肾疾病患者应慎用。

(四)密切监测病情变化

严密观察血压变化,尤其在更换药物或改变给药速度时,降压不宜过快或过低,应在短时间内把血压降至安全范围,并不要将血压降至完全正常水平,以免造成脑供血不足和肾血流量下降,如出现出汗、不安、头痛、心悸、胸骨后疼痛等血管过度扩张现象,应立即停止用药。也可选用硝酸甘油、硝苯地平舌下含服;制止抽搐用地西泮肌内注射或静脉注射;降低颅内压、减轻脑水肿用呋塞米或甘露醇快速静脉滴注。

严密观察脉搏、呼吸、心率、血压、神志、瞳孔、尿量变化,如发现异常,随时与医师联系。准确记录24h出入量。

(五)提供保护性护理

患者意识不清时应加床栏以防止坠床;发生抽搐时用牙垫置于上、下磨牙间防止唇舌咬伤;避免屏气用力呼气或用力排便;保持周围安静,减少噪声的刺激。

(六)饮食护理

合理饮食,给予低盐、低脂、低胆固醇、清淡饮食,少量多餐,避免过饱及刺激性食物。适当控制能量,多食含维生素和蛋白质食物,增加蔬菜、水果、高膳食纤维食物的摄入,限烟酒,达到减轻心脏负荷、防止水钠潴留、预防便秘、降低血压的效果。

(七)心理护理

长期的抑郁或情绪激动、急剧而强烈的精神创伤可使交感—肾上腺素活性增强,血压升高,因此,保持良好的心理状态非常重要。可通过了解患者性格特征及有关社会心理因素进行心理疏导,说明本病需长期甚至终身治疗,取得患者的充分理解和配合,教会患者训练自我控制能力,消除紧张恐惧心理、安定情绪,保持最佳的心理状态。

(八)康复护理

指导并鼓励患者坚持非药物治疗,如给予低盐、低脂、低胆固醇和富含维生素食物,少量多餐,适当控制总热量;减肥、控制体重;合理安排休息和活动,保证充足的睡眠,参加适当的体育锻炼和劳动,避免重体力劳动,精神过度紧张和情绪激动等诱发因素。帮助患者建立长期治疗的思想准备,按时遵医嘱服药。定期门诊随访,教会患者及家属测量血压,病情变化时随时就医。

第十二章 常见急症的急救护理

第一节 意识障碍

意识障碍是指患者对自我的感知和客观环境的识别活动发生不同程度的丧失,是大脑功能紊乱所发生的严重症状之一,可以因颅脑损伤、病变引起,也可以因全身性疾病引起脑细胞缺血、缺氧或中毒,从而引起脑代谢障碍。患者来院急诊均由他人护送,主要表现可有:患者认知缺陷、思维错乱、幻觉、兴奋躁动或痴呆症,也可意识丧失,对周围环境刺激无反应。

一、资料收集

(一)快速目测

患者对周围环境的反应是动还是静,四肢活动状态,有无呼吸异常、打鼾、呼吸困难,有无发绀、缺氧状态。

(二)倾听主诉

常有他人代诉,分诊护士特别注意:意识障碍的症状是认知缺陷还是意识丧失,起病情况是突然发生还是渐进性,一过性还是持续性,发病前有无受到刺激。

(三)引导问诊

1.询问伴随症状

有无大小便失禁,有无呕吐腹泻,有无跌倒,有无发热、抽搐。

2.询问病因

以往慢性疾病病史,如高血压、糖尿病、慢性肝病、肾病、肺心病、癫痫、精神病,有无类似发作史。近期有无突发情况,如遭受创伤、情绪改变、服药、服毒或与有毒物质接触、特殊环境作业操作等。

3.询问院前处理

是否经治疗用药及效果。

(四)分诊体检

要求重点突出,掌握情况准确,仅限于检查与意识有关的体征。

(1)生命体征与瞳孔的改变。

(2)呼吸、排泄物有无特殊气味。

(3)意识障碍严重程度,可根据格拉斯哥(GCS)标准,以睁眼动作、言语反应、运动反应进行检查评估。

(4)检查躯体有无损伤,四肢活动情况。

(五)辅助检查

对疑有中毒的患者留检尿液或呕吐物送检,疑有颅脑疾病者送 CT 检查,其他生化检查有血糖、电解质等。

二、估计病情

(一)意识障碍

1.嗜睡

可以被唤醒,能正确回答问题。

2.意识模糊

能保持简单的精神活动,但定向能力障碍。

3.昏睡

不易被唤醒,唤醒后答非所问。

4.昏迷

轻度昏迷者呼之不应,对剧烈疼痛有防御反应,角膜及瞳孔反应存在。中度昏迷者对各种刺激无反应,对剧烈疼痛有防御反应,角膜反射微弱,瞳孔对光反射迟钝。重度昏迷者对各种强刺激均无反应。

5.谵妄

意识模糊,定向障碍,感觉错乱,躁动乱语。

(二)危急征象

如患者意识丧失、瞳孔散大,颈动脉搏动消失,可认为是心跳停止,应立即进行初级生命急救。昏迷伴生命体征不稳定:如高血压、低血压、高热、低体温,病理性呼吸,瞳孔改变等;脑出血、颅内高压、脑疝形成可能;震颤性谵妄:意识不清,发热,心动过速,瞳孔扩大,出汗;昏迷伴脏器功能衰竭:如肝、肾衰竭;中毒昏迷、严重创伤昏迷。

三、鉴别分诊处理

(一)生命体征改变的分析

1.体温升高

先发热后有体温升高,见于严重感染性疾病;先有意识障碍后发热,见于脑出血、蛛网膜下腔出血或其他继发感染。

2.心率改变

心动过缓可见于颅内压增高、房室传导阻滞、吗啡类中毒、毒蕈中毒;心动过速见于感染、震颤性谵妄。

3.血压改变

血压升高见于高血压脑病、脑血管意外、肾病等;血压降低见于各种原因休克。

4.呼吸改变

呼吸困难见于心肺功能不全、脑水肿、脑缺氧;呼吸变慢伴鼾声、缓脉,可能为脑出血。

(二)瞳孔鉴别

(1)双侧瞳孔缩小为有机磷农药、巴比妥类、阿片类中毒,脑桥出血。

(2)双侧瞳孔散大见于颠茄类、酒精、氰化物中毒、癫痫、低血糖状态。

(3)双侧瞳孔不等大或忽大忽小可能为脑疝。

(4)双侧瞳孔对光反射不敏感提示昏迷。

(5)双侧瞳孔散大固定为脑不可逆损伤。

(三)气味鉴别

(1)呼吸有氨味,且有慢性肝病史的患者可能为肝昏迷。

(2)呼吸有烂苹果味且有糖尿病史的可能为酮症酸中毒。

(3)呼吸有尿味、有慢性肾功能不全病史的可能是尿毒症昏迷。

(4)呕吐物有大蒜味、有接触农药或服用有机磷药物迹象者可能为有机磷中毒。

(5)呕吐物有酒味的可能为酒精中毒。

(四)皮肤颜色

皮肤为樱桃红色,考虑为一氧化碳中毒;全身皮肤发绀,可能为组织缺氧、亚硝酸盐类中毒;口唇、指甲发绀者为末梢循环障碍缺氧,可能为心、肺疾病或休克;皮肤瘀点,瘀斑,可能为出血性疾病或严重感染等。

(五)头颈部、四肢情况

有颈项强直者可能有中枢病变;见外耳道出血者,提示颅底骨折;头颅骨折、血肿者可能有脑震荡、硬膜下血肿;一侧偏瘫常见于脑血管意外;四肢无肌张力提示昏迷。

根据上述鉴别给予分诊,属神经科的有急性颅脑损伤引起的意识障碍;属急诊科的有类中毒引起的意识障碍;属内科的有慢性疾病引起的意识障碍。

第二节　发　热

发热是患者前往急诊室常见的原因之一,正常人的体温受下丘脑体温调节中枢控制,并通过神经体液因素进行调节达到产热与散热的动态平衡。当机体受到致热源的影响或其他各种原因引起体温调节障碍,体温高于正常范围可引起发热。

一、资料收集

(一)快速目测

精神状态良好还是萎靡不振,有无畏寒、寒战,有无出汗,意识是否清醒;面色潮红还是苍白,结膜有无充血,口唇有无单纯性疱疹;有无慢性病容、恶病质。

(二)倾听主诉

发热开始时间、持续时间、体温的变化规律,发热时伴有的症状,如头痛、关节疼痛、咳嗽、咳痰、疲乏无力。

(三)引导问诊

1.发热伴随症状

(1)一般症状:有无寒战、高热、头痛、头晕。

(2)呼吸道症状:有无咳嗽、咳痰,痰的性质;有无胸痛,胸痛与呼吸的关系。

(3)消化道症状:有无呕吐、腹泻;有无腹痛,腹痛部位与性质。

(4)泌尿道症状:有无尿频、尿急、尿痛;排尿的色、质、量。

(5)其他症状:有无关节疼痛肿胀、活动受限。有无出疹,皮疹的大小、部位、性质、出现时与发热的关系。

2.发热的原因

有无感受风寒,有无传染病接触史;近期有无手术、分娩,服药情况;生活工作环境的温、湿度;有无急慢性疾病;有无出血征象,有无各种创伤。

3.近期主要检查治疗、用药情况

如 X 线摄片、抗生素应用等。

(四)分诊体检

(1)测量生命体征:测量体温,意识不清者可测腋下或测肛温。根据需要测量脉搏、呼吸、血压。高热患者注意脉率与体温升高是否成比例。

(2)皮肤黏膜:有无皮疹、出血点,皮肤弹性是否良好,淋巴结有无肿大。

(3)颈项是否有强直。

(4)疼痛部位确诊:如腹痛患者,检查腹部有无压痛、反跳痛,腹肌有无紧张。关节痛患者其关节局部有无红、肿、热、痛、活动受限。

(五)辅助检查

选择性检查如血白细胞计数,尿、粪常规,胸片,腹部 B 超等。

二、估计病情

(一)发热程度

低热 37.5~37.9℃,中等热 38~38.9℃,高热 39~40.9℃,超高热≥41℃。

(二)危急征象

发热伴意识障碍、昏迷(中毒性脑病、脑炎、脑膜炎、脑出血);发热伴休克(高热脱水,感染性休克);小儿高热惊厥;严重的药物热等。

三、鉴别分诊处理

(一)感染性发热

大多数急性发热、短程发热在 2 周以内。

1.疑似传染病

注意发病地区、季节、传染病接触史,如冬季好发流行性脑膜炎,夏季好发乙型脑炎。若患者 2 周前有不洁饮食史,近日有发热、胃纳减退、恶心饱胀、乏力伴黄疸,可能为病毒性肝炎。

2.系统性症状和体征

如鼻塞流涕,咳嗽咽喉痛者大多是上呼吸道感染;若发热伴有胸痛、铁锈色痰可能为肺炎;发热伴有呕吐、腹痛、腹泻者可能为急性胃肠炎;高热、上腹痛伴呕吐、黄疸者可能是急性胆道感染;发热伴尿频、尿急、尿痛可能是尿路感染;发热伴意识障碍可能为全身性或中枢性感染。

3.淋巴结肿大

常见于局灶性化脓性感染、结核病等。

(二)出疹性疾病

可根据出疹的日期、皮疹的特点予以判断,如水痘、麻疹、猩红热、伤寒、风疹、药物热等。

(三)非感染性疾病

有关节肿痛者见于风湿热、结缔组织疾病、痛风;高温环境下可能发生中暑、日射病;肿瘤患者发热见于急性白血病、淋巴瘤;脑出血患者可以有中枢性发热。

根据上述鉴别给予分诊处理。属内科的大多数为感染性发热、肿瘤发热、免疫性疾病,属外科的有胆道感染、淋巴系统感染,属神经科的有中枢性感染,属皮肤科的有皮肤表面化脓性感染、药物热,属感染科的有传染性疾病。

第三节　呼吸困难

呼吸困难是指患者主观呼吸时感觉空气不足、呼吸费力,客观上表现为辅助呼吸肌参与呼吸运动,以增加通气量,患者可发生呼吸频率、节律、深浅度异常改变,严重者可出现鼻翼翕动、发绀、张口、抬肩、端坐呼吸甚至意识障碍。

一、资料收集

(一)快速目测

一般状况:是青少年还是中老年,胸廓脊柱有无畸形,有无营养不良、贫血貌。意识是否清醒,能否清楚顺利回答问题。呼吸运动是否有异常,有无呼吸困难、发绀缺氧、动则气促症状,吸气时有无三凹症状等。患者能否安静坐、卧或者需要半坐卧位。

(二)倾听主诉

注意患者对气急或呼吸费力的自我感觉,起病的时间及症状。

(三)引导问诊

(1)起病状态及发病因素:呼吸困难是突然发生还是逐渐加重,有无诱发因素,如发病前有无用力动作、剧烈咳嗽等,有无接触过敏源,有无异物吸入气管。询问以往病史,有无急慢性呼吸道疾病,如慢性支气管炎、哮喘,有无高血压病史、心脏疾患、肾病等。特殊因素:有无药物、毒物、过敏物质接触及异物误入气道。

(2)伴随症状:有无咳嗽、咳痰,痰的色、质、量。有无发热,有无胸痛、咯血。

(3)院外采取急救措施及效果。

(四)分诊体检

测量生命体征 T、P、R、BP,意识不清者查瞳孔,注意呼吸频率、节律、深度,有无动用辅助肌呼吸,检查胸廓有无异常,两肺呼吸音是否对称,有无哮鸣音、啰音,心率、心律有无改变,有无劲静脉怒张、肝肿大,下肢有无浮肿。

(五)辅助检查

选查血气分析、血常规、血糖、胸片、心电图、B超等。

二、估计病情

(一)呼吸困难严重程度

1.轻度

中、重度体力活动可引起呼吸困难。

2.中度

轻度体力活动可引起呼吸困难。

3.重度

休息时也出现呼吸困难。

(二)危急征象

(1)严重缺氧状态。

(2)吸气性呼吸困难,如变态反应时引起咽喉水肿、喉痉挛,呼吸道吸入异物引起气道性阻塞。

(3)哮喘发作持续状态。

(4)重要脏器功能不全引起的呼吸困难,如急性左心衰引起肺瘀血,颅脑疾患、颅内压增高刺激呼吸中枢引起呼吸改变,重症肌无力引起呼吸肌麻痹。

(5)中毒引起的呼吸困难,如有机磷农药中毒、吗啡类中毒、代谢性酸中毒。

(6)叹息样呼吸、下颌呼吸提示患者处于临终状态。

三、鉴别分诊处理

(1)呼吸困难伴哮鸣音常见于支气管哮喘、心源性哮喘。

(2)突发性呼吸困难。吸气性呼吸困难可见于急性喉水肿、气管异物。混合性呼吸困难可见于自发性气胸、大片肺栓塞。

(3)呼吸困难伴有咳嗽、咳痰、发热,可见于慢性支气管炎、阻塞性肺气肿、肺部感染、肺脓肿等。

(4)呼吸困难伴一侧胸痛见于急性胸膜炎、大叶性肺炎、气胸、急性心肌梗死。

(5)大量浆液性泡沫痰见于有机磷中毒、急性左心衰竭(粉红色泡沫痰)。

(6)呼吸困难伴昏迷见于急性中毒、肺性脑病、颅脑病变(呼吸深而慢,有节律异常)、代谢性酸中毒。

呼吸困难大多属于内科,原发性气胸可分诊为呼吸科,气管异物吸入可分诊为眼耳鼻喉科,颅脑疾患引起的呼吸困难可分诊为神经内外科。对于呼吸困难者,分诊护士应首先给予吸氧,对有危及生命征象者立即送抢救室急救处理。

第四节 休 克

一、休克概述

(一)病因与分类

引起休克的病因很多,分类方法也不一,比较常用的分类方法如下。

1.按休克的病因分类

(1)低血容量性休克:由于血容量不足引起的休克称低血容量性休克,包括失血性休克和创伤性休克。常见于失血(外伤引起的出血、消化性溃疡出血、食管曲张静脉破裂出血、妇产科疾病所引起的出血)、失水(呕吐、腹泻、大量排尿)、失血浆(烧伤、腹膜炎、创伤、炎症)、创伤(撕裂伤、挤压伤、爆炸伤、冲击波伤引起内脏、肌肉和中枢神经系统损伤)等。失血后是否发生休克不仅取决于失血的量,还取决于失血的速度。休克往往是在快速、大量(超过总血量的10%～20%)失血而又得不到及时补充的情况下发生的。

(2)感染性休克:严重感染特别是革兰阴性细菌感染常可引起感染性休克。在革兰阴性细菌引起的休克中,细菌的内毒素起着重要的作用,故亦称内毒素性休克或中毒性休克。感染性休克常伴有脓毒症,故又称脓毒性休克。革兰阳性细菌、真菌、病毒、立克次体、衣原体、原虫等感染也可引起。

(3)心源性休克:大面积急性心肌梗死、急性心肌炎、心脏压塞、严重心律失常等常可导致心源性休克。

(4)过敏性休克:给某些有过敏体质的人注射某些药物(如青霉素)、血清制剂或疫苗时可引起过敏性休克,常表现为血压骤降、喉头水肿、支气管痉挛、呼吸极度困难甚至死亡。

(5)神经源性休克:剧烈疼痛、脑脊髓损伤、麻醉等意外刺激,引起反射性周围血管扩张,有效血容量相对减少,称为神经源性休克。

2.按休克的血流动力学分类

人们对休克的理解和治疗是从去除病因开始。所以,早期对休克的分类是以病因的不同为基础来分类的(如上所述)。随着血流动力学理论的发展和血流动力学监测可以被应用于临床实践,对休克的理解走向了更深的层次。同时,由于对病因的治疗日趋成熟和临床支持手段的增多,循环功能支持成为休克治疗的主要方面。在这种情况下,1975 年 Weil 等人根据血流动力学特点提出了对休克分类的新方法,即将休克分为低血容量性、心源性、阻塞性和分布性。低动力型休克亦称低排高阻型休克,其血流动力学特点是心脏排血量低,外周血管阻力高。由于皮肤血管收缩,血流量减少,使皮肤温度降低,故又称"冷休克"。此型休克在临床上最为常见。低血容量性、心源性、创伤性和大多数感染性休克均属本类。

高动力型休克亦称高排低阻型休克,其血流动力学特点是总外周血管阻力低,心脏排血量高。由于皮肤血管扩张,血流量增多,使皮肤温度升高,故又称"暖休克"。部分感染性休克属本类。

(二)发病机制

1.休克早期

休克早期,机体产生儿茶酚胺(CA)、血管紧张素、升压素、血栓烷 A_2(TXA_2)等体液因子,导致末梢小动脉、微动脉、毛细血管前括约肌及微静脉持续痉挛,使毛细血管阻力增大,大量真毛细血管关闭,故微循环灌注量急剧减少。

2.休克中期

由于小血管持续痉挛,组织明显缺氧,经无氧代谢后产生大量乳酸,致使毛细血管前括约肌开放,大量血液流入毛细血管网,造成微循环淤血,血管通透性增加,大量血浆外渗,白细胞在微血管上黏附,微血栓形成,使回心血量减少;白三烯(LT)、纤维蛋白(Fn)、肿瘤坏死因子(TNF)、白介素(IL)、氧自由基(ODFR)等体液因子均可造成细胞损害,此亦为各种原因休克的共同规律,称之为"最后共同通路"。

3.休克晚期

至休克晚期,在毛细血管淤血的基础上细胞缺氧进一步加剧,细胞因持续缺氧后胞膜受损,释放溶酶体,致使细胞坏死自溶;血管内皮损伤后胶原纤维暴露,血小板聚集,激活凝血系统,促使大量微血栓形成;因凝血因子过量消耗,最终导致出血。胰、肝、肠缺血后分别可产生心肌抑制因子(MDF)、血管抑制物质(VDM)及肠因子等有害物质,进而引起重要器官损害及功能衰竭。

(三)细胞代谢的变化及功能、结构的损害

1.休克时细胞的代谢变化

主要是糖酵解增强和脂肪代谢障碍。

(1)糖酵解增强:休克时由于组织的低灌流和细胞供氧减少,使有氧氧化受阻,无氧酵解过程加强,从而使乳酸产生增多,导致酸中毒。但严重酸中毒又可抑制糖酵解限速酶,如磷酸果糖激酶等的活性,使糖酵解从增强转入抑制。

(2)脂肪代谢障碍:休克时由于组织细胞的缺血、缺氧和酸中毒,使脂肪酰 CoA 合成酶和肉毒碱脂肪酰转移酶的活性降低,因而脂肪酸的活化和转移发生障碍。

2.休克时细胞的损害

主要是生物膜(包括细胞膜、线粒体膜和溶酶体膜等)发生损害。

(1)细胞膜的损害:最早的改变是细胞膜通透性增高,从而使细胞膜 Na^+-K^+-ATP 酶活性增高,ATP 消耗增加,细胞的许多代谢过程发生紊乱。因细胞膜的完整性在维持细胞的生命活动中起着重要作用,故当膜完整性破坏时,即是细胞不可逆性损伤的开始。

(2)线粒体损害:休克时线粒体最早出现的损害是其呼吸功能和 ATP 合成受抑制,线粒体 ATP 酶活性降低,此后发生超微结构的改变。线粒体是维持细胞生命活动的"能源供应站"。当线粒体损害时,由于氧化磷酸化障碍,产能减少乃至终止,必然导致细胞损害和死亡。

(3)溶酶体损害:溶酶体含有多种水解酶,如组织蛋白酶、多肽酶、磷酸酶等,但在未释放之前都处于无活性状态。一旦释放出来后,即转为活性状态,则可溶解和消化细胞内、外的各种大分子物质,尤其是蛋白类物质。

休克时生物膜的损害是细胞发生损害的开始,而细胞的损害又是各脏器衰竭的共同基础。

3.器官功能的改变

(1)脑:休克时缺氧和酸中毒能使脑微循环狭窄或阻塞,动脉血灌流减少。在微循环凝血期,脑循环内可以有血栓形成和出血。大脑皮质对缺氧极为敏感,当缺氧逐渐加重,将由兴奋转为抑制(表情淡漠),甚至发生惊厥和昏迷。皮质下中枢因严重缺氧也可发生抑制,呼吸中枢和心血管运动中枢兴奋性降低。

(2)心:休克的早期可出现心的代偿性增强,此后心脏的活动即逐渐被抑制,甚至可出现心力衰竭。

(3)肾:肾功能的改变在休克早期发生的是功能性的急性肾衰竭,因为它还不伴有肾小管的坏死。其主要临床表现为少尿(400mL/d)或无尿(100mL/d),当休克持续时间较长时,可引

起急性肾小管坏死,发生器质性的肾衰竭,此时即使肾血流量随着休克的好转而恢复,患者的尿量也难以在短期内恢复正常。肾功能的改变,将导致严重的内环境紊乱,包括高钾血症、氮质血症和酸中毒等。这样就会使休克进一步恶化,故许多休克患者,尤其是老年患者常死于急性肾衰竭。

(4)肺:在休克早期,由于呼吸中枢兴奋,呼吸加深加快,通气过度,从而导致低碳酸血症和呼吸性碱中毒;继之,由于交感—儿茶酚胺系统兴奋和其他血管活性物质的作用,可使肺血管阻力升高;如果肺低灌流状态持续较久,则可引起肺淤血、水肿、出血、局限性肺不张、微循环血栓形成和栓塞以及肺泡内透明膜形成等重要病理改变,此即所谓休克肺的病理学基础。休克肺是休克死亡的重要原因之一。

(5)肝:休克时常有肝功能障碍,肝功能障碍又可加重休克。休克时低血压和有效循环血量减少可导致肝细胞缺血、缺氧,肝血窦及中央静脉内微血栓形成,肝小叶中央部分肝细胞坏死。肝脏灌流障碍使网状内皮细胞受损,肝脏的解毒及代谢能力减弱,易发生内毒素血症,加重代谢紊乱及酸中毒。

(6)胃肠道:休克早期就有胃肠功能的改变。开始时是因微小管痉挛而发生缺血,继而可转变为淤血,肠壁因而发生水肿甚至坏死;此外,胃肠的缺血缺氧,还可使消化液分泌抑制,胃肠运动减弱。有时可由于胃肠肽和黏蛋白对胃肠黏膜的保护作用减弱使胃肠黏膜糜烂或形成应激性溃疡。

(四)临床表现

1.低血压

成人肱动脉血压降至 12kPa(90mmHg)以下或比基础血压低 8kPa(60mmHg),即为低血压,患者脉压常小于 2.67kPa(20mmHg)。但休克早期可无低血压,因此,无低血压者不能排除休克存在。

2.心动过速

为休克常见非特异性表现,如同时伴有直立位时血压下降,有助于明确此时休克是心动过速的原因。

3.交感神经兴奋

表现为精神紧张或烦躁、焦虑、大汗、过度通气等。

4.外周循环低灌注

表现为肢端湿冷(网状青斑)、外周脉搏难以触及或细弱等外周低灌注体征。

5.意识改变

休克患者意识可正常,但如脑灌注压显著下降,则可出现神志淡漠、嗜睡、昏迷等。

二、休克的护理评估

(一)病史

了解患者近期有无创伤、烧伤、感染、服药情况;既往病史,如有无高血压、心脏病、肝硬化、消化性溃疡、支气管扩张、糖尿病、垂体疾病等病史;既往有无药物过敏史。

(二)实验室检查

1.血常规

创伤性休克、失血性休克早期由于血液浓缩，血红蛋白和血细胞比容可高于正常；大量失血后数小时，红细胞和血红蛋白才会显著降低。休克合并感染和全身炎症反应综合征时，血中白细胞计数可明显升高而随着休克的进一步发展，血小板计数逐渐降低。

2.血气分析

休克时做血气分析目的是了解机体氧代谢状态以及了解体内酸碱平衡状态。血气分析结果常有低氧血症、代谢性酸中毒，而 $PaCO_2$ 早期由于呼吸代偿而有轻度下降，呈呼吸性碱中毒，晚期常出现呼吸性酸中毒。

3.电解质测定

动态监测可以及时了解电解质紊乱，休克时常见有血钾和血镁升高、血钠降低。

4.动脉血乳酸

休克患者组织灌注不足可引起无氧代谢和高乳酸血症，监测有助于估计休克的变化趋势及复苏效果。正常值为 $1\sim2mmol/L$，休克时若 $>8mmol/L$，死亡率在 90% 以上。但动脉血乳酸水平并不经常与休克严重程度平行，需要与其他监测结果进行综合分析，才能正确判断。若乳酸浓度在 $12\sim24h$ 内降至正常水平，表明复苏有效。

5.凝血功能及酶学检查

休克时较易出现凝血和纤溶系统功能障碍，后期易发展成 DIC，因此，需要定时检查凝血和纤溶系统功能。

(三)血流动力学监测

1.中心静脉压(CVP)

代表右心房或胸腔段腔静脉内压力的变化，可反映全身血容量与右心功能之间的关系。CAP 的正常值为 $5\sim10cmH_2O$ 时，若 $CVP<5cmH_2O$，表示血容量不足；$CVP>15cmH_2O$ 时，提示心功能不全、静脉血管床过度收缩或肺循环阻力过高；若 $CVP>20cmH_2O$，则表示存在充血性心力衰竭。血压和 CVP 的综合判断可指导扩容治疗。

2.肺毛细血管楔压(PCWP)

反映肺静脉、左心房和左心室的功能状态，PCWP 的正常值为 $6\sim15\ mmHg（0.8\sim2.0kPa）$。PCWP 低于正常值反映血容量不足（较 CVP 敏感），PCWP 增高反映左房压力增高（如急性肺水肿）。对 CVP 和 PCWP 监测结果的综合分析，也可用于指导扩容。

(四)病情判断

1.休克分期的判断

(1)休克早期：①口渴，面色苍白，皮肤厥冷，口唇或四肢末梢轻度发绀。②神志清楚，伴有轻度兴奋、烦躁不安。③血压正常，脉压较小，脉快、弱。④呼吸深而快。⑤尿量较少。⑥眼底动脉痉挛。

（2）休克中期：①全身皮肤淡红、湿润，四肢温暖。②烦躁不安，神志恍惚。③体温正常或升高。④脉细弱，血压一般在 8kPa（60mmHg）以上。⑤少数可出现呼吸衰竭。⑥尿量减少。⑦眼底动脉扩张。⑧甲皱微循环不良。

（3）休克晚期：①全身皮肤、黏膜发绀，出现紫斑，四肢厥冷，冷汗淋漓。②神志不清（昏迷）。③体温不升。④脉细弱，血压低或测不到，心音呈单音。⑤呼吸衰竭。⑥无尿。⑦全身有出血倾向。⑧眼底视网膜出血或水肿。

2.休克程度的判断

在确定患者是否处于休克状态的同时，还必须鉴别休克的严重程度。临床常将休克分为轻、中和重三度。

3.病因鉴别

如有喉头水肿、哮鸣音以及用药或虫咬史，应高度怀疑过敏性休克；有晕厥史且血红蛋白进行性下降应考虑失血性休克；有明确呕吐、腹泻史，失液量大或有急腹症合并休克者应考虑低血容量休克；有颈静脉怒张、心音低、肝大者应考虑心源性休克；有颈椎损伤、四肢瘫痪，应考虑神经源性休克。

三、急救护理措施

（一）现场急救措施

休克是一种极其危险的急重症，一旦发生，必须立即采取急救措施。在现场应做到以下几点。

（1）尽可能少搬动患者，松解患者衣扣，让患者平卧，下肢抬高 20°～30°，以利于静脉血回流。如有呼吸困难可再将头部和躯干抬高 20°～30°，以利于呼吸。

（2）保持呼吸道通畅，尤其是休克伴昏迷者。方法是将患者颈部垫高，下颌抬起，使头部最大限度地后仰（颈部外伤或疑有颈椎骨折者除外），同时头偏向一侧，以防呕吐物和分泌物误吸入呼吸道。

（3）注意给体温过低的休克患者保暖，盖上被、毯，有条件者可给热饮料，如浓茶或姜汤，但不要在皮肤局部加温，以免皮肤血管扩张而影响重要生命器官的血流量供应和增加氧消耗。注意伴发高热的感染性休克患者应给予降温。

（4）必要的初步治疗，如出血应立即止血，一般对表浅伤口出血或四肢血管出血可先采用压迫止血法暂时止血；因创伤骨折所致的休克给予镇痛，骨折固定；烦躁不安者可给予适当的镇静剂；心源性休克给予吸氧等。

（5）密切观察心率、呼吸、血压、神志改变，并做详细记录。

（二）转运途中监护

对休克患者，因现场抢救条件有限，需尽快将其送往有条件的医院抢救，在转运过程中，应注意以下几点。

(1)休克患者搬运越轻越少越好,应送到离现场最近的医院为宜。

(2)在运送途中,应有专人护理,随时观察病情变化,给予吸氧和静脉输液等急救措施。

(3)将患者送至医院,对已用的急救措施与用药向值班人员交代清楚,以利于病情的掌握和继续治疗。

(三)临床护理措施

休克的处理原则是尽早去除引起休克的病因,尽快恢复有效循环血量,纠正微循环障碍,改善心脏功能和恢复人体正常代谢,并根据病情做出相应处理。休克状态下病情危急,严重威胁患者的生命,抢救时,时间就是生命,做好临床监护至关重要。

1.一般护理

(1)体位:最适宜的体位是抬高头、躯干 20°～30°,抬高下肢15°～20°。抬高头胸部有利于膈肌活动,增加肺活量,使呼吸运动更接近于生理状态。抬高下肢有利于增加静脉回心血量,从而相应增加循环血容量。休克伴昏迷患者取平卧位,头偏向一侧。

(2)吸氧:给氧前应注意清除呼吸道分泌物,保持呼吸道畅通,以达到有效吸氧。一般采用鼻导管法给氧,氧流量为 2～4L/min,直至休克好转。如患者发绀明显或发生抽搐则需加大吸氧浓度至4～6L/min。

(3)迅速建立静脉通道,保证输液途径畅通:目前多主张安置深静脉导管,在紧急情况下也可做静脉切开加压输液。静脉输液可迅速补充有效循环血容量,是纠正休克的最根本措施。在快速扩容过程中,应注意观察脉率、呼吸、肺底啰音及出入水量等,避免发生肺水肿;如有肺水肿表现,应减慢滴速,甚至暂停输液,并立即报告医师。在输液过程中还应对有效循环血容量是否补足做出估计,以避免输液过多。

(4)饮食:如能进食,可给予易消化的流质或半流质饮食。

(5)注意事项:注意保温,做好口腔护理,因患者有微循环障碍,注意预防压疮(褥疮)。

2.合理补液、及时补充血容量

补充血容量,及时恢复血液灌注,是抗休克的基本措施。及时补充血容量,时间较短的休克,特别是低血容量休克,均可较快地纠正,不需再用其他药物,故必须迅速建立 2 条以上的静脉输液通道。原则上失血补血,失水补水,丢失多少补多少。补液的种类一般来讲,均应先输入一定量的晶体液或电解质溶液,如生理盐水、5%的葡萄糖盐水和平衡盐溶液等。一般晶体液的量可为胶体液的2～3倍。在治疗之初一般主张不用或少用等渗或高渗葡萄糖液。抗休克常用的胶体液为全血、血浆和右旋糖酐等。低分子右旋糖酐可改善微循环,能吸附于红细胞、血小板表面及其血管内壁,预防和治疗弥散性血管内凝血。

应当注意,休克时补充的晶体量和胶体量很大,不仅要补充已丢失的血容量(全血、血浆和水电解质丢失量),还要补充扩大的毛细血管床,故超过临床估计的液体损失量很多。休克时间越长,症状越严重,需要补充的液体也越多。还必须注意,创伤、战伤时休克补液治疗成功的关键在于及时、快速、足量地恢复有效循环血量,提高心房充盈压力,恢复良好的组织灌流,而不要被缺少胶体液所束缚。应力争在救治4~8h内使休克病情好转。对于严重感染性休克患者,其病情复杂,又常有心肌损害和肾脏损害,过多补液易导致不良后果。因此,为了掌握血容量补充和观察心脏对输液的负荷情况,可监测中心静脉压及血压,作为调节补液量的依据(必要时再测定肺毛细血管楔压。

3.密切观察病情变化

(1)神志与表情:患者的意识表情变化能反映中枢神经系统血液的灌流情况。休克早期,机体代偿功能尚好,患者神志一般清楚,精神紧张或有烦躁、焦虑;随着休克加重,进入失代偿期,患者脑组织供血逐渐减少,缺氧加重,表现为表情淡漠、意识模糊、感觉迟钝,甚至昏迷。

(2)脉搏:休克初期,脉搏加快,随着病情的进展,脉搏细数且出现心律不齐,休克晚期脉搏微弱、缓慢,甚至摸不到。

(3)血压与脉压:初期由于代偿性血管收缩,血压可能保持或接近正常。若血压逐渐下降甚至测不到,且脉压减小,则说明病情加重。在抢救过程中,应每隔5~10min测量血压1次,并做好记录,直至血压稳定后,可减少测量次数。

(4)呼吸:大部分休克患者均伴有呼吸频率及幅度代偿增加,当出现呼吸加深加快或变浅不规则,并出现鼻翼翕动,提示病情恶化,应严密观察、及时处理。遵医嘱给予吸氧,鼻导管给氧时可用40%~50%的氧浓度,输入氧气应通过湿化器以保持呼吸道湿润,防止黏膜干燥。行气管插管或切开、人工辅助通气的患者,更应注意全面观察患者反应和机器工作状态两方面的变化。有气道分泌物应及时吸出防止窒息。

(5)尿量:尿量的监测是护理工作中观察、判断肾脏毛细血管灌流量的一项重要指标。休克患者可放置留置导尿管,并每小时测量1次尿量,如每小时尿量少于20mL,说明肾脏血液灌流量不足,提示休克加重。如经抢救治疗后每小时尿量恢复至30mL时,为休克缓解的一个重要指标,故抢救过程中应严格监测尿量。

(6)体温:休克患者体温一般偏低,如患者突然体温升高提示有其他感染,要及时报告医师。

4.应用血管活性药物

血管活性药是休克治疗时常用的药物,护理人员应熟悉此类药物的药理作用、性能、应用原则及注意事项,以便能有效、及时地抢救患者。常用的血管活性药分为以下两大类。

(1)血管扩张药:必须在补足血容量的基础上应用。①多巴胺:能增加心肌收缩力,提高心排血量,选择性地扩张内脏血管,特别是肾脏血管,提高肾小球滤过率,并使皮肤及黏膜血管收缩,使血压维持在一定水平。②阿托品、山莨菪碱等抗胆碱能药:可解除平滑肌痉挛、舒张血管、改善微循环,常用于感染性休克的治疗。

(2)血管收缩药:常用去甲肾上腺素和阿拉明(间羟胺),均使小血管收缩,提高血压。应用血管收缩剂以小剂量、低浓度、短时间为宜。①去甲肾上腺素：对肾动脉收缩作用较强。②间羟胺：较去甲肾上腺素作用缓和、持久，对肾血管收缩作用较轻。

血管活性药物静脉滴注时一般应先慢后快，调整滴注速度使收缩压维持在 12kPa（90mmHg）；一旦血压稳定 6～8h 或以上，便可在观察下减慢滴注速度，继而降低药物浓度，最后缓慢停药。应用过程中需密切观察血压变化，根据病情调整滴速，防止血压波动过大。应用阿托品类药物时应密切观察中毒反应，如高热、意识模糊、躁动、谵妄、抽搐等。某些缩血管药，如去甲肾上腺素不能漏出血管外，以免造成局部组织坏死。

5.预防感染

除了感染性休克患者应积极进行抗感染治疗外，对于其他类型的休克患者，因其机体免疫能力下降，易继发感染，应注意预防。病室内定期空气消毒，并减少探视；避免交叉感染，各项操作严格执行无菌技术操作规程；协助患者咳嗽、咳痰，痰液黏稠者予以雾化吸入，不能自行排痰者予以吸痰；遵医嘱应用有效抗生素。

6.心理护理

(1)对患者做心理安抚：休克患者往往意识清醒，因此，可能接受护士给予的良好心理影响。护士要选择适当的语言安慰患者，耐心解释有关病情变化，以稳定患者情绪，减轻患者痛苦。护士在实施抢救中，说话要细声而谨慎，举止要轻巧而文雅，工作要稳重而有秩序，以影响患者心理，使其镇定并增强信心。

(2)做好患者亲友或陪伴人员的安慰工作：劝导患者亲友或陪伴人员不要在患者面前表现出情绪波动而干扰患者心绪的宁静，并指导他们一些简单的生活护理技术，以配合医护人员做好工作。

是否进行合理的临床监护关系到患者是否抢救成功，判断患者抢救成功的标准：①成人尿量＞30mL/h 或＞500mL/d，小儿每小时尿量＞1mL/kg。②脉搏有力，且＜110 次/分。③撤除升压药后血压维持正常或接近正常，微循环改善。④呼吸均匀，16～20 次/分。⑤神志清楚、安静，四肢温暖，末梢循环充盈良好。⑥血细胞比容＞35％。⑦血浆电解质和酸碱平衡基本正常。

第五节　胸　痛

胸痛是由于颈部、胸壁组织、肺、纵隔、食管、横膈甚至腹部脏器病变引起炎症、缺氧、肌张力改变、组织坏死等产生各种物理、化学因子，刺激胸部感觉神经纤维，传入大脑皮质痛觉中枢引起胸痛。非胸部的内脏病变可由于神经牵拉引起胸痛。

一、资料收集

(一)快速目测

患者的神情、意识，患者对胸痛的耐受状态；有无咳嗽，有无面色苍白、发绀缺氧；有无呼吸困难、大汗淋漓、休克征象;有无强迫体位以减轻胸痛。

(二)倾听主诉

胸痛发生的时间、持续时间,诱发胸痛的原因及缓解胸痛的方法。

(三)引导问诊

1.胸痛的原因及诱发因素

对于突发性胸痛要询问在什么情况下发生胸痛,比如有无外伤史,有无剧烈咳嗽,有无用力屏气的动作,有无过度疲劳,有无吞服异物。

了解过去史:以往胸痛的发作情况,有无心、肺、纵隔疾病史;有无消化道疾病,如食管炎、食管裂孔疝、溃疡病;有无肿瘤病史。

2.胸痛的性质及部位

有无放射性、持续性、阵发性,持续时间的长短;疼痛的性质是闷痛、钝痛,还是压榨性疼痛。

3.胸痛时伴随的症状

有无发热、呕吐、胸闷、咯血、濒死感;胸痛与呼吸运动有无关系,咳嗽、深呼吸时胸痛是否加剧;胸痛与吞咽有否关系,进食吞咽时胸痛是否加重;胸痛与体位的关系,向一侧躺能否减轻疼痛。

4.其他

院前用药及改善胸痛的效果。

(四)分诊体检

测量生命体征以观察严重胸痛时对生命体征的影响。检查胸部局部组织有无压痛,有无红肿热痛及隆起,有无带状疱疹,呼吸运动是否对称正常,呼吸音有何异常,心律、心音是否正常。

(五)辅助检查

白细胞计数及分类、心电图、胸片、胸部 B 超检查,必要时作食管摄片、血液生化及心肌酶谱检查。

二、估计病情

危急征象:突发胸痛伴咯血、胸痛伴低氧血症、胸痛伴严重心律失常、心源性休克,剧烈胸痛有放射性疼痛,患者有窒息濒死恐惧感,胸痛伴出冷汗、呼吸困难、血压下降。呼吸循环障碍者均为危急状态,应给予及时抢救。

三、鉴别分诊处理

(一)属外科诊治

(1)胸痛局限于胸壁上,有红肿疼痛可能为局部炎症。肋骨有隆起、压痛,深呼吸、咳嗽加重可能是肋软骨炎。

(2)急性创伤后引起胸痛,变动体位时疼痛加剧,有反常呼吸运动,可能是肋骨骨折。患者气促、呼吸困难、发绀、烦躁、血压下降可能为血气胸。

(3)胸骨后疼痛,进食吞咽加重,可能为食管纵隔病变;活动后突发剧烈胸背部痛,向腹部、下腹、下肢放射伴面色苍白、四肢厥冷、出汗,可能为夹层动脉瘤引起的痉挛。

(二)属内科诊治

(1)有心血管疾病、长期卧床史或近期手术者突然发生胸痛、咯血、呼吸困难,可能为肺栓塞。

(2)有冠心病史,反复发作心前区或胸骨后疼痛,向左侧肩背部、左臂内侧或左颈部、面颊部放射,可能为心绞痛、心肌梗死。

(3)发热、咳嗽、一侧胸痛可能为肺部炎症或胸膜炎。

(4)胸骨下剧烈疼痛向背、颈、下颌放射,咳嗽、呼吸活动时疼痛加剧,心率加快,脉压差小,呼吸困难,可能为急性心包炎。

(三)属呼吸科诊治

如青壮年劳累后突然胸痛、呼吸困难,可能为自发性气胸。

(四)属皮肤科诊治

如患者剧烈胸部灼痛、沿一侧肋间神经分布,表面皮肤有水疱,可能为带状疱疹。

(五)其他分诊

如恶性肿瘤肺癌、纵隔肿瘤也可引起不同程度的胸痛,并伴有相应症状。可分诊到原诊治科室,如呼吸科、胸外科或肿瘤科。

对突发胸痛的危急状态,分诊护士应立即将患者置于安静环境,卧床休息,给予吸氧,建立静脉通路,给予心电监护,并立即通知医生进行急救。

第六节　腹　痛

腹痛大多是由于腹部脏器疾病引起的,腹部脏器炎症、穿孔、梗阻、出血、瘀血、功能障碍等均可引起一系列病理改变而导致腹痛。但腹痛病因复杂,也可以由腹腔外疾病、全身性疾病引起,因此分诊护士必须谨慎、仔细,才能正确分诊,不延误患者救治。

一、资料收集

(一)快速目测

患者年龄、性别、神情、面色、体位、腹痛的反应(有无烦躁不安、呻吟、按腹辗转)以及有无早期休克征象。

(二)倾听主诉

腹痛起始时间、部位、疼痛性质和伴随症状。

(三)引导问诊

不要疏漏 PQRST 几个要点。

(1)腹痛发生的时间和部位与饮食有无关系,胃纳情况。

(2)腹痛伴随症状有无呕吐、腹泻,有无出血,大小便的色、质、量,有无发热。

(3)腹痛性质是剧痛、刀割样锐痛还是钝痛,持续性或阵发性,有无反射性疼痛。

(4)既往病史及腹痛史,有无消化性溃疡病、胆囊炎、胆结石、胰腺炎,有无糖尿病、心血管疾病,手术创伤史,药物食物过敏史,是否用过甾体类药物,女性患者月经史。

（四）分诊体检

测量生命体征，以观察有无发热，血压是否稳定。观察皮肤有无过敏性皮疹或紫癜。检查腹部外形是否对称，有无隆起，有无陈旧手术切口瘢痕，注意有无肠形、肠蠕动波，腹部有无压痛、反跳痛，腹肌是否紧张，有无肿块，麦氏点有否压痛，墨菲征是否阳性。

（五）辅助检查

选查血、尿、粪常规，尿酮体，血、尿淀粉酶，血糖，心肌酶谱，腹部平片，B超，EKG等。

二、估计病情

危急征象：剧烈疼痛，有腹膜刺激症状，为肠梗阻症状者；腹痛伴腹胀、移动性浊音并有急性出血症状，疑有腹腔内出血者；腹痛伴休克，可能是感染性或低血容量性休克者，疑有脏器破裂、脏器扭转或嵌顿者；急性化脓性胆管炎、肠系膜动脉栓塞者均可在短时间内引起严重后果，必须立即救治。

三、鉴别分诊处理

（一）内外科腹痛鉴别分诊

略。

（二）常见急腹痛分诊

1.属外科诊治

（1）胃、十二指肠穿孔可能。有溃疡史，餐后上腹部突然发生剧烈疼痛，呼吸活动后加剧。体检：腹部有压痛、肌紧张、反跳痛，肠鸣音消失，甚至可伴休克症状。

（2）急性胆囊炎、胆石症可能。可有胆道病史，中年女性饱餐油腻食物后突发右上腹持续性疼痛，阵发性加剧，并向右肩部放射，伴恶心呕吐，可有发热。体检：右上腹压痛，肌紧张，墨菲征阳性。

（3）急性坏死性胰腺炎可能。饱餐、酗酒后发生中上腹部持续性疼痛，阵发性加剧，向左腰背部放射，伴恶心呕吐、发热，甚至休克。体检：上腹部压痛，肌紧张，血尿淀粉酶升高。

（4）胆道蛔虫症可能。上腹部剑突下阵发性钻顶样剧烈疼痛，患者辗转不安难以忍受，可有恶心呕吐，甚至吐出蛔虫，缓解后无异常。体检：剑突下压痛，无肌紧张，体征与临床症状不符。

（5）急性阑尾炎穿孔可能。中青年上腹部或脐周阵发性疼痛，向右下腹转移，伴恶心呕吐，发热，白细胞计数升高。体检：右腹部麦氏点压痛，甚至有肌紧张、反跳痛。

（6）绞窄性肠梗阻可能。上腹部或脐周阵发性绞痛、腹胀，伴呕吐，无排便排气。体检：腹部胃型或肠型，肠鸣音亢进，可能是急性胃、肠梗阻。若进展可为持续性腹痛，有腹膜刺激症，并有休克症状。

（7）肝脾破裂可能。突然受外力作用，腹部疼痛于肝脾区域。体检有腹肌紧张，伴休克。

（8）泌尿系统结石可能。一侧腰部阵发性绞痛，并向下放射至腹股沟、大腿内侧，患者剧烈疼痛伴恶心呕吐，面色苍白，出冷汗，排尿异常，见血尿。

2.属内科诊治

（1）急性心肌梗死的可能。老年人有高血压、冠心病史，突然上腹胀痛、呕吐，伴胸闷、气急、烦躁。体检：上腹部无明显体征，有心率、心律改变，血压可降低，EKG异常。

（2）可能为代谢障碍、酸中毒引起的腹痛。有糖尿病史,患者突发痉挛性腹痛,但腹部无明显体征,却伴有其他全身症状,如乏力、厌食、严重呕吐、腹泻、发热,甚至意识障碍、呼吸异常,追问病史近期有感染、手术等应激状态。

（3）过敏性紫癜的可能。儿童或少年,发病前有上呼吸道感染史,发热、乏力、全身不适,出现阵发性腹痛或持续性钝痛,伴呕吐腹泻,甚至便血,下肢皮肤可见对称性反复出现的瘀点瘀斑,有轻度瘙痒,严重者可发生肠套叠、肠梗阻及肠坏死。

3.属妇科诊治

疑有宫外孕破裂。育龄期女性,有停经史,突然下腹部持续性腹痛,阵发性加剧。体检:面色苍白,下腹可有压痛、肌紧张,立即请妇产科医生检查,做后穹窿穿刺,见鲜血可证实。

4.属感染科诊治

急性胃肠道感染的可能:上腹部有持续性疼痛,阵发性加剧,伴恶心、呕吐、腹泻,大便常规异常,有不洁饮食或暴饮暴食。

对腹痛患者在诊断未明确之前禁用镇痛药。

第七节　急性中毒

有毒物质突然经吞食、吸入、皮肤接触吸收、注射等途径进入人体内,引起组织结构的损害、代谢紊乱,迅速产生临床症状,危及生命的一系列表现为急性中毒。常见的毒物有有机磷农药、敌鼠、氰化物、酒精、安眠药、强酸强碱类、重金属,以及有毒气体如一氧化碳等。

一、收集资料

（一）快速目测

生命是否存在,患者意识是否清醒,有无嗜睡、昏迷、抽搐、惊厥、谵妄。患者的一般状态:患者黏膜、面色有无苍白、发绀、樱桃红或大汗淋漓,面容、口鼻部有无损伤,有无呕吐,有无呼吸困难、肌肉震颤、抽搐,大小便有无失禁。

（二）倾听主诉

常由家属、目击者代诉,注意毒物种类,接触途径、剂量及中毒后症状。

（三）引导问诊

（1）职业史,近期生活、工作史,精神状态,个人习惯嗜好。

（2）以往病史,常服用的药物。

（3）中毒现场环境和患者中毒后的情况,可能引起中毒物质的样品,中毒现场有无盛放毒物的瓶子、盒子、针筒、剩余药量等。

（四）分诊体检

测量生命体征,检查瞳孔,评估生命体征是否稳定,有无中毒并发症,如继发感染、脏器衰竭、意识障碍等。检查头部、躯干、肢体有无体表外伤;检查口腔、鼻腔、体表有无残留物、呕吐物,其性质及气味。

（五）辅助检查

毒物不明确时应尽快留取标本,如将呕吐物、胃内抽吸物、血液、大小便标本作毒物检验。

二、估计病情

危急征象:心搏骤停,中毒伴昏迷,中毒伴窒息、抽搐,中毒伴休克,中毒伴脏器功能衰竭(如急性肺水肿、急性肾衰竭、急性肝衰竭等),中毒伴严重的心律失常,神经性中毒引起呼吸肌麻痹,强酸强碱类中毒引起腐蚀性损害、胃肠道穿孔。

三、鉴别分诊处理

(一)中毒鉴别

1.有机磷农药中毒

有误服、自服或接触有机磷毒物史,恶心呕吐,呕吐物为大蒜样臭味,头痛头晕,皮肤出汗,肌肉震颤痉挛,瞳孔缩小,血压可先升高再下降,口吐白沫或大量泡沫痰。

2.巴比妥类安眠药中毒

有服用中毒剂量的安眠镇静药病史,嗜睡或低肌张力性昏迷,呼吸慢,眼球震颤,瞳孔缩小。重度中毒时各种反射消失,呼吸循环衰竭。

3.一氧化碳中毒

有吸入一氧化碳的病史,头痛头晕、恶心呕吐、乏力、晕厥等。中度中毒可出现面色潮红、神萎、皮肤黏膜樱桃红、脉快、多汗、烦躁、神志模糊。重度可发生急性肺水肿、呼吸衰竭。

4.强酸强碱类中毒

有强酸强碱误服或接触史,接触部位皮肤黏膜灼伤腐蚀、坏死或溃疡,黏膜糜烂;误服者上消化道有剧烈的烧灼痛、腹痛,可并发穿孔、休克;鼻腔咽喉部吸入损伤者,可发生局部充血水肿,喉头痉挛,呼吸困难;眼部被接触后,可致眼睑及巩膜、结膜炎症、水肿,角膜浑浊甚至失明。

5.酒精中毒

有一次大量饮酒史,面色潮红,头痛、头晕、恶心,呕吐物有酒味,定向障碍,视力障碍;严重时昏迷、抽搐、休克。

6.氰化物中毒

有使用或吸入氰化物病史,呼气有苦杏仁味,患者头痛头晕,皮肤潮红,脉搏快、低血压,嗜睡、昏迷、惊厥甚至呼吸心跳停止。

(二)分诊处理

不论何种物质中毒,也不论病情的严重程度,均应立即送抢救室,由于抢救设备齐全,医疗力量集中,这样一方面便于急救处理,另一方面可以保护患者隐私。分诊护士在评估的同时,应迅速呼叫急诊科医生或职防科医生及相关人员进行急救,若遇到集体急性中毒时,应立即向上级有关部门汇报,组织力量,按轻重缓急妥善安排救治,并与卫生监督所、公安司法相关部门及时联系。

第八节　多发性创伤

可由突然意外事战引起,如车祸、坠落、挤压、爆破或机械性暴力引起,机体多发性严重创伤。伤员常由他人送入医院,对多发性创伤者,分诊护士接应救护车后将伤员直接引导入抢救室急救处理。

一、收集资料

(一)快速目测

注意生命体征是否存在,有无呼吸,意识是否清醒,面色有无发绀缺氧,观察伤员有无明显外伤出血,注意颌面部有无大出血,是否影响呼吸功能;瞳孔大小是否正常,双侧瞳孔缩小可能为脑出血,一大一小可能是脑疝;头部有无裂伤,颅骨有无凹陷骨折,伤口有无脑脊液流出;胸腹部有无伤口,若血流如注有搏动性出血,可能为心脏、大血管创伤。

(二)倾听主诉

常由旁人诉说,事故发生场合、事由、时间、第一见证人现场目击情况。

(三)引导问诊

(1)需及时询问伤员近期生活、工作、精神状态,有无异常表现,以往健康状况。

(2)询问致伤的原因、作用部位、体姿及伤员受伤后的症状,初步处理的方法和时间。

(3)将伤员一方有关亲属或单位联系方式留下来,如姓名、地址、电话等,询问肇事方的单位、姓名,并将相关证件、通讯联系方法留下来。

(四)分诊体检

(1)测量脉搏、呼吸、血压,计算脉压差,评估有无创伤或失血性休克。

(2)检查意识清醒还是昏迷,有无头痛呕吐;对昏迷者检查瞳孔有无异常,以评估是否有颅脑损伤、颅内出血。

(3)看胸廓呼吸运动是否正常,若有反常呼吸提示多发性肋骨骨折;若伤员烦躁不安、大汗淋漓、呼吸异常、呼吸缓慢或暂停、发绀、心动过缓、一侧呼吸运动减弱、低血压,提示可能为张力性气胸。

(4)有无腹痛及内出血征象,若伤员面色苍白、脉搏细弱、血压下降,则可能有内出血。有腹痛者做腹部检查,如有压痛、反跳痛、肌紧张等,提示腹腔脏器有损伤。

(5)四肢、躯干有无创面与出血,四肢骨关节有无骨折受损、疼痛畸形、运动障碍。

(五)辅助检查

病情允许下作 X 线、CT、B 超等检查,需要时作胸、腹部穿刺,以确定有无血气胸,有无内脏破裂、出血。其他可检查血液生化、血气分析等。

二、估计病情

多发性创伤危重病例抢救,凡发现伤员有心跳骤停、大出血、开放性气胸、窒息、休克、腹腔内脏脱出,应立即先抢救后检查。

三、分诊处理

(1)多发性创伤以外科医生诊治为主,常采用多专科协助处理,如胸外科、神经外科、骨科,必要时请内科会诊。

(2)急救中先行呼吸、循环支持,维持生命,及时行创面止血、镇痛处理后尽快做好术前准备,送手术室进行手术治疗。运送途中要防止被固定的肢体移位。

(3)对外观创伤不明显的伤员也要严密观察数日,以免耽搁救治。

第九节　中　暑

中暑是指人体在热环境中,体温调节中枢发生障碍,突然发生高热、皮肤干燥、无汗、意识丧失或惊厥等临床表现的一种急性疾病。临床分先兆中暑、轻症中暑、重症中暑。重症中暑包括热痉挛、热衰竭、热射病三种类型。

一、病因及发病机制

(一)病因

对高温环境的适应能力不足是导致中暑的主要原因。人在高温(室温超过 35℃)、高湿、通风不良的环境中或者在热源强辐射下,长时间从事繁重的体力劳动和剧烈运动、过分暴露在烈日下而又缺少必要的防暑降温措施,均可发生中暑。导致中暑的原因:①环境温度过高。②产热增加:如从事重体力劳动、甲状腺功能亢进症。③散热障碍:如高湿、过度肥胖、着衣较厚。④汗腺功能障碍,如先天性汗腺缺乏症、硬皮病。在相同条件下,老年人、儿童、体弱多病者、产妇更易中暑。

(二)发病机制

正常情况下,在大脑皮质和下丘脑体温调节中枢的控制下,通过产热和散热保持体温的动态平衡。人体的产热主要依赖于体内氧化代谢过程产生的基础热量和骨骼肌的收缩及运动。产热中枢兴奋时,皮肤血管收缩,抑制汗腺活动,减少散热;同时提高组织代谢率和促使肌肉活动,达到产热的目的。人体的散热方式有以下几种。①辐射:在室温 15~25℃时,人体散热主要依赖辐射。②蒸发:在高温环境下,蒸发是人体的主要散热方式。③对流:此种散热方式取决于皮肤与环境温度差和空气流速。④传导:传导是机体的热量直接传给与之接触的较冷物体的一种散热方式;当高温、高湿、环境封闭时,人体散热受阻,体内产热大于散热,就会出现热蓄积。体内热蓄积达到一定限度时,汗腺功能发生障碍,出汗减少,进一步加重高热。

二、中暑分类

(一)热昏厥

脑血供不足,皮肤血管扩张及血容量不足导致突然低血压,脑及全身血供不足而意识丧失,多为体力活动后。此时皮肤湿冷,脉弱,收缩压低于 13.3kPa(100mmHg)。

(二)热痉挛

低钠血症为大量出汗而脱水、电解质损失,血液浓缩,然后单纯饮淡水导致稀释性低钠血症,引起骨骼肌缓慢的、痛性痉挛、颤搐,一般持续 1~3min。由于体温调节、口渴机制正常,此时血容量尚未明显不足,生命体征一般尚稳定,如体温多正常或稍升高,皮肤多湿冷。

(三)热衰竭

脱水、电解质缺乏。脱水、电解质缺乏造成发热、头晕、恶心、头痛、极度乏力,体温调节系统尚能工作,治疗不及时会转变为热射病。与热射病在表现上的主要区别在于没有严重的中枢神经系统紊乱。此时口渴明显,肛温>37.8℃,皮肤湿,大量出汗,脉细速,可有轻度的中枢神经症状(头痛、乏力、焦虑、感觉错乱、歇斯底里),高通气(为了排出热量)而导致呼吸性碱中毒。其他症状还有恶心、呕吐、头晕、视物不清、低血压等及热晕厥及热痉挛的症状。治疗关键是补液。

(四)热射病

体温调节功能失调,为在热衰竭基础上再进一步发展,体温调节功能失调而引起的高热及中枢神经系统症状在内的一系列症状体征,在热衰竭的症状基础上会有典型的热射病三联症:超高热,标志性特点,肛温>41℃;意识改变,标志性特点,神志恍惚并继发突发的癫痫、谵妄或昏迷;无汗,在早期可能有汗,但很快会进展到无汗。此外还表现有血压先升后降,高通气导致呼吸性碱中毒,伴随心、肝、凝血、肾等损伤。热射病可分为以下两型。①经典型:以上症状在数天时间内慢慢递增,多见于湿热环境或老年、慢性病伤员,无汗。②劳累型:以上症状可迅速发生,多为青壮年,伴有体力活动,但可能还会继续出汗。治疗关键是降温补液,处理并发症。

三、护理评估

(一)病史

应了解患者发病环境的情况,特别是夏季作业场所的气温、空气湿度和热辐射强度,是否有不戴帽在烈日下工作或行走,居室内是否过热和通风不良等。

(二)身心状况

1.症状与体征

根据中暑的严重程度可分为以下几种。

(1)先兆中暑:在高温下工作一定时间后,出现头痛、头晕、口渴、多汗、四肢乏力发麻、心悸、胸闷、注意力不集中、动作不协调等症状,体温正常或稍升高。如患者及时转移至阴凉通风处安静休息,并补充水、电解质,可于短时间内恢复。

(2)轻度中暑:除上述症状外,常伴有体温升高,多在38℃以上,并出现面色潮红、皮肤灼热等。部分患者可出现面色苍白、皮肤四肢湿冷、血压下降、脉搏细数等。如能及时处理,可于数小时内恢复。

(3)重症中暑。

热痉挛:在高温环境中进行繁重劳动和剧烈运动,大量出汗后因口渴而大量饮水,缺乏电解质的补充而发病。患者突然出现四肢阵发性痉挛和疼痛,有时腹壁肌肉、肠平滑肌也出现痉挛性疼痛。

热衰竭:多见于年老体弱者、产妇等,主要由于体液和体钠丢失过多而补充不足所致。表现为头痛、眩晕、胸闷、恶心、皮肤湿冷、面色苍白、脉搏细数或缓慢、血压下降,可有晕厥或手足抽搐。严重者由于失水或高钠血症而导致循环衰竭。

热射病。①劳力性:多发生在炎夏烈日下暴晒,或在强烈热源辐射下,特别是头部直接受到大量热的辐射发病。最初感到头晕、头痛、视物不清、耳鸣、恶心、心悸、无力、烦躁,随之出现剧烈头痛、呕吐、谵妄和昏迷。②非劳力性(或典型性):多见于居住拥挤和通风不良的城市老年居民。前驱症状为头晕、头痛、疲乏无力、心悸、恶心,随之体温迅速升高,可达41℃以上,皮肤灼热无汗、嗜睡,甚至谵妄、抽搐和昏迷。周围循环衰竭时表现为面色苍白、呼吸表浅、脉搏细数(可在140次/分以上)、血压下降,严重时出现休克、心力衰竭、肺水肿、脑水肿、肝衰竭、肾衰竭及弥散性血管内凝血。

2.心理与社会

患者因严重脱水、电解质紊乱,尤其是重症中暑,常引起烦躁不安、焦虑、恐惧等,并可引起患者暂时劳动力下降。

3.辅助检查

(1)血液检查:可见白细胞总数和中性粒细胞比例增高,血清氯、钾、钠异常,血 pH 值和二氧化碳结合力可降低,血尿素氮增高,ALT、AST、LDH、CK 活性升高。

(2)心电图检查可见心肌损害、ST 段改变和心律失常。

(3)其他怀疑颅内出血或感染时,应行脑 CT 和脑脊液检查。

四、急救措施

(一)现场救护

如中暑得不到及时治疗,病情发展很快,而且可导致其他疾病的发生或加重,甚至死亡。因此,采取快速有效的救护,可提高抢救成功率、减少并发症的发生。

1.迅速降低环境温度

将患者搬离高热环境,放置到通风良好的阴凉处,或有空调的房间(室温在 20～25℃)。先兆中暑及轻度中暑患者休息数分钟或数十分钟即可恢复正常。重度中暑患者应解开或脱去外衣,取平卧位并继续采取以下措施。

2.物理降温

反复用冷水擦拭全身,饮用含盐冰水或饮料,置冰袋于患者的头部、腋窝及股根部等处,以加快散热降温,直至体温降至 38℃以下。

3.改善周围循环衰竭

补充水分及电解质溶液。轻者口服即可,重者应尽快建立静脉通道,给予补充水分及电解质:失水较多时应静脉滴注等渗葡萄糖;低钠血症者可静脉滴注生理盐水;中暑痉挛轻者,可经静脉滴注 5％的葡萄糖盐水或静脉注射 10％的葡萄糖酸钙。

(二)转运

先兆中暑和部分轻度中暑患者,经过现场急救和处理后,症状缓解,生命体征平稳,均可恢复正常,不必转送至医院进一步治疗;重度中暑及部分轻度中暑患者通过现场对其进行通风、降温、补充水分及电解质等对症急救后,病情不稳定或症状仍不缓解,均应立即在严密监护下转运至就近医院进行治疗。

(三)医院内救护

1.降温

降温措施包括物理降温及药物降温两种。一般要求在 1h 内使直肠温度降至 38℃左右,降温速度决定患者的预后,必须争取时间尽快降温。

(1)物理降温。

环境降温:置患者于室温 20～25℃的房间内,以利于患者的体温恢复至正常水平。

皮肤降温:①冰水或乙醇擦浴。用冰水或 25％～30％乙醇擦拭全身皮肤,或在头、颈、腋窝、腹股沟等大血管走行处放置冰袋。②冰水浴:将高热中暑患者浸浴在 4℃冰水中,并不断按摩四肢皮肤,使血管扩张,促进散热。浸浴时每 15～30 分钟测肛温 1 次,肛温降至 38℃时停止冰水浴。③头部降温:将冰帽或冰槽置于患者头部。冰袋置于颈部,以降低进入颅内的血液温度。

体内降温:适用于重度中暑的患者。①经股动脉向心性注入患者体内 4~10℃的 5% 葡萄糖生理盐水 1000mL。②向患者胃内注入 4~10℃的 10% 葡萄糖生理盐水 1000mL。③热痉挛性中暑可用 4℃葡萄糖生理盐水 200mL+氨基比林 0.5g+10% 水合氯醛 15mL 溶解后保留灌肠。④用 4℃葡萄糖生理盐水 1000~2000mL 静脉滴注速度开始不宜过快,应 30~40 滴/分,持续 5~10min 后调节至正常滴速,以防止诱发心律失常。

(2)药物降温:药物降温应与物理降温同时进行。①氯丙嗪:25~50mg 稀释在 500mL 4℃的葡萄糖生理盐水内,2h 内迅速滴注完毕,有调节体温中枢、扩张血管、松弛肌肉、降低氧耗的作用;低血压患者禁用。②人工冬眠:氯丙嗪 8mg+哌替啶 25mg+异丙嗪 8mg 肌内注射或静脉滴注,适用于高热伴有惊厥者,注意血压、呼吸变化。③激素应用:常用药物为地塞米松,10~20mg 静脉注射,能预防脑水肿,有助于降温。

2.对症治疗

(1)纠正水、电解质平衡失调:可酌情静脉输入 5% 葡萄糖生理盐水 1500~2000mL,速度不宜过快,防止心力衰竭发生。对于热痉挛的患者,因失钠较多,故应及时补充,必要时可静脉推注 10% 葡萄糖酸钙 10~20mL。

(2)控制脑水肿:对有意识障碍、烦躁不安、抽搐的患者,可用地西泮 10~20mg 加入 10% 葡萄糖溶液 20mL 中静脉注射。颅内高压患者,可用脱水剂 20% 甘露醇 250mL 在 30min 内静脉快速滴注完毕,每 4~6 小时 1 次。

(3)中暑性脑病治疗:立即置冰帽于头部降温,氧气吸入并给予脱水剂及静脉输入营养脑细胞的药物等。

(4)防治 DIC:可用山莨菪碱(654-2)10~20mg 稀释在 5% 葡萄糖生理盐水 500mL 内静脉滴注,可改善微循环,防止弥散性血管内凝血(DIC)的发生。

(5)防止肾衰竭:中暑高热时,由于大量水分丢失,血液浓缩,心排出量降低,造成肾小球滤过率降低,导致肾衰竭,应早期给予 20% 甘露醇 250mL 静脉滴注及呋塞米 20mg 静脉注射,维持每小时尿量在 30mL 以上。

(6)其他:积极预防脑水肿、休克、感染等并发症的发生。

五、护理措施

(一)一般护理

病室阴凉通风,控制率温在 20~25℃,使患者体温尽快恢复正常。

(二)病情观察

(1)密切观察患者的神志、瞳孔、生命体征及各脏器功能情况,积极预防并发症。

(2)保持呼吸道通畅,同时给予氧气吸入。

(3)体温降至 38℃左右应停止降温,维持体温不再上升。

(4)严密监测血压的变化,使其维持在 12kPa(90mmHg)以上,以免发生虚脱。

(5)积极预防并发症,如水电解质平衡紊乱、肾衰竭、感染、脑水肿、DIC 等。

(三)降温护理

1.冰水和乙醇擦浴

必须用力按摩患者四肢及躯干,以防止周围血管收缩,导致皮肤血流淤滞,同时注意遮挡患者,保护患者隐私。

2.冰水浸浴

浸浴的同时应不断用力按摩患者颈、躯干及四肢肌肉,使皮肤潮红,加速散热,并注意监测患者的脉搏、呼吸,必要时测量血压。新生儿、昏迷、休克、心力衰竭者禁用。

3.冰帽、冰槽及冰袋降温

(1)放置部位应准确。

(2)用冷时间最长不超过 30min,如需要,休息 60min 后可再次使用。

(3)每半小时测量生命体征 1 次。

(4)注意观察降温部位的皮肤变化,每 10min 观察 1 次局部皮肤的颜色,冰帽、冰槽降温时,尤其注意患者耳郭部位有无发紫、麻木及冻伤发生。

(5)使用过程中,检查冰块融化情况,及时更换与添加。

4.体内降温

静脉输入冰葡萄糖时,开始速度不宜过快,以 30~40 滴/分为宜,避免诱发心律失常

(四)基础护理

1.呼吸道

休克的患者采取平卧位,头部偏向一侧,保持呼吸道通畅,及时清理分泌物,给予氧气吸入,必要时给予呼吸机支持,进行人工机械通气。

2.安全

惊厥患者应将其放于保护床内,以防止坠床和碰伤,必要时口腔放置牙垫,将舌钳和开口器备好待用。

3.口腔

对于昏迷、高热患者应及时做好口腔护理,以防口腔感染。

4.皮肤

高热患者大量出汗,应及时更换衣裤及被褥,保持皮肤清洁、干燥。定时翻身,防止压疮。

5.饮食

因高热患者处于高代谢状态,故应加强患者的营养,保证生理需求,促进早日康复。

第十节　淹　溺

淹溺又称溺水,是人淹没于水或其他液体介质中并受到伤害的状况。水充满呼吸道和肺泡引起缺氧窒息,吸收到血液循环的水引起血液渗透压改变、电解质紊乱和组织损害,最后造

成呼吸停止和心脏停搏而死亡。淹溺的后果可以分为非病态、病态和死亡,其过程是连续的。淹溺发生后患者未丧失生命者称近乎淹溺;淹溺后窒息合并心脏停搏者称溺死,如心脏未停搏则称近乎溺死。

一、病因及发病机制

(一)病因

淹溺最常见的原因是溺水,造成淹溺的主要因素有以下几点。

(1)游泳时或意外事件时落入水中,可发生淹溺。例如,游泳中换气过度,体内 CO_2 排出过多,引起呼吸性碱中毒,导致手足抽搐;疲劳过度、水温过低等原因可引起腓肠肌痉挛而发生淹溺。

(2)水下作业时潜水用具发生故障,发生潜水病,或潜水时间过长、过度疲劳,而使体内血氧饱和度过低,引起意识障碍而发生淹溺。

(3)人不慎跌入粪池、污水池、化学物质储存池中,造成淹溺,并引起皮肤和黏膜损伤及全身中毒。

(二)发病机制

溺水后患者因紧张、恐惧,会本能地屏气,但不久即出现高碳酸血症和低氧血症,刺激呼吸中枢,引起深吸气,从而使大量水充塞呼吸道和肺泡,严重影响气体交换,引起高碳酸血症、低氧血症和代谢性酸中毒。根据发病机制,淹溺可分为两型。①湿性淹溺:喉部肌肉松弛,吸入大量水分充塞呼吸道和肺泡而发生窒息,数秒钟之后神志丧失,继而呼吸和心搏停止。②干性淹溺:因受强烈刺激(惊恐、骤然寒冷等)引起喉痉挛导致窒息,呼吸道和肺部很少或无水吸入,湿性淹溺占淹溺者的 $80\% \sim 90\%$,干性淹溺占淹溺者的 $10\% \sim 20\%$,根据浸没的介质不同,分为淡水淹溺和海水淹溺。

二、护理评估

(一)病史

淹溺最常见于儿童、青少年,应详细了解淹水的时间、水温,被救起的方式、情况等。

(二)身心状况

1.症状与体征

患者常有意识障碍,牙关紧闭,呼吸、心脏搏动微弱或停止。皮肤黏膜苍白或发绀,四肢发冷,口腔、鼻腔内可充满泡沫、泥沙、水草等,上腹部膨胀、隆起伴胃扩张。复苏过程中可出现各种心律失常、心力衰竭、急性呼吸窘迫综合征、脑水肿、DIC 及急性肾衰竭等,病程中常合并肺部感染;淹溺发生在寒冷水中,可出现低温综合征。

2.心理与社会

患者苏醒后,常可出现焦虑、恐惧、失眠,甚至出现短时记忆丧失。

(三)辅助检查

1.血常规

淡水淹溺者可出现血红蛋白下降。

2.血气分析

可出现低氧血症、高碳酸血症、呼吸性酸中毒合并代谢性酸中毒。

3.电解质

淡水淹溺者可出现血清钠、血清氯降低,血清钾增高;海水淹溺者,血清钠、血清氯、血清镁、血清钙可增高。

4.胸部 X 线检查

可见肺不张或肺水肿,肺野可见大片絮状炎性渗出物。

三、急救措施

(一)院前急救

1.清理呼吸道

迅速将淹溺者救出水面,立即清除口鼻中的污泥、杂草;有义齿者取出义齿,并将舌拉出,对牙关紧闭者,可先捏住两侧颊肌然后再用力将口启开,松解领口和紧裹的内衣、腰带,保持呼吸道通畅。

2.倒水急救

设法采取头低足高俯卧位,迅速将淹溺者呼吸道和胃内积水倒出。

(1)抱腹法:急救者从淹溺者背后双手抱住其腰腹部,使淹溺者背部别上,头胸部下垂,摇晃溺水者,以利于倒水,如两人同时施救,另一人用手叩击其背部,使呼吸道及消化道内的水倒出。

(2)膝顶法:急救者一腿跪地,另一腿屈膝,将淹溺者腹部横置于救护者屈膝的股上使头部下垂,并用手按压叩击其背部倒水。

(3)肩顶法:急救者抱住溺水者的腰部,将其腹部放在急救者的肩部使淹溺者、头胸下垂,急救者快步奔跑,使积水倒出。淹溺者是否要进行倒水,视具体情况而定。呼吸道的容量平均约 150mL,若能倒出 50mL 水,已达其容量的重 1/3,这对减少呼吸道阻塞及对有效的人工呼吸都有一定的帮助,切忌倒水时间过长而耽误心肺复苏等重要急救措施的进行,失去抢救时机。

3.心肺复苏

立即对呼吸心跳停止者进行人工呼吸和胸外心脏按压的急救。

4.急救药物的应用

心搏停止者可经静脉注射肾上腺素 1mg,并可酌情重复使用,静脉注射尼可刹米、洛贝林等,对兴奋呼吸、促进呼吸恢复有一定作用,但绝不能依赖药物而忽视人工呼吸和胸外心脏按压等基本急救措施。

5.转送医院

迅速转送医院,途中不间断救护。

(二)院内急救

1.安置患者

迅速将患者安置于抢救室内,换下湿衣裤,注意保暖。患者神志清楚,无缺氧、X 线胸片正常,留院观察,做一般处理:必要时可给予热疗,以促进复温。

2.维持呼吸功能

给予高流量吸氧。对人工呼吸无效者,应行气管内插管正压给氧,必要时气管切开,机械辅助呼吸。同时可给 40%～50% 的乙醇湿化吸氧,促进塌陷的肺泡复张,改善气体交换,纠正缺氧和迅速改善肺水肿。

3.维持循环功能

现场复苏仍无心跳的患者,应继续胸外心脏按压,并进行心电监护。有室颤的给予除颤,必要时可行开胸心脏按压术。患者心跳复苏后,常有血压不稳定或低血压状态,应注意输液的量和速度,有条件者行中心静脉压(CVP)监测和血压监测,以指导临床用药及输液治疗。

4.对症治疗

使用甘露醇、地塞米松等,积极防治肺水肿、脑水肿发生。

5.纠正电解质紊乱和酸碱失衡

淹溺海水者禁止输入盐水,可输入 5% 的葡萄糖注射液或血浆;对淡水淹溺者可用 2%～3% 高渗盐水或全血。低钙时输入 10% 葡萄糖酸钙,通过血气分析监测,及时纠正电解质紊乱和酸碱失衡。

6.防止肺部感染

由于淹溺时泥沙、杂物、呕吐物等吸入气管,容易发生肺部感染,应及时给予抗生素预防或治疗感染。

7.其他

防治急性肾衰竭。

四、护理措施

(一)密切观察病情变化

1.意识状态

严密观察患者的神志及瞳孔变化。

2.呼吸功能

注意呼吸频率、深度的变化,判断有无呼吸困难及程度;观察有无咳痰及痰液颜色、性质。

3.循环功能

严密监测其心率、心律情况,及时测量和观察血压、脉搏的变化。

4.肾功能

注意监测尿的颜色、量、性质,准确记录尿量。

(二)严格控制静脉输液

海水淹溺者应控制钠盐的输入,给予 5% 葡萄糖注射液和血浆液体,缓解血液浓缩,淡水淹溺者应严格控制输液速度,避免短时间内大量输入液体,加重体液稀释程度。

(三)注意患者复温

低温亦是淹溺者死亡的常见原因,在冷水中淹溺超过 1h 者复苏很难成功,特别是海水淹溺:因此,及时复温对患者的预后非常重要,复温的方法是脱去患者的湿冷衣裤,以干爽的毛毯或棉被包裹全身,同时配合热水浴法、温热林格液灌肠法等。注意复温的速度不宜过快,应逐渐使体温恢复正常。

(四)心理护理

溺水者常伴有紧张、恐惧心理,应积极做好心理护理,稳定患者情绪,以积极配合治疗。对于自杀溺水患者,注意引导其树立正确的人生观,消除异常心理反应,同时应注意尊重保护患者的隐私权。做好家属的思想工作,使患者消除自杀念头,防止意外发生,保障安全。

第十一节　电击伤

电击伤俗称触电,指电流通过机体时对通路上的组织产生的损伤,常存在电流入口与出口的皮肤伤、通路上的内脏损伤。多由居家用电、工业事故或因电引起。电击损伤的大小由电流通过人体时的路径、大小、持续时间、皮肤的电阻等决定。

一、病因及发病机制

(一)病因

1.主观因素

电击伤大多数是直接接触电源触电,违反安全用电规程操作,不懂安全用电常识,自行安装电器、灯头及插座而不拉断开关和闸盒进行检修等违规操作均可造成触电。

2.客观因素

用电线路、设备未及时检修,电线过低或与电话线共用二根线杆,久之绕在一起,刮风下雨时因接电话而触电。

3.意外事故

日常生活中发生意外事故,放风筝时,风筝线缠在电线,家用电器使用过程中因漏电而触电;因电、雷击时在山坡上或树下躲雨,暴风、地震或房屋倒塌使高压线断后落地而触电。

4.救护知识缺乏

抢救触电者时,由于忙乱而用手直接拉伤员,从而使抢救人员触电。但在高压和超高压的电场下,电流可经空气或其他介质电击人体,如雷击(因电)伤就属于电击伤的一种。

(二)发病机制

电击伤对人体的伤害包括电流本身以及电流转换为电能后的热和光效应两个方面的作用。电击伤对人的致命作用:①引起心室颤动,导致心脏停搏,此常为低电压触电死亡原因。②对延髓呼吸中枢的损害,引起呼吸中枢抑制、麻痹,导致呼吸停止,此常为高电压触电死亡原因。电流转换为热和光效应则多见于高压电流对人的损害,造成人体的电烧伤,轻者仅烧伤局部皮肤和浅层肌肉,重者则可烧伤肌肉深层,甚至骨髓,电流对机体的伤害和引起的病理改变极为复杂,但其主要的发病机制是组织缺氧。

二、护理评估

(一)触电史

救护人员到达现场后,首先查看触电现场,了解触电的原因、时间、方式及电压等情况,以利于抢救。

(二)病情判断

1.全身表现

轻度电击者表现精神紧张、惊恐、面色苍白、呼吸心跳加速、头晕及肌肉收缩重度电击者多发生于电压高、电流强度大的情况下,触电后未能及时脱离电源;电击时间较长的患者,可出现意识丧失,甚至呼吸、心脏骤停,如不及时复苏,常发生死亡,幸存者可有定向力丧失和癫痫发作,部分病例出现心肌损伤和心脏传导系统损害,心电图显示非特异性 ST 段降低、心房颤动或心肌梗死改变。大面积体表烧伤处或组织损伤部位液体丢失过多,可出现低血容量性休克,直接肾损伤,肌肉组织坏死产生肌球蛋白尿、肌红蛋白尿及溶血后血红蛋白尿均能促使急性肾衰竭发生脱水或血容量不足更能加速或恶化急性肾衰竭。

2.局部表现

主要表现为电流通过皮肤出现电烧伤、触电部位释放电能最大,局部皮肤组织损伤最严重。高压电引起的损伤常见于电流进出部位,烧伤部位组织炭化或坏死成洞,由于电离子的强大穿透力,表面伤不明显,而深部肌肉、血管、神经和骨骼损伤较重,四肢深部组织的严重烧伤可能需要截肢手术。低电压引起的损伤伤口较小,多呈椭圆形或圆形,皮肤表面呈灰白色或黄斑点、边缘规则整齐无痛的干燥创面。因肌肉组织损伤、水肿和坏死,使肌肉筋膜下组织压力增加,出现神经和血管受压体征,称骨筋膜率综合征,表现为脉搏减弱、感觉及痛觉消失;由于触电后大肌群强直性收缩,尚可发生脊椎压缩性骨折或肩关节脱位。

3.并发症和后遗症

电击后 24～48h 常出现并发症和后遗症,如心肌损伤、严重心律失常和心功能障碍;短期精神障碍;消化道出血;大约半数电击者有单侧或双侧鼓膜破裂、听力丧失;烧伤处继发细菌感染;横断性脊髓炎、多发性神经炎或瘫痪等;角膜烧伤、视网膜脱离、单侧或双侧白内障和视力障碍,孕妇电击后,常发生流产、死胎或宫内发育迟缓。

4.辅助检查

早期可有肌酸磷酸激酶(CPK)、肌酸激酶同工酶(CK-MB)、乳酸脱氢酶(LDH)、谷草转氨酶(ALT)的活性增高。尿液可因血红蛋白尿或肌红蛋白尿而呈浓茶色、酱油色甚至黑色。

三、急救措施

(一)迅速脱离电源

根据触电现场情况,采用最安全、最迅速的办法,使触电者脱离电源。

(二)院前急救

1.重型触电者

对呼吸停止、心脏停搏者,立即进行现场复苏。对于呼吸麻痹者,抢救时间要长,不要轻易放弃,因电击后存在"似死"状态,延长心肺复苏时间以争取伤者获救的机会。

2.轻型触电者

神志清楚,感觉心悸、乏力和四肢发麻,成就地观察 1～2h,给予消除恐慌等心理,以减轻心脏负荷,促进恢复。

3.现场保护烧伤创面

防止损伤、污染,包扎伤口,一般不涂抹任何油膏或药物,用无菌敷料覆盖保护好创面待进一步处理。

4.转运

在转运途中注意严密观察，保证呼吸道通畅，维持生命体征平稳、对心跳、呼吸骤停患者行心肺复苏抢救效果不明显、时间较长时，应边转运边进行心肺复苏及监护

(三)院内救护

1.保证气道通畅，维持有效呼吸

重症患者转运到医院后应尽早进行气管插管，给予呼吸机正压给氧，注意清除气道内分泌物以维持有效通气。

2.纠正心律失常，建立有效循环，防止脑水肿

对所有电击患者，应连续进行48h心电监测，以便发现电击后迟发性心律失常。对心律失常者，选用相应抗心律失常药，在心肺复苏的同时，尚需注意脑复苏。

3.防治急性肾衰竭，维持水、电解质平衡

迅速恢复循环血容量，维持适、与尿量(50～75mL/h)，出现肌红蛋白尿时，维持尿量在100～150mL/h，同时需碱化尿液，使血液 pH 维持在 7.45 以上，预防急性肾衰竭，急性肾衰竭者，有指征时应进行血液透析。注意纠正酸中毒，维持水、电解质和酸碱平衡。

4.外科问题处理

对于广泛组织烧伤、肢体坏死、骨折、关节脱位和并发骨筋膜室综合征者，应进行相应处置。必要时，预防注射破伤风抗毒素(3000U)，有继发感染者，给予抗生素治疗。

四、护理措施

(一)密切观察病情变化

1.定时监测生命体征

测量呼吸、脉搏、血压及体温；注意呼吸频率，判断有无呼吸抑制及窒息发生；注意患者神志变化，对清醒患者应给予心里安慰，消除其恐惧心理，同时注意患者可能出现电击后精神兴奋症状，必要时给予镇静护理。

2.心律失常的监测

复苏后患者尤其应仔细检查心率和心律，每次心脏听诊应保持 5min 以下，判断有无心律失常。

3.肾功能的监测

观察尿的颜色和量的变化，对严重肾功能损害或脑水肿损害使用利尿剂和脱水剂者，应准确记录尿量。

(二)合并伤的护理

注意触电者有尤其他合并伤存在，伴有颅脑损伤和气胸、血胸、内脏破裂、四肢骨折等时，懂及时配合医生做好抢救，对骨髓损伤患者应注意保持脊柱固定，防止脊髓再次损伤。

(三)加强基础护理

病情严重者应注意口腔护理和皮肤护理，防止口腔感染和压疮的发生，同时保持患者局部伤口的敷料清洁、干燥，防止脱落。

（四）健康教育

大部分的触电均可预防，特别是工业上作业时需使用有资质的工人、进行岗前培训、按正规操作，任何可能接触人体的电器都要做好接地、预防破损，并在用电回路上安装漏电保护器。漏电保护器可在最低仅有 5mA 的漏地电流时就能断开回路，有效又方便；对于高压电需设置栅栏与醒目的警告标志。触电可能导致衣物的燃烧或阴燃，必要时要去除衣物防止烧伤。

第十二节　烧　伤

烧伤也称灼伤、烫伤，指过度暴露于热源、化学腐蚀剂、电流或射线导致的组织损伤，损伤程度由热强度和暴露持续时间而定。

一、原因

烧伤为平时和战时常见的损伤，致伤原因很多：①最常见热力烧伤，占 90%，开放的火焰（多见于成人）、如热液体（≥45℃时，多见于儿童）、热金属、蒸气等；②腐蚀性化学物质，如强酸、强碱、磷、镁等，占 6%，在病程前几天可仅有轻微的症状和体征；③电烧伤，占 3%（参见本章电击伤）；④射线，如太阳暴晒等。

二、发病机制与临床表现

（一）皮肤烧伤

烧伤致蛋白变性、凝固坏死，凝固组织周围血小板聚集、血管收缩致边际组织灌注不足坏死，边际外围的周边组织充血、炎症、水肿。

烧伤深度我国普遍采用三度四分法：

Ⅰ度烧伤：表皮受伤，伤处的皮肤发红，加压后能变苍白，伴有触痛与轻度疼痛，无水泡，愈后无瘢痕。一般在 2～3 天内恢复，如日晒伤。

浅Ⅱ度烧伤：包括表皮和真皮的深层受伤，但没有损伤下层的毛囊、汗腺或皮脂腺，皮肤上起大水泡，触痛明显并有剧烈疼痛，一般在 2 周左右愈合。愈后有瘢痕。

深Ⅱ度烧伤：损伤达真皮的深层，皮肤上出现小水泡，水泡破裂后可见到创面呈浅红色或白中透红，或有许多红色小点，痛感反应迟钝，一般约需要 1 个月时间才能恢复，瘢痕形成并挛缩。

Ⅲ度烧伤：全层皮肤烧伤，甚至肌肉、脂肪、血管、神经和骨组织也被烧坏凝结，伤处皮肤呈白色或焦黄色或黑色，变硬，像皮革样，因神经毁损没有疼痛及触痛，创面需要植皮。

（二）烧伤性休克

由于低血容量及炎症反应引起，又可分为原发性休克（在损伤当时立即发生，常不致命）和继发性休克（由严重烧伤慢慢发展而来，常致命）。

（三）吸入性损伤

热烟雾吸入导致呼吸道物理及化学性损伤。

（四）高分解代谢

肌肉分解，交感神经兴奋，此时给予足够的肠内肠外营养很重要。必要时可给予普萘洛尔

等 β 受体阻滞剂减缓代谢。

（五）感染、脓毒血症

如创口局部及全身性感染，烧伤皮肤的屏障保护消失，细菌入侵，同时大面积烧伤会导致免疫抑制、呼吸机使用及 ARDS 使烧伤感染，皮肤感染主要是金黄色葡萄球菌为主，全身性感染多与肠道 G⁻ 细菌移位有关，因此，烧伤感染早期多为 G⁺ 菌为主，后期为 G⁻ 菌或假单胞菌属为主。

（六）严重脱水

皮肤的屏障消失后，导致细胞外液漏出（毛细血管渗漏），同时组织水肿使大量液体离开血管留在组织间隙。

（七）热量散失

皮肤的保温屏障消失，大量液体的蒸发带走热量。

（八）多器官功能障碍综合征（MODS）

包括肾衰竭、ARDS、横纹肌溶解、胰腺炎等。

（九）外伤

由逃离火场、交通事故等导致。

（十）瘢痕、关节挛缩

瘢痕的形成影响美观及关节活动，后期需整形等治疗。

三、现场评估

（一）确定烧伤原因

了解致伤因素、现场环境，包括通风情况、持续时间、致伤强度、患者数量、患者身体状况及个体适应力等。对儿童还要核对病史与烧伤特征是否一致。

（二）伤情判断

1.分程度

多个伤员烧伤需按病情轻重分拣，区分轻、重、缓、急，以开始相应治疗。

（1）最严重：气道梗阻、无法自主呼吸、喘息、休克、无反应的儿童。

（2）次严重：疼痛严重、颜面水肿、吸入性呼吸道损伤、呼吸短促、大面积烧伤、意识改变、严重低氧（不吸氧时 $SpO_2 < 95\%$，吸氧时 $SpO_2 < 90\%$）。

（3）中度：低氧血症、有烟雾吸入、中度疼痛、电击伤、化学烧伤、合并其他疾病。

（4）轻度：局部烧伤、轻度疼痛。

2.仔细检查记录烧伤面积

Ⅰ度烧伤不计算在内，并估算烧伤深度，结合烧伤部位、年龄、有无合并伤、既往疾病等因素综合判断烧伤严重程度。

（1）大面积烧伤用"九分法"估算：成人体表面积视为 100％，将总体表面积划分为 11 个 9％等面积区域，即头颈部占 1 个 9％，双上肢占 2 个 9％，躯干前后及会阴部占 3 个 9％，臀部及双下肢占 5 个 9％＋1％。解释：头 6、颈 3、前躯 13、后躯 13、会阴 1、双上臂 7、双前臂 6、双手 5、臀 5、双股部 21、双小腿 13、双足 7。

小儿头大、腿短，因而 12 岁以下的儿童体表面积的计算方法与成人不同。

小儿各个部位的面积百分比：头部＝9＋（12－年龄）；双下肢＝46－（12－年龄）；小儿双上

肢及躯干体表面积的计算和成人相同。

（2）对小面积烧伤可用手掌法快速估算：不论年龄大小与性别，以伤员自己手掌五指并拢的表面积约占体表面积的 1％来估计。使用更为方便。

（3）烧伤部位：面部、手部和足部是身体的外露部分，为最常见的烧伤部位。特殊部位烧伤是指面、手、足、会阴部的烧伤、呼吸道烧伤和眼球烧伤等，因为这些部位重要，直接影响生命或功能的恢复，必须加以注意。查找任何提示呼吸道烧伤的症状体征：鼻毛烧焦、颜面烧伤、痰中有炭、进行性声嘶或气促。评估烟吸入综合征，特别是密闭空间的火灾，因为烟尘吸入，可导致呼吸道黏膜（如气管、支气管）的热烧伤，可伴有一氧化碳的吸入，症状可在烧伤发生的 72h 内出现。需进一步查血气分析及碳氧血红蛋白。必要时查支气管镜。

（4）烧伤严重程度的分类：1970 年全国烧伤会议提出的标准。①轻度：Ⅱ度烧伤面积 9％（小儿 5％）以下；②中度：Ⅱ度烧伤面积 10％～29％（小儿 6％～15％），或Ⅲ度烧伤面积不足 10％（小儿 5％）；③重度：总面积 30％～49％，或Ⅲ度烧伤面积 10％～19％（小儿总面积在 16％～25％或Ⅲ度烧伤在 6％～10％），或面积虽不到但已经发生休克、严重呼吸道烧伤或较重的复合伤；④特重：总面积 50％以上或Ⅲ度烧伤面积 20％以上，或已有严重并发症。

（5）其他：评估液体损失量，如创面的渗出、毛细血管渗出、蒸发、代谢亢进、摄入不足、失血等；评估感染的风险，如皮肤无保护、组织坏死、环境异物、贫血、炎症反应等；评估疼痛；评估营养状态及需求；评估心理状态；评估脊柱、颅脑损伤、骨折的可能。注意儿童因为糖原储备不足有发生低血糖的风险。进一步辅助检查血细胞比容、血型及交叉配血、电解质、肾功能、尿常规、X 线胸片。

四、急救措施

烧伤的急救目的是维持患者的生命体征，防止进一步损伤，使伤者有机会接受进一步的院内救护，因现场环境所限，本节的某些现场救护措施需延续到院内进一步救护时方能被执行。

（一）评估气道、保持呼吸道通畅，维持呼吸

所有重度烧伤伤员给予 100％的氧气吸入，如果有吸入性烧伤时可能需早期行气管插管，以免水肿后无法插管，情况紧急时可予环甲膜穿刺或气管切开保持通气。

（二）保证心排血量和组织灌注

处理气道的同时，用晶体液进行液体复苏。建立好的静脉通路很关键，从未烧伤的皮肤，如股静脉行深静脉穿刺留置，最好避免使用锁骨下静脉，因在血容量不足时难以穿刺且易损伤血管或引起气胸。但在现场医疗条件不足时仅需建立临时可用的静脉通路。

从烧伤时间而不是治疗时间开始计算液体复苏所需量。2～4mL林格液×体重（kg）×烧伤体表面积（％）（第一个 8h 内补充 1/2，第二个 8h 内补充 1/4，第三个 8h 内补充 1/4）。儿童补液时，加上液体维持量；根据尿量和生命体征调整液体复苏所需量。烧伤补液原则：先快后慢，先盐后糖，先晶后碱，见尿补钾，适时补碱。在液体复苏的第一个 12～24h 内不建议补充胶体溶液，因可能会减少肾小球滤过及加重肺水肿。注意在现场条件下可能无法做到标准的补液，但需给予晶体液，行液体复苏让伤者有机会渡过休克高潮期安全完成转运。

（三）创面处理

清洁、消毒去除烧伤处的所有衣物，清洁冷水（15～25℃）冲洗烧伤处，特别是化学烧伤应冲洗烧伤部位 0.5～2h，碱烧伤用 3％硼酸水、酸烧伤用 5％碳酸氢钠溶液冲，某些粉末需先清除，再用水冲，以免与水反应，但不要过分冷却肢体，也不可用冰块给烧伤部位降温。用生理盐

水棉球或纱布清除污染物,创周用 0.1% 洗必泰或碘伏(聚维酮碘)消毒。但有时使用碘伏可能导致烧伤部位对碘的吸收,看起来像"黄褐色焦痂",使清创更困难。眼部烧伤需用最近的干净水源立即冲洗,即使它不是无菌的,特别是碱化学烧伤时须冲数小时,避免冲洗时损伤另外一只眼。

有条件的用无菌纱布、清洁被单、衣服覆盖或简单包裹,覆盖所有烧伤区域,避免创面再受损伤及感染。烧伤部位在清洁后可涂抹 5%~10% 磺胺嘧啶银软膏(SD-Ag),其不良反应为偶有白细胞减少症等;颜面烧伤可使用新孢霉素(新霉素+多黏菌素)或杆菌肽软膏。不要用有颜色的、油性膏剂处理创面。

不要刺破水泡,减少感染概率。为了避免止血带样效应发生,应取下伤肢上所有的戒指、手表和其他珠宝等物品。

(四)镇痛

安慰鼓励伤员,使其情绪稳定。中度疼痛伤员口服镇痛剂,如对乙酰氨基酚可待因混合剂、对乙酰氨基酚羟考酮混合剂、对乙酰氨基酚可待因混合剂等。重度疼痛伤员给予静脉或肌内注射哌替啶、吗啡、美沙酮等,注意其有呼吸抑制的不良反应,对呼吸道烧伤或神志障碍者慎用。

(五)尽快转送

现场简单处理后转送医院,注意不要在患者休克高潮时转送,如有条件,可暂时就地处理,休克高潮期过后再行转送。严重烧伤时伤员必须尽可能快的转运到烧伤治疗中心。

五、护理措施

(一)呼吸

有气道肺损伤时还需呼气末正压辅助通气。高压氧治疗对一氧化碳中毒、昏迷、局灶神经损伤、心电图缺血改变、孕妇可能有效。必要时鼻胃管减压防误吸(对很可能发生麻痹性肠梗阻的伤员)。

(二)循环

补液同时留置导尿管观察尿量,监护尿量、血压、脉搏、体重、肾功能以确保足够水分。嘱患者不要单纯大量饮淡水,避免发生水中毒,注意此时所有的静脉通路很易细菌定植,必要时 24h 更换。

(三)创面处理

每天 1~4 次换敷料保持清洁。严重烧伤者可经局部水疗后涂磺胺嘧啶银软膏封闭敷裹,也可外涂美宝湿润烧伤膏到 1mm 厚左右。可考虑使用贝复剂的表皮生长因子促进皮肤生长愈合。可每 2 天创面培养 1 次监测细菌。

(四)外科处理

积极的外科清创、削痂以减少对组织的压迫、植皮以闭合创面。对于四肢或胸部的缩窄性环形烧伤行焦痂切除术。有条件的可使用生物膜或者皮肤替代品。早期外科治疗可大大降低烧伤死亡率(吸入性烧伤除外)及住院天数,若患者血流动力学稳定,应尽可能在烧伤 24h 后就开始削痂、植皮等。

(五)其他措施

1.抗感染

有感染时使用抗生素。

2.预防破伤风

大面积或深Ⅱ度烧伤及时注射破伤风免疫球蛋白,但没有指征预防性使用抗生素。Ⅲ度烧伤需同时注射破伤风疫苗。

3.保胃

严重烧伤伤员考虑使用 H₂ 受体阻滞剂或质子泵阻滞剂,如雷尼替丁、法莫替丁、奥美拉唑、兰索拉唑、埃索美拉唑等预防应激性溃疡。

4.减缓分解高代谢

此时给予足够的肠内肠外营养,如高碳水化合物、高蛋白很重要。鼓励早期肠内营养,如进口或鼻饲,若无法肠内给予应立即开始全胃肠外营养,每日 16 736～25 104kJ(4000～6000kcal)。必要时可给予普萘洛尔等非选择性 β 受体阻滞剂减缓代谢。持续给予小剂量胰岛素促进蛋白合成,或使用同化激素。

5.维持体温

大面积烧伤皮肤保温性能下降,必要时控制室温在 30℃以维持体温。

(六)健康教育

淋浴用热水器的温度不要设置过高。有化学、电流、放射暴露风险的工作场所注意防护。着火时不要吸入烟雾。儿童和老年人的皮肤薄,更容易烧伤,需加注意。燃烧的香烟容易诱发火灾。安装烟雾报警器,维护故障的电器、电线(参见本章电击伤)。穿着的衣服着火时切不可奔跑,应迅速脱去燃烧的衣服,或躺下打滚。使用任何可用的东西,如毯子去盖灭火焰;灭火后衣物需小心脱下避免撕脱皮肤,如衣服已经融化黏在皮肤上需在医院处理。

参考文献

[1]王秀萍,等.临床内科疾病诊治与护理[M].西安:西安交通大学出版社.2022.

[2]翟丽丽,等.现代护理学理论与临床实践[M].北京:中国纺织出版社有限公司.2022.

[3]安旭姝,等.实用护理理论与实践[M].北京:化学工业出版社.2022.

[4]于翠翠.实用护理学基础与各科护理实践[M].北京:中国纺织出版社有限公司.2021.

[5]王雨,等.精编当代护理学精粹[M].济南:山东大学出版社.2021.

[6]邵小平,等.实用危重症护理学[M].上海:上海科学技术出版社.2021.

[7]张光玮.新编护理学基础与实践[M].沈阳:沈阳出版社.2021.

[8]孟灿灿,等.实用护理学应用与实践[M].北京:科学技术文献出版社.2021.

[9]何颖,等.实用临床常见疾病护理学[M].沈阳:沈阳出版社.2021.

[10]张国欣,等.消化内科常见疾病治疗与护理[M].北京:中国纺织出版社有限公司.2021.

[11]冉健,等.现代急危重症与护理实践[M].汕头:汕头大学出版社.2021.

[12]乔树宾.心血管内科诊疗常规[M].北京:中国医药科学技术出版社.2020.

[13]魏丽萍.实用内科护理实践[M].哈尔滨:黑龙江科学技术出版社.2020.

[14]张佩珍.现代医院护理实践与探索[M].长春:吉林科学技术出版社.2020.

[15]魏红霞.现代护理实践与研究[M].哈尔滨:黑龙江科学技术出版社.2020.

[16]刘艳春,等.临床护理管理与常见病护理实践[M].长春:吉林科学技术出版社.2020.

[17]母慧娟,等.护理基础理论与临床实践[M].长春:吉林科学技术出版社.2020.

[18]谢莉,等.精编现代护理理论与实践[M].西安:世界图书出版西安有限公司.2020.

[19]王晓红.新编临床护理学[M].长春:吉林科学技术出版社.2018.

[20]张亚仙,等.新编临床规范化护理学[M].哈尔滨:黑龙江科学技术出版社.2017.